Evidence Based Health Care Workbook : understanding research

For individual and group learning

Trisha Greenhalgh and Anna Donald

근거중심의학 워크북

EBM 연구회 역

아카데미아

◆ 역자

김수영 (한림의대, 가정의학)	pclove@hallym.or.kr
김춘배 (연세원주의대, 예방의학)	kimcb@yonsei.ac.kr
문상관 (경희의료원, 한방내과)	skmoon@khu.ac.kr
박일환 (단국의대, 가정의학)	ewpark@kornet.net
배종면 (제주의대, 예방의학)	jmbae@cheju.ac.kr
배희준 (서울의대, 신경학)	braindoc@snu.ac.kr
신승수 (아주의대, 호흡기내과학)	sssheen@dreamwiz.com
이영미 (고려의대, 의학교육학)	ymleehj@korea.ac.kr
이영성 (충북의대, 의료정보 및 관리학)	yslee@chungbuk.ac.kr
천병철 (고려의대, 예방의학)	chun@korea.ac.kr
최철원 (고려의대, 혈액종양내과학)	bonnie@korea.ac.kr

(가나다 순)

근거중심의학 워크북

저자 / Trisha Greenhalgh and Anna Donald
역자 / EBM 연구회

초판 2쇄 인쇄 / 2010년 8월 25일
초판 2쇄 발행 / 2010년 8월 31일

펴낸이 / 주용진
펴낸곳 / 도서출판 아카데미아

137-130 서울시 서초구 양재동 316
전화 (02) 576-0922 / 팩스 (02) 577-8091
e-mail: academya@korea.com
http://www.academya.co.kr

값 15,000원
ISBN 978-89-5938-177-7

목차

서문

본 지침서는 런던에서 근거중심의학(Evidence-Based Medicine, EBM) 교육을 위해 개최된 워크샵 교재로 만들어졌다. 이 워크샵은 매우 잘 알려진 것으로 1996년 이래 계속되고 있으며 1990년대 초반 맥마스터(McMaster) 대학에서 개발한 모델을 기본 골격으로 하고 있다. 이 워크샵과 관련된 내용과 형식에 대해서는 "EBM 교육을 위한 워크샵"이라는 발췌본에 자세히 나와 있다(본문 참조).

모든 상황에 적합한 지침서는 있을 수 없으며, 특히 EBM 분야는 그 변화의 속도가 매우 빠르므로, 한 때 많은 해답을 줄 수 있었던 지침서라 해도 곧 뒤쳐지게 된다. 이 지침서를 준비하며 세웠던 우리들의 목표는 EBM에 관심을 가진 분들의 참고서 역할을 하거나 혹은 집단실습 자료로 활용되는데 있었으며, BMJ 등에 게재되었던 논문들 중 이론의 여지가 적은 고전적 내용으로부터 논란이 되고 있는 내용까지를 모두 포함하였다.

본 지침서를 이용해서 가르치는 사람이나 배우는 사람 모두 열린 마음으로 본 지침서의 내용이나 응용 분야를 한정짓지 말고 배움이나 가르침에 있어서 기꺼이 새로운 영역에 도전해 보기 바란다.

우리는 이 지침서를 EBM의 교과서의 일부로 기획한 것은 아니다. 개념적으로 복잡한 주제를 이해하기 위해서는 기존에 나와 있는 이론들을 답습하기보다는 깊은 숙고와 논의를 거쳐 합의를 도출해 내야 한다. 여러분들은 앞으로 임상역학의 이론적인 측면에 대해 심도 있는 고려를 해야 될 경우가 자주 있을 것인데, 그때 찾아 볼 수 있는 문헌들을 각 단원의 끝에 실어두었다. 이 지침서와 함께 간행된 Trisha의 How to read a paper: the basics of evidence based medicine and our joint publication A hand-on guide to evidence도 우리가 기획한 것임을 밝힌다.

이 책을 향상시키기 위한 여러분들의 제안은 언제나 환영받을 것이다. 주저 말고 우리 집필진이나 이 책의 출판사로 연락을 바란다. 연락 가능한 전자우편 주소는 아래와 같다.

ebp@ucl.ac.uk

트리샤 그린할프
안나 도날드

역자서문

우선 이 책은 근거중심의학(Evidence-Based Medicine, EBM)에 대해서 친절하게 설명해 놓은 교과서가 아니다. EBM에 대해서 설명해 놓은 책들은 이미 여러 권 우리나라에도 소개되어있고, EBM의 개념이나 원리에 대해서 서술식으로 기술한 책들도 제법 있다. 그러나 EBM은 개념이나 이론이기 보다는 실제 상황에서 환자를 앞에 두고 의사결정을 해야 하는 의료인들의 실천적 행위(practice)이다. EBM 연구회에서 이 책을 굳이 번역하여 소개하는 이유가 여기에 있다.

EBM연구회에서는 그동안 여러 차례 국내 의료진들을 대상으로 EBM 워크샵을 개최하였는데, 매 워크샵마다 소그룹으로 참가자를 나누어 가상의 환자사례를 주고, 이에 대한 문헌검색과 찾아진 근거를 비평적으로 적용하는 실습과정으로 진행하였다. 이러한 실습중심의 학습방법은 EBM의 학습에 있어서 필수적인 것이기 때문이다. 그런데 EBM 워크샵을 개최할 때마다 우리는 이런 워크북의 필요성을 절감했다. 소그룹 학습이든, 혼자 스스로하는 학습이든 진단, 치료, 예후, 병인론에 이르기까지 의료 각 분야의 EBM 방법론과 사례, 그리고 근거에 대한 평가를 직접 수행할 수 있는 워크북에 대해서 논의를 하던 중 이 책을 발견하였다.

이 워크북은 여러 가지 측면에서 우리가 구상하고 있던 것과 잘 맞았다. 우선 EBM에 대한 개념과 중요성에 대해서도 고전적인 EBM의 핵심논문을 제시하고 스스로 판단하게 하고 있으며, EBM의 방법론과 필요한 정의들, 그리고 문헌검색, 치료, 진단, 예후, 메타분석, 질적연구 등 각 영역별로 적절한 사례와 학습자가 스스로 평가해야할 근거가 되는 논문들로 구성되어 있는 것이 이 워크북의 특징이다. 즉, EBM에 대해서 서술한 책이 아니라, 실제로 EBM을 실습하면서 학습할 수 있도록 구성되어 있는 것이다.

이 워크북은 학부나 대학원 과정의 EBM 수업교재나 실제 의료인들을 대상으로 한 EBM 워크샵에 모두 적당하다고 본다. 사실 수업용 뿐 아니라 개인이 스스로 학습하기에도 적당하도록 만들어져 있다. 그리고 이 워크북으로 EBM 수업을 진행하고자 하는 튜터나 진행자는 책의 뒷부분에 있는 '튜터를 위한 조언'을 꼭 먼저 읽어보기 바란다. 그러면 각 장을 진행하기가 한결 수월할 것이다.

EBM을 우리나라 말로 '근거중심의학'으로 번역하는 것과 '근거바탕의학'으로 번역하는 것에 대하여 많은 고민을 하였으나, 여기서는 우선 근거중심의학으로 번역하였음을 밝힌다. EBM 용어중 아직 통일된 우리말이 없는 경우는 연구회원들의 회의를 통하여 결정하였으나 향후 수정의 여지가 있을 수 있다고 본다. 그리고 원래교재에는 영어논문으로 되어 있는 것들 중 EBM의 개념에 관한 중요 논문들은 독자들을 위하여 한글로 번역하여 놓았다. 이 워크북의 번역이 우리나라에 EBM을 보급하는데 하나의 디딤돌이 된다면, 역자들로서는 더 이상 기쁜 일은 없을 것이다.

역자 EBM 연구회

일러두기

본 지침서는 동료 교수들을 비롯한 많은 분들의 도움이 없었다면 나오지 못했을 것이다. 그분들의 이름을 여기에 밝혀 감사드리고자 하며, 혹시 우리의 실수로 기억해내지 못한 분이 있다면 미리 사과를 드린다.

이 책을 집필할 당시, 런던에서 EBM 교육을 목적으로 처음으로 네 차례의 워크샵[트리샤 그린할프(Trisha Greenhalgh)가 조직했다]이 개최되었다. 세계 17개 국가에서 온 의학, 간호학, 경영, 정보, 약제, 철학, 기술 등 15가지 전문 분야의 400여 대표자들과 90여 개의 소그룹 튜터들을 대상으로 EBM 교육을 실시하였으며, 이어 2000년 3월에 120여 대표자들을 대상으로 다섯 번째의 워크샵을 주최할 계획을 세웠다.

우리는 이러한 프로그램들에 많은 전문 분야의 대표자들과 튜터들이 참석한 것에 대해 매우 기쁘게 생각하며, 우리의 프로그램에서 고쳐야 할 점이나 보완되어야 할 점들을 지적해 주신 참석자들께 감사드린다.

데이비드 사켓(David Sackett) 교수는 멀리 캐나다에서 우리의 워크샵에 대한 아이디어를 처음으로 보내주시는 등 커다란 역할을 하셨으며, 1996년 첫 워크샵 튜터들의 훈련과 지원에 도움을 아끼지 않았다.

또한 많은 분들이 전자우편을 통해서 "좋은 교육 교재"를 만드는데 도움이 되는 말씀을 주었다.

루이스 엘튼(Lewis Elton) 교수는 우리가 배우는 학생들의 입장에서 생각할 수 있도록 도움을 주었으며, 좋은 예를 들어가며 교수 방법을 전수해 주었다. 마르시아 리그비(Marcia Rigby)는 1997년부터 런던 워크샵을 준비하였으며 본 지침서를 비롯한 여러 출판물이 발간되는 데 큰 도움을 주었다.

영국의학협회 출판국의 메리 뱅크스(Mary Banks) 등은 우리의 까다로운 요구사항에도 많은 정성으로 이 지침서가 빠른 시간에 출판되도록 애쓰는 등 많은 지원을 아끼지 않았다.

무엇보다도 변함없는 지지를 보내준 가족들에게 고마움을 전한다.

학습과 교육에 있어 본 지침서 활용하기 1

시작하기 전에 목적과 구체적 목표를 설정한다

교육 프로그램은 어떠한 형태 — 회의, 세미나, 집담회, 워크샵, 강의 등 — 이든간에 그 목적이 명확해야 한다. 즉, 프로그램을 계획한 사람이 교육과정을 통하여 성취하고자 하는 바가 뚜렷해야 한다. 또한, 프로그램의 각 장은 명확한 학습 목표 즉, 각 장을 마치고 나서 학습자들이 알아야 하거나 또는 할 수 있어야 하는 것을 구체적으로 제시해야 한다.

만약 교육 프로그램을 주관하는 사람이 그 과정에서 참가자들이 성취해야 할 것을 정확히 파악하고 있지 못한다면, 참가자들이 혼란스러워하거나 만족하지 못하는 것은 당연한 결과일 것이다. 혼자서 공부하는 경우에도 전체적인 목표를 정하고 각 장별로 구체적인 목표를 정해 놓는 것이 더욱 효율적이고 즐겁게 공부할 수 있다.

교육목적과 학습목표를 설정하는 것은 이 책을 쓴 저자들의 몫이 아니며, 독자 개개인이나 이 책을 이용하여 교육을 하려고 하는 교육자 그룹이 스스로 결정해야 한다. 우리는 여러분들이 각자의 교육과정의 전반적인 목적과 구체적 학습목표를 신중히 계획하기 바란다.

이 장의 목적

근거중심의학 교육과정에 사용할 수 있는 몇 가지 목적을 예를 들어 설명하면 다음과 같다.

1주일 단기 근거중심의학교육 과정에서 목적의 예

- 다양한 분야에서 온 참석자들이 근거중심의학의 여러 가지 교육 모델들을 이해하며, 자신들에게 적절한 교육과정을 계획, 개발, 운영하는 것에 대하여 토론할 수 있는 환경을 제공한다.

- 참가자들이 평생 전문성 개발의 과정으로서 문제 형성, 비판적 평가, 자료 검색과 가르치는 능력을 배양할 수 있도록 한다.
- 근거중심진료의 효과적인 교육을 목적으로 하는 개인들과 기관들 간에 장기적인 네트워킹을 강화하고 자원을 공유하도록 한다.

의료기관에서 교육과정의 일부로서 정기적으로 시행하는 반나절 프로그램에서의 목적

- 참가자들이 근거중심보건의료의 원칙들을 탐구할 수 있도록 일정한 시간을 확보하고 적절한 환경을 조성해 주며, 실무에 근거중심의학의 원칙들을 적용할 수 있도록 한다.
- 문제를 형성하고 비판적으로 평가하며 자료 검색하는 능력을 배양하고 이를 실제 임상적 문제에 적용하는 기술을 익히도록 한다.
- 근거에 바탕을 둔 임상 정책을 개발하고 실행하는데 모든 조직 구성원들이 적극 참여할 수 있는 효율적이고 다 기관이 참여하는 과제 중심의 팀을 구성한다.

근거중심의학을 실천하고자 자신의 능력을 개발하고자 하는 개인들을 위한 목적

- 근거중심보건의료의 원리와 임상 적용을 둘러싼 중요한 논쟁들을 이해함으로 각자가 자신의 업무 혹은 조직체 내에서 연구의 근거를 어떻게 이용해야 할 것인가에 대해 정확한 판단을 내릴 수 있도록 한다.
- 학부 혹은 졸업 후 과정의 시험에 통과하고 직업적 자격을 획득함을 목적으로 한다.
- 특정 임상 분야에서 자신의 능력을 배양하고, 자신 혹은 자신이 소속된 팀을 위하여 임상 기준이나 정책을 개발한다.

학습목표

이 책의 각 장 도입부에 기술되어 있는 구체적 학습목표가 여러분에게 예시가 될 것이다. 그 예를 보면;

> "연구 근거에 대한 비판적 평가(원저 연구논문을 읽고 평가하는 것을 포함)를 다루는 이 장을 학습한 후, 독자들은 연구의 목적과 연구에 이용된 방법론 및 연구 결과의 신뢰도를 설명할 수 있고 바이어스와 교란의 중요한 원인을 파악할 수 있고, 결과의 크기와 정확도를 추정할 수 있기를 기대한다"

학습목표는 교육의 결과로 학습자들이 할 수 있어야하는 행위이므로, 행위동사로 기술되어야 한다(즉, 설명하다, 서술하다, 언급하다, 파악하다 등). 만약 학습목표가 얼마나 성취하였는가를 평가하고자 한다면(예를 들어, 정기 시험이나 형성평가 등을 통해서), 학습자의 성취도 여부를 명확히 파악할 수 있는 측정 가능한 임무의 용어로 정의되어야 한다. 예를 들어, 학습목표를 "베이즈 이론에 대해서 이해한다"라는 식으로 기술하는 것보다는 "실제 진료 상황에서 진단적 검사의 신중한 적용을 위해서 베이즈 이론을 어떻게 적용할 수 있는지를 시연할 수 있다"는 형태의 학습목표가 더 바람직하다.

준비된 문헌

1. Bligh J. Problem-based, small group learning. BMJ 1995; 311: 342-3.
2. Greenhalgh T. Workshops for teaching evidence based practice. Evidence Based Med 1997; 2: 7-8.

소집단으로 학습하기

문제바탕학습에 대한 블리프(Bligh)의 논문을 읽으면, 근거중심보건의료를 배우고 학습하는데 있어 저자들이 소집단 교육을 왜 선호하는지를 알 수 있다. 교육학자들은 학습을 피상학습과 심화학습으로 나누어 설명한다. 즉, 피상학습이란 단순지식에 대한 인식, 기억, 그리고 단순히 재현할 수 있는 능력이며, 반면 심화학습은 분석, 종합, 투영, 비교, 그리고 한 상황에서 획득된 지식을 전혀 새로운 상황에 적용하는 능력을 말한다. 소집단 학습을 통하여 참가자들은 적극적으로 듣는 능력, 질문, 설명, 비교, 강화, 요약 그리고 평가하는 능력이 향상되기 때문에 심화학습에 특히 효과적인 방법이라고 할 수 있다.

소집단 학습의 세부적인 이론 원칙들은 이 책에서 다룰 사항이 아니지만, 실제 학습경험에 들어가지 전에 교수자나 학습자 모두 그 기본적인 이론에 대해서는 알고 있어야 한다.

기억할 사항

- 소집단 학습은 흥미 있어야 한다.
- 소집단 학습은 쉽게 지치는 힘든 활동이 될 수 있다
- 소집단 학습은 효과적이다.

더욱 재미있고 덜 지치고 좀 더 효과적인 소집단 학습이 되기 위해서, 다음과 같은 다섯 가지를 제안한다.

1. 소집단 구성원끼리 서로 친숙해진다.
   - 참가자들의 이름, 직업, 취미를 서로 주고받는다.
   - 참가자들이 가지고 있는 능력, 경험, 혹은 입장에 대해서 서로 의견을 나눈다.
   - 참가자들이 워크샵에서 얻고자 하는 것, 즉 개인적인 학습목표를 서로 확인한다.

2. 몇 가지 규칙을 정한다.
   - 모임의 시작과 종료 시간을 정한다. 모임을 제 시간에 시작하고 끝내는 것이 얼마나 중요한지 그리고 지각을 하거나 자주 불참하는 구성원들을 어떻게 대처할 것인지를 논의한다.
   - 각 모임의 운영 방법을 정한다. 좌장의 선정, 발표순서, 소그룹으로 나눌 때의 기준 등을 마련한다.
   - 진행의 장애물을 대처하는 방법을 정한다. 예를 들면, 호출신호, 이동전화, 중간에 갑자기 나가는 사람 등.
   - 지도교수나 조언자들이 있을 경우 이들을 활용하는 방법을 논의한다. 그러한 사람이 없다면 참가자 중의 누군가가 그 역할을 대신할 것인가를 결정한다.
   - 학습방법(공식적 발표, 자유토론, 역할극)과 기자재(차트, 비디오, 컴퓨터 등)에 대해 논의한다.

3. 학습의 두 가지 측면을 고려한다.
   - 내용 — 논의의 대상: 임상 주제, 문제에서 집중 논의해야 할 주제, 논의의 깊이 등.
   - 과정 — 논의의 방법: 말하는 사람과 듣는 사람(그리고 듣지 않아도 될 사람)의 특정 관점들이 간과될 가능성, 의견만을 제시하는 방법/합리적으로 주장을 하는 방법 등.

한 사람이 토론의 핵심에서 빗나간 방향으로 계속 발언을 하는 수도 있다. 이럴 경우 시간제한을 하는 것도 한 방법이다. 예를 들어, 지도교수가 "이제 그만 하세요. 의견의 핵심은 매우 훌륭합니다. 그러나 이 자리의 다른 참가자들이 논의하는 주제와는 조금 어울리지 않는군요. 다음 분 말씀하세요" 라는 식으로 운영의 묘를 기하여야 할 필요가 있다.

4. 모든 주제에 열린 마음으로 임한다.
   - 모임을 위한 의제를 정한다(시간을 약간 여유 있게 배정할 필요가 있는데, 예를 들어, 테이블을 재배치하거나, 휴식장소로의 이동시간, 다과 시간 등도 고려해야 한다).
   - 주제, 사용할 방법, 학습자와 튜터의 역할, 학습목표 등에 대한 참가자들의 동의를 얻는다(앞 페이지 참조).
   - 실제 모임을 진행해 가면서 필요하다면 학습목표를 변경할 수도 있다(예를 들어, 처음 정한 학습목표가 비현실적일 경우). 필요하다고 판단되면 Time out/Time in 방법(토론 중 잠시 휴식이 필요할 경우, time out을 요청하고 다시 개시할 때 time in이라고 말하는 방법)을 사용할 수 있다.
   - 각 모임을 평가한다.
   - 다음 모임을 기획한다.

5. 효율적인 되먹임(feed back)을 제공하기 위해서 다음과 같은 규칙을 정한다.
   - 시기
     - 모임의 중간이나 종료 후에 되먹임을 위한 시간을 반드시 가진다.
     - 가능하면 종료 후 즉시 되먹임 시간을 갖는다.
   - 비판적인 되먹임은 긍정적 되먹임과 함께 전달한다.
     - "긍정과 부정을 함께": 시작과 끝은 긍정적 되먹임으로 한다(예를 들어, "지금 역할극을 해보자는 제안은 좋은 생각입니다. 하지만, 제가 보기에 지금 참가자들이

많이 혼란스러워 하는 것으로 보이는군요. 그래서 우리가 서로에 대해 좀 더 많이 알고 난 다음 모임에서 하는 것이 좋을 것으로 생각됩니다").

- "나는" 이라는 용어를 사용하여 지금 있었던 행위에 대한 생각을 전달한다(예를 들어, "선생님이 말씀하신 바에 대하여 나는 ... 라고 생각합니다").

- 내용
  - 한 두 가지 핵심적 사항만 지적한다.
  - 변화되어야 하는 행동에 대해서만 언급한다. "유머감각이 전혀 없네요"라고 말하는 것보다는 "발표하실 때 그 부분에 농담을 삽입하는 것은 부적절하다고 생각합니다" 라는 식으로 구체적으로 지적해야 한다.
  - 구체적인 행동을 예를 들어 설명한다("지금 선생님을 협박하고 계십니까?" 라고 말하기보다 "앉아서 말씀하시질 않고 일어서신 채, 너무 거칠게 말씀하고 계십니다" 라고 말해야 한다).
  - 대체행동을 제시해준다("그 시점에서 모임에 참석한 모든 사람들에게 의견을 물어보는 것이 더 좋았을 것이다")
- 자기 인식
  - 되먹임은 받는 대상자 뿐 아니라 주는 사람에게도 많은 도움이 된다는 것을 명심하라.
  - 스스로에게 "내가 왜 이러한 되먹임을 하고 있나?" 하고 반문하여 보라. 자신이 얼마나 많이 알고 있는 지 혹은 그 토론 주제에서 얼마나 많은 역할을 했는지 보여주고자 한다면, 이는 되먹임 시간에 취해야할 적절한 행동이 아님을 명심하라.

혼자서 자율적으로 학습하기(개인학습)

본 지침서는 원래 소집단 학습용으로 개발되었지만, 개인적 학습에도 충분히 이용될 수 있다. 본 지침서를 혼자서 충분히 효과적으로 활용할 수 있는 사람도 있겠지만 주위 동료의 도움이 많이 필요한 사람도 있을 것이다. 여기에 실린 연구 논문이나 종설은 매우 딱딱하고 무미건조할 수 있다. 그러므로 논문이 무엇을 의미하는 지에 대해 발표하고 토론하는 것 외에도 실제 생활에서의 응용에 대한 이야기도 곁들임으로 학습을 더욱 효과적으로 하게 되고 많은 성과를 거둘 수 있을 것이다.

본 지침서를 이용하여 혼자 학습하거나 다른 교수 혹은 동료 학생들의 도움을 정기적으로 받기 어려운 상황이라면, 다음의 몇 가지 요령을 사용함으로서 본 지침서를 좀 더 잘 이해할 수 있을 것이다.

1. 본 지침서 외에도 임상역학이나 아래에 열거한 것과 같은 근거중심진료에 관한 교과서를 참고하는 것이 좋다.
2. 자율학습을 위한 정규적인 시간을 정한다. 시험을 준비하고 있다면 중요한 주제를 모두 공부할 수 있도록 시간표를 미리 작성한다. 한 주제에 대해 만족할 만한 성과를 얻지 못했다면 그 주제에 대한 탐구를 그만 포기할 것인지 다른 주제에 배당된 시간을 그 주제를 더 탐구하는 데 활용할 것인지를 결정해야 한다. 앞에서 설명한 바와 같이 구체적 학습목표를 정하는 것이 도움이 된다.

논문을 읽을 때는 요점과 이해하지 못한 부분들을 기록해 둔다. 그런 다음 적어놓은 부분들에 대해서는 참고문헌을 찾아보거나 좀 더 많이 알고 있는 전문가들의 도움을 받도록 한다(전문가의 시간을 너무 많이 잡아먹지 않도록, 질문사항을 미리 기록해 두는 것도 중요하다!).

논문을 다 읽은 후에는 논문의 결과를 실제에 어떻게 적용할 것인지에 대해 생각한다. 그리고 그 논문을 처음 접하는 학생들이 있다고 가정하고 그들에게 그 논문의 의미를 어떻게 설명할 지에 대해서도 구상해 본다. 그 논문의 결과를 바탕으로 동료들의 임상결정 방법을 변화시키도록 어떻게 설득할 것인가? 변화를 거부하는 동료들과 토론을 어떻게 할 것인가? "근거중심의학은 쓰레기더미에 불과하다"는 의견을 가진 사람이라면 이 논문에 대해서 어떻게 생각할까?

이와 같이 상상 속으로 특정 주제에 대한 다양한 관점이나, 지식수준 등을 가진 참가자 집단을 만들고, 그들에게 대응하는 자신의 의견을 형성해 나가면 그 주제에 대한 더 깊은 이해에 도달할 수 있을 것이다.

FURTHER READING

근거중심진료에 대한 책

Donald A, Greenhalgh T. A hands-on guide to evidence based health care: practice and imple-mentation. Oxford: Blackwell, 1999.

(A textbook designed for the busy clinician or manager, with major sections on the practicalities of achieving EBHC in the real word.)

Greenhalgh T. How to read a paper: the basics of evidence based medicine. London: BMJ Books, 1997.

(An introductory text designed for those with no previous background in EBHC, intended for both medical and non-medical readers.)

Sackett DL, Haynes RB, Guyatt GH, Tugwell P. Clinical epidemiology: a basic science for clinical medicine. London: Little, Brown, 1991.

(A comprehensive reference text covering detailed aspects of EBHC and including an extensive section on professional development, designed primarily for doctors.)

Sackett DL, Richardson WS, Rosenberg WMC, Haynes RB. Evidence-based medicine: how to practise and teach EBM. London: Churchill Livingstone, 1997.

(A pocket-sized summary text of principles of EBM, containing tips for teaching.)

학습과 그룹토의에 대한 책과 논문

Crosby J. Learning in small groups. Association for Medical Education in Europe Education Guide NO. 8. Medical Teacher 1999; 19: 189-202.

Elwyn G, Greenhalgh T, Macfarlane F, Koppel S. Groups: a hands-on guide to small group work in education, management, and research. Oxford; Radcliffe, 1999 (in press).

Eraut M. Developing professional knowledge and competence. London: Falmer Press, 1993.

BMJ 1995; **311**: 342-3

문제 바탕 학습과 소집단 학습
- 아이디어 시대의 학습 -

John Bligh
University Medical Education Unit., Royal Liverpool University Hospital, Liverpool L69 3BX

문제바탕학습(problem based learning)은 문제를 제시하면서 학습을 시작하는 교육방법 중의 하나이다.[1] 의학교육에서 "문제"란 흔히 임상추론과정이 필요한 임상 또는 임상과 통합된 기초의학에 관한 것이다. 이 교육방법은 1960년 이후 사용되어 왔으며, 의과대학에서는 캐나다 온타리오 주에 있는 맥마스터 의과대학에서 가장 먼저 도입하였다.[2]

문제바탕학습 교육과정에 사용될 교육 자료를 만들기 위해서 교수들은 각 과목 중 진료에 가장 필수적인 요소를 분석해야 한다. 일단 이러한 핵심요소가 파악된 후에, 임상문제들이 만들어지고 각각에 가장 적절한 학습방법(강의, 워크샵, 실습 등)을 배치한다. 학생들은 문제를 해결하는 방법을 찾으면서 배우게 된다. 문제바탕학습은 소집단 활동으로 이루어지며, 조원들과 함께 문제를 분석하고 각 요소간의 연관성을 찾아가면서 함께 문제를 해결해나간다. 소조활동을 통하여 학생들은 스스로 질문을 형성하고 학습과제를 선정하며 자율학습을 통해 이에 대한 해답을 검색하고 공부하게 된다. 튜터는 소집단에서 학습이 제대로 진행되는지를 점검하고 평가한다.

이러한 문제바탕학습은 유럽과 중아시아 및 동아시아, 호주 등에 널리 전파되고 있지만[3] 영국에서는 아직 뿌리를 내리지 못하고 있다. 비록 전통적인 교육과정과 가용한 자원 내에서 이루어지고 있긴 하지만, 신설대학들은 문제바탕학습을 좀더 많이 사용하고 있다. 미국의 뉴멕시코대학과 같은 곳은 문제바탕학습과 전통적인 교육과정을 혼합한 교육과정을 성공적으로 시행하고 있다.[4] 문제바탕학습교육과정과 전통적인 교육과정에서 졸업한 의사들을 비교하여 문제바탕학습의 효과를 입증하는 근거들이 종종 보고되고 있지만, 일반적인 문제해결능력을 개발하는데 실패할 수도 있다는 걱정들이 완전히 수그러든 것은 아니다. 또한, 문제바탕학습교육과정을 도입할 경우, 교수들이 더 많은 시간을 소비해야 하는 것이 아닌지에 대한 우려도 높다. 그러나 연구 결과 교수들의 교육에 투자하는 시간은 증가하지 않으며, 단지 어디에 시간을 투자하는지가 변하였다고 한다. 즉, 문제바탕학습 교육과정에서 교수들은 학생들과 함께 학습하는 시간이 40% 이상 증가하였다고 한다.[6] 적절한 평가 방법 역시 논란의 대상이 된다. 맥마스터 대학의 경험은 지식의 습득은 학습에 있어 필수적 요소이지만, 문제바탕학습 과정을 왜곡시키지 않으면서 이를 평가할 수 있어야 함을 강조한다.[7]

하바드 의과대학은 전통적인 교육과정과 문제바탕학습을 혼합한 새로운 교육과정(new pathway programme)을 운영하고 있는데,[8] 이에 대한 최근 두 연구 결과 역시 문제해결 기술에 미치는 이 교육과정의 효과에 대한 우리의 의구심을 명확히 풀어주지는 못하였다. 하바드 대학에서는 설문지, 면담, 환자진료에 대한 비디오 녹화 등의 다양한 방법을 사용하여, 임상 전 2년 기간 동안 새로운 교육과정을 받았던 군과 전통적인 교육과정으로 공부하였던 군을 대상으로 졸업 후 일정기간이 경과한 후 조사를 시행하였다. 그 결과 문제바탕학습으로 교육받았던 군에서 과거의 학습경험에 대하여 더 잘 기억하고 적극적 학습방법을 선호하였지만, 전통적인 교육과정을 받았던 동료들보다 의학지식에 대하여 기억하는 양은 적었다. 그러나 대인 관계술, 심리사회적 지식, 환자를 대하는 태도는 새로운 교육과정으로 학습하였던 군에서 더 우수하였고, 학습자들 스스로도 동기가 더 부여되었고 만족도가 높았다. 양 군 사이에 생의학적지식이나 미국의사시험(National Board of Medical Examiners' part I) 제 1주 성적 사이에는 유의한 차이가 없었다. 또한, 새로운 교육과정으로 학습한 학생들은 시험을 위한 벼락치기 공부를 덜 하였고 더 오랫동안 기억하는 경향을 보였는데, 이는 전통적인 교육과정과는 달리 등급을 매기지 않고 합격/불합격으로 성적을 산출하였기 때문이다.[9,10]

새로운 교육과정은 학습이 즐거운 경험이 되도록 촉진한다

학생들은 자신이 처한 교육 환경에 적응하기 마련이긴 하지만, 새로운 교육과정으로 학습하였던 학생들은 전통적인 교육과정으로 학습하였던 학생들과 교육과정을 마친 2년 후 비교하였을 때, 자율성, 혁신성, 참여도가 유의하게 높았고 일에 대한 중압감은 동일하였다. 또한, 새로운 교육과정을 경험하였던 학생들은 '불분명한 상황(medical uncertainty)'을 다루는데 있어 자신감이 더 높았다. 전통적인 교육과정을 밟았던 학생들은 그들의 학창시절을 "수동적이고 지루하고 임상과 연관성이 낮았다"라고 평가하였다. 반면, 새로운 교육과정으로 학습하였던 학생들은 무엇을 어떻게 공부해야 하는지에 대한 걱정과 소집단 활동을 하면서 겪었던 대인관계의 측면을 언급하였다.

다른 대학에서 발표하였던 연구도 하버드 대학의 결과와 유사하다. 문제바탕학습에 대한 논문 100개 이상을 종합한 두개의 최근 리뷰논문은 의학교육자들에게 문제바탕학습에 대한 시야를 넓게 해준다. 알바니즈와 미첼의 연구에서는 문제바탕학습과정을 개발하는데 필요한 비용과 문제바탕학습을 수행하기 위하여 일부 학생에게는 자율학습기술과 적절한 기초의학 학습을 먼저 개발해주어야 한다는 인지학습 과정에 대하여 논하고 있다.[11] 그들은 교육과정을 문제바탕학습으로 급격하게 변화시키는 것에 상당한 주의를 요한다는 것과 문제바탕학습을 위한 증례개발시 기초의학이 반드시 함께 투입되어야 한다고 제안하였다.

캐나다의 맥마스터와 네덜란드 마스트리히의 노먼과 슈미트는 문제바탕학습으로 배운 학생들은 학습에 대한 내적동기가 강하고 자율학습능력이 향상되며 기초의학의 개념을 임상문제 해결에 더 잘 통합시킨다고 보고하였다.[12,13] 또한, 문제바탕학습 초기에는 학생들의 학습량이 적지만 결과적으로 보유하는 지식의 양이 증가한다고 보고하였다. 이 리뷰는 학생들이 잘 알지 못하는 문제를 해결하는 과정에서 개념 학습이 이루어지는 것의 중요성을 강조하고, 이렇게 습득된 개별적 자율학습과 그룹 활동 능력은 튜터가 없는 미래 상황에서도 지속될 수 있다고 제시하였다.

이 두 개의 리뷰 논문은 문제바탕학습이 학생과 교수에게 미치는 심리사회적 효과를 강력히 지지한다. 문제바탕학습과정의 졸업생들은 교수들의 태도나 조원간의 협동심은 전통적인 교육과정보다 더욱 인간적이며 동기를 자극하는 교육환경을 만들었다고 보고하였다. 과도한 경쟁에 따른 스트레스와 불안은 의과대학생들의 건강을 위협하는 만큼, 기본의학지식과 기술 습득을 잃지 않으면서도 즐겁게 학습할 수 있는 것은 바람직한 일임에 틀림없다.[14-16]

영국의 의료자문위원회(General Medical Council)에서는 영국에서도 교육과정을 개혁할 것을 강력히 요구하고 있다.[17] 즉, 사실적 지식의 전달을 가급적 줄이고 인체의 기관별로 통합된 핵심교육과정을 중심으로 학생들의 능동적 학습을 촉진하여 근거에 대한 비판적 평가능력을 배양하는 것을 강조하고 있다. 영국의 특별교육모듈(special study module; 자유 선택 과정, 우리나라의 특성화 선택과정과 유사한 과정임 — 역자 주)은 학생들에게 핵심교육과정을 강화시키고 의학연구를 좀 더 심도 있게 학습할 수 있도록 해준다.

영국의 의과대학들은 교육과정 개혁에 대한 것 뿐 아니라 학습과정 개선에 대한 압력을 지속적으로 받고 있으며, 현재까지 이에 대한 의과대학들의 반응은 고무적이다. 예를 들어, 성 바토로미우 병원과 던디, 리드, 리버풀에서는 임상수기교육센터가 설립되었거나 운영계획 중이며, 아버딘대학에서는 컴퓨터 보조 학습이 계획 중이며, 많은 대학들이 여러 과가 함께 공조하여 교육 자료를 개편해가고 있다. 쉐필드에서는 체계적인 연구지도 계획을 진행 중이며 버밍햄, 에딘버러, 레이세스터와 맨체스터에서는 특별교육모듈을 개발하고 있다. 맨체스터에서는 1학년 교육과정에 문제바탕 소집단 교육을 도입하였고 글라스고우와 리버풀에서는 1996년 이래 문제바탕학습을 주요 학습전략으로 사용하고 있다. 마침내 영국에서도 문제바탕학습은 중요한 교육과정으로 자리를 잡게 되었다.

참고문헌

1. Barrows HS, Tamblyn RN. Problem-based learning: an approach to medical education. New York: Springer, 1980.
2. Neufield VR, Woodward CA, MacLeod SM. The McMaster MD programme: a case study in renewal in medical education. Acad Med 1989; 64: 423-32.
3. Walton HJ, Matthews MB, eds. Essentional of problem-based learning. Med Educ 1989; 23: 542-58.
4. Des Marchais JE, Bureau MA. Dumais B, Pigeon G, From traditional to problem-based learning: a case report of a complete curriculum reform. Med Educ 1992: 26: 190-9.
5. Kaufman A, ed. Implementing problem-based medical education: lessons from successful innovations. New York: Springer, 1985.
6. Mennin SP, Martinez-Burrola N. The cost of problem-based vs traditional medical education. Med Educ 1986: 20: 187-94.
7. Blake JM, Norman GR, Smith EKM. Report card from McMaster: student evaluation at a problem-based medical school. Lancet 1995: 345: 899-902.
8. Moore GT, Block SD, Style CB, Mitchell R. The influence of the new pathway curriculum on Harvard medical students. Acad Med 1994: 69: 983-9.
9. Tosteson DC, Adelstein SJ, Carver ST, eds. New pathways to medical education: learning to learn at Harvard Medical School Cambridge: Harvard University Press, 1994.
10. McManus C. New pathways to medical education: learning to learn at Harvard Medical School. BMJ 1995: 311: 67.
11. Albancse MA, Mitchell S. problem-based learning: a review of literature on its outcomes and implementation issues. Acad Med 1993: 68: 52-81.
12. Norman GR, Schmidt HG. The psycholpgical basis of problem-based learning: a review of the evidence. Acad Med 1992: 67: 557-65.
13. Schmidt HG, Norman GR, Boshuizen HPA. A cognitive perspective on medical expertise: theory and implications. Acad Med 1990: 65: 611-21.
14. Weatherall DJ. The inhumanity of medicine. BMJ 1994: 308: 1671-2.
15. Wolf TM, Randall HM, von Almen K, Tynes LL. Perceived mistreatment and attitude change by graduating medical students: a retrospective study. Med Educ 1991: 25: 182-90.
16. Dowie R, Charlton B. The making of a doctor. Oxford University Press, 1994.
17. General Medical Council. Tomorrow's doctors. Report of the Education Committee. London: GMC, 1993.

EBM 1997; 2: 7-8

근거중심진료 교육을 위한 워크샵

Trisha Greenhalgh

근거중심진료(evidence-based practice)는 임상질문을 만들고 그에 대한 답변을 구하기 위하여 논문을 검색하고, 검색한 논문에 대한 타당성과 유용성을 검토한 후 그 결과를 실제 환자와 인구집단에 적용하고 이러한 일련의 과정에 대한 평가를 시행하는 체계적인 과정이다.[1] 이러한 접근법은 우리들의 대부분이 대학 시절에 배웠던 것과는 다른 기술이나 태도를 요구한다. 그렇다면 이러한 새로운 기술과 태도를 어떻게 습득하고 효율적으로 가르칠 수 있겠는가?

저자인 내가 임상역학에 대한 기초지식을 배울 수 있었던 것은, 15년 전 옥스퍼드 대학에서 "지역사회의학"이라는 제목으로 2주간 시행되었던 과목을 통해서였는데, 이 과목은 전체 학부과정 중에서 최악이었다. 수업내용은 방정식과 정의들로 가득 차 있었고 시험전날 외우고 시험 볼 때 토해낸 다음, 시험이 끝나면 바로 잊어버리는 것이어서, 나의 급우들은 이 과목을 " Night Before File"이라고 불렀다.

1980년대 이후 근거중심의학 분야에서 이루어진 많은 것들은 과거의 임상역학 교육방법에서 탈피하여, 이를 실제 의사들이 일하는 무대로 접목시키는 것을 목표로 하였다. 근거중심의학은 의사들이 환자의 임상 곁에서 또는 진료실에서 환자를 볼 때 과학적 패러다임(가설과 연역법적 접근)과 해석주의적 접근법을 통합하는 것을 강조한다.

다음은 1996년 2월 런던대학(University College London)에서 개최되었던 제 2차 영국 근거중심보건의료 교육 워크샵에서 사용된 자료에서 발췌한 것이다.

"처음으로 열성 경련을 일으킨 18개월 된 환아의 임상 증례와 첨부된 영아 열성경련 후의 장기 예후에 관한 증례-대조군 연구에 관한 논문을 읽으시오. 그 다음, 일회의 합병증이 동반되지 않은 열성 경련이 차후 간질 발생의 위험도를 높이는지와 높인다면 어느 정도인지를 결정하십시오. 또한, 역할극이나 다른 적절한 교육방법을 사용하여 환아의 보호자에게 이러한 정보를 어떻게 말할 것인지에 대하여 결정하시오."

이와 같이 근거중심의학을 실행하는 의사들은 이전에 훈련받지 않았던 분야를 학습해야 한다. 수리나 계산에 강하지 않은 사람들도 어느 정도는 통계적 개념을 익혀야하고 그림으로 제시된 자료를 선호하는 사람들은 그것의 원 자료를 찾아할 수 있어야 하며 개별적 상황에 적용할 수 있어야 한다. 또한, 의사들이 정밀한 통계적 확률에 기초하여 의사결정을 내린다하여도, 환자에게 이러한 정보를 의학용어가 아닌 일반인의 용어로 설명하여 환자의 선택을 반영한 후 확률을 통합하여 최종적 의사결정을 해야 한다.

이러한 기술들을 가르치기 위하여 런던 대학의 워크샵에서는 문제바탕, 소규모 토론, 자기 주도적 학습법을 사용하였는데, 이를 목적 없이 아무렇게나 사용한 것은 아니다.[2,3] 의사들의 경험적 영역이외의 다른 분야 등에 대한 지속적인 행동변화의 유도, 자신감 증대, 팀웍, 지적 호기심의 작동 등은 워크샵에서 중요하게 다루어진 부분이다.[4] 캐나다의 맥마스터 대학[5]이나 하버드 대학의 새 교육과정[6]에서 얻은 경험은 문제바탕학습으로 공부한 학생들이 주로 "talk-and-chalk curriculum" (문제바탕학습에서는 토론으로 수업을 진행하는데 토론 중 나오는 가설과 학습과제를 서기가 화이트보드에 기록하게 됨으로 이러한 표현을 한 것으로 생각됨)을 통하여 자신의 학습에 대하여 좀 더 많은 숙고를 하고, 덜 외우며, 동기 부여가 잘되고 만족도가 높았음을 보고하였다.

워크샵을 진행하는 저자들 역시 처음에는 문제바탕학습으로 워크샵을 진행하는 것에 회의적이었다. 8명으로 소그룹을 구성하고 세미나실에 플립 차트(한 장씩 넘기면서 기록하는 차트)를 설치하였다. 전체 6일로 구성된 워크샵의 이틀째가 되었을 때, 우리들의 생각이 기우였음을 알게 되었다. 즉, 저명한 교수님이 우도비에 대하여 이해를 못하는 학생역할을 하면서 즐거워했고, 노인의학 전공의사가 되졸중 환자의 역할극을 하였다. 공공진료의사들로 구성된 한 그룹에서는 일반대중들에게 홍역-볼거리-풍진 혼합백신(MMR)의 안전성을 설득하는 가상 회의를 진행하기도 했다.

자신들의 경험에 비추어 다양한 교육 시나리오를 만들어 낸 참가자들에게 동시에 그들이 만든 가상적 환경을 어떻게 이끌어갈 것인지도 결정하도록 하였다. 즉, "당신은 의과대학생 역할을 하십시오. 저는 우도비에 대하여 당신을 가르치는 역할을 할께요" 라든지, " 나는 가르치는 방법을 배우러 온 사람입니다. 어떻게 하면 좀 더 효율적으로 이 일을 수행할 수 있나요?" 라고 서로의 역할을 정하고 각 구성원들은 역할극을 하였다. 튜터의 개입이 필요할 경우는 "타임-아웃" 방법(역할극을 멈추게 하고 튜터가 개입하여 지도하거나, 토론을 유도하는 것으로 스포츠 게임에서 감독이 작전 타임을 요청하는 것과 유사한 방법)을 사용하여 되먹임을 주었다.

1995년 6월 옥스퍼드대학에서 영국에서는 처음으로 근거중심의학 교육 워크샵을 시행하였고 이는 맥마스터대학의 모델을 따른 것이었다. 이 워크샵은 근거중심의학 교육에 대한 영국 컨소시엄을 발족시켰고 이를 통하여 영국 전역의 교육 센터들이 교육자료, 워크샵 계획, 평가 체계를 공유하게 되었다(이 중 일부는 인터넷 사이트 http://cebm.jr2.ox.ac.uk를 통하여 얻을 수 있다). 세 번째 워크샵은 같은 해 7월 옥스퍼드에서 개최되었고, 런던대학 팀들이 1997년 2월 영국왕립의사협회에서 네 번째 워크샵을 주관하였다. 교과서가 출판되었고[7] 향후 워크샵을 위하여 영상자료도 만들었다.

런던대학의 워크샵에서 워크샵 전 시행하였던 설문조사에서 많은 대표들은 자신의 대학이나 기관에서 근거중심의학을 실행하는데 있어 제한점이 있음을 피력한 바 있다[8]. 그러나 워크샵 후 설문에서 88명의 대표들 중 40%가 자신의 대학이나 기관에서 새로운 교육프로그램을 도입할 것과 교육과정의 일부로서 소집단 문제바탕 학습을 도입할 것이라는 의사를 표명하였다.

급속도로 증가하는 의학지식을 어떻게 하면 의학도 또는 의사들이 대체해나갈 것인지는 영국의 의학교육자들이 해결해야 할 중요한 도전 중에 하나이다. 의과대학이나 간호대학의 학장들은 지난 2세기 동안 변화하지 않았던 전통적 강의 중심 교육과정 속에 문제바탕의 자기 주도적 학습방법을 투입시킬 수 있는 하부구조를 개발해야만 한다. 한 대학의 대표는 저자에게 " 세미나실이 없는 상황에서도 소그룹 토론을 진행할 수 있는 방법은 없나요?" 라고 질문을 하기도 했다.

짧은 기간 동안 런던대학의 워크샵은 많은 성과를 이루었다. 참석자들의 약 15%가 복잡한 과학 논문을 읽고 이해할 수 있게 되었고, 워크샵 전에는 참석자의 35%만이 메드라인(medline)을 사용할 수 있었으나 후에는 85%가 메드라인을 자신 있게 사용할 수 있게 되었다. 또한 다자간 협동교육에 대한 이해도가 증가하는 태도상의 변화도 보였고 새로운 교육방법을 습득하였다. 그러나 이러한 성과에도 불구하고 전통적인 영국의 의과대학에서 워크샵에서 사용한 교육 방법을 얼마나 도입하게 될지, 바쁜 의사들이 얼마나 큰 행동변화를 일으킬지에 대한 장기간 효과에 대해서는 아직 불확실하다.

워크샵 참석자들이 6개월 만에 다시 만났을 때, 우리가 가장 먼저 질문할 것은 다음과 같은 것이다. "워크샵에서 배운 근거중심의학을 실제 일상 진료에 적용해 보았는가? 당신이 배웠던 방법을 다른 사람에게도 전파한 적이 있는가?"

영국에서 열릴 근거중심진료 워크샵에 대한 정보를 원한다면, ebp@ucl.ac.uk로 연락주기 바란다.

참고문헌

1. Sackett DL, Haynes RB. Evidence-Based Medicine. 1995 Nov-Dec; 1: 5-6.
2. Bligh J. BMJ. 1995; 311: 342-3.
3. Vernon DT, Blake RL. Acad Med. 1993; 68: 550-63.
4. Norman GR, Schmidt HG. Acad Med. 1992; 67: 557-65.
5. Donald A, ed. Evidence-Based medicine: a report from McMaster University Medical School and Teaching Hospitals: becoming better, faster, happier, docs. Oxford: Anglia and Oxford; 1994.
6. Tosteson DC, Adelstein SJ, Carver ST, eds. New pathways to medical education: learning to learn at Harvard Medical School. Cambridge, Massachusetts: Harvard Univer-sity Press; 1994.

7. Sackett DL, Richardson WS, Rosenberg WM, Haynes RB. Evidence-Based medicine: how to practice and teach EBM. London: Churchill-Livingstone; 1997.
8. 2nd U.K. Workshop on Teaching Evidence-Based Health Care: report of the workshop. Available on disc from the Department of Primary Health Care, University College London Medical School, Whittington Hospital, London N19 5NF England, UK. Price £7.50.

EBM의 이론과 실제

2

이 장의 목적

보건의료 전문가 집단 및 비전문가 집단 등 다양한 여러 집단들의 EBM에 대한 여러 가지 정의를 살펴보고 EBM의 이론과 실제에 대한 다양한 관점을 공유한다.

학습목표

이 장을 통하여 다음과 같은 능력을 배양한다.

- 통상적인 EBM의 정의인 "현재까지의 가장 확실한 증거에 기초하여 신중하고도 합리적으로 환자를 진료하는 것" 이라는 정의가 가진 장점과 단점에 대하여 설명할 수 있다.
- 임상에 적용되는 "근거중심"이 뜻하는 다양한 관점들에 대해서 이해한다.
- 연구중심의 증거를 적용할 때, 개인 혹은 인구집단 모두의 입장에서 나타날 수 있는 임상적 상황들을 분석한다.

준비된 문헌

1. Sackett DL, Rosenberg WC, Gray JAM, Haynes RB, Richardson WS. Evidence based medicine: what it is and what it isn't. BMJ 1996; 312: 71-2.
2. Rosenberg W, Donald A. Evidence based medicine: an approach to clinical problem-solving. BMJ 1995; 310: 1122-6.
3. Greenhalgh T. Is my practice evidence based ? BMJ 1996; 313: 957-8
4. Knottnerus JA, Dinant GJ. Medicine based evidence, a prerequisite for evidence based medicine. BMJ 1997; 315: 1109-10.

5. Greenhalgh T. Narrative based medicine in an evidence based world. BMJ 1999; 318: 323-5. [A longer version of this article is in: Greenhalgh T, Hurwitz B, eds. Narrative based medicine: dialogue and discourse in clinical practice. London: BMJ Books, 1998; 247-65.]

집단실습을 위한 제안

1. 먼저 두 명씩 조를 이루어 다음에 대하여 논의한다:
   - EBM 관련 워크샵 혹은 강의에 참가하게 된 동기;
   - EBM에 대한 각자의 생각;
   - EBM을 실제 적용하거나 심도 있게 탐구하고자 할 때 좀 더 얻고자 하는 정보

   두 명씩 한 조를 이룬 논의가 끝나면, 다시 전체가 모여 조별로 논의된 주제를 발표하고 공통된 내용을 찾아낸다. 개인이나 어떤 조가 전체와는 다른 관점을 가지고 있다면, 거기에는 그들의 직업적인 배경이나 개인적 경험 혹은 문화의 차이가 어떠한 역할을 하였는지 검토한다.

2. 좀 더 토의할 여유가 있다면 다음과 같은 생각들을 주제로 토의해 볼 수 있다.
   - EBM은 단지 일시적 유행에 불과하다.
   - EBM의 이론적 토대가 빈약하다.
   - EBM 운동은 과학보다는 열정을 더 중시한다.

3. 서로 상반된 견해를 가진 참가자들이 상대방의 입장에 서 보는 역할극을 시도해 볼 수 있다(이러한 역할극은 물론 쉽지 않지만 그만큼 상대를 더 잘 이해하고 신뢰하는 계기가 된다. 그러므로 처음 단계에서보다는 과정이 끝나갈 때 시도하는 것이 좋다).

개인학습을 위한 제안

1. 여기에 제시한 논문들을 먼저 개괄해 본다. 개괄하는 동안 각각의 논문들을 대강 요약해서 기록한다. 백지에 두 칸으로 된 표를 그리고 각각 "객관적 사실", "주관적 가치"로 표기한다. 각 논문에서 저자는 어떤 가정(있을 경우)에 입각했나?

2. 제시된 논문들 중에서 한 가지를 선택해서 BMJ 편집자에게 이렇게 시작하는 편지를 쓴다, "저는 귀하의 견해에 세 가지 반대 의견을 말씀드리고자 합니다."

3. 진료 과정에서 경험했던 한 가지 사례를 들어본다(임상 의사가 아니라면 환자나 혹은 보호자로서 경험했던 사례를 든다). 그 사례가 EBM과 얼마나 관련되어(혹은 되지 않고) 있는지, 연구로부터 나온 증거를 체계적으로 적용하면 그 사례의 결과를 변화시킬 수 있는지, 또 결과는 얼마나 달라질지 등에 대하여 평가한다.

FURTHER READING

Anon. Evidence based medicine, in its place. Lancet 1995; 346: 785.

Batstone G, Edwards M. Professional roles in promoting evidence-based practice. Br J H Care Manag 1996; 2: 144-7.

Black D. The limitations to evidence. J R Coll Physicians Lond 1998; 32: 23-6.

Bradley F, Field J Evidence-based medicine. Lancet 1995; 346: 838-9.

Davidoff F, Case K, Fried PW. Evidence-based medicine: why all the fuss? Ann Intern Med 1995; 122: 727.

Drummond M. Evidence-based medicine and cost-effectiveness: uneasy bedfellows? Evidence Based Med 1998; 3: 133.

Fahey T, Griffiths S, Peters TJ. Evidence based purchasing: understanding results of clinical trials and systematic reviews. BKJ 1995; 311: 1056-9.

Feinstein AR. Horwitz R. Problems in the "evidence" of "evidence based medicine". Am J Med 1998; 103: 529-35.

Greenhalgh T. How to read a paper: the basis of evidence-based medicine. London: BMJ Books, 1997. See in particular Chapter 1: Why read papers at all? page 1-12.

Hope A. Evidence based medicine and ethics. J Med Ethics 1995; 21: 259-60.

Jones GW, Sagar SM. Evidence based medicine. No guidance is provided for situations for which evidence is lacking. BMJ 1995; 311: 258.

McColl A, Roderick P, Gabbay J, Smith H, Moore M. Perfomance indicators for primary care group: an evidence based approach. BMJ 1998; 317: 1354.

Milne R, Hicks N. Evidence based purchasing. Evidence Based Med 1996; 1: 101-2.

Naylor CD. grey zones of clinical practice: some limits to evidence based medicine. Lancet 1995; 345: 840-2.

Oxman AD, Sackett DL, Guyatt GH. Users' guides to the material literature. I. How to get started. JAMA 1993; 270: 2093-5.

Smith BH. Evidence based medicine. Quality cannot always be quantified. BMJ 1995; 311: 258.

Stradling JR, Davies RJO. The unacceptable face of evidence based medicine. J Evaluation Clin Pract 1997; 3: 99-103.

Sullivan FM, MacNaughton RJ. Evidence in consultations: interpreted and individualised. Lancet 1996; 348: 941-3.

BMJ 1996; **312**(7023): 71

무엇이 EBM이며 무엇이 EBM이 아닌가?

David L Sackett, William M C Rosenberg, J A Muir Gray, R Brian Haynes, W Scott Richardson

Professor, NHS Research and Development Center for Evidence Based Medicine, Oxford Radcliffe NHS Trust, Oxford OX3 9DU
Clinical tutor in medicine Nuffield Department of Clinical Medicine, University of Oxford, Oxford
Director of research and development Anglia and Oxford Regional Health Authority, Milton Keynes
Professor of medicine and clinical epidemiology McMaster University, Hamilton, Ontario Canada
Clinical associate professor of medicine University of Rochester School of Medicine and Dentistry, Rochester, New York, USA

EBM은 외부의 가장 좋은 증거에 개인의 임상적 경험을 결합시키는 것이다.

EBM은 19세기 중엽의 프랑스 파리에서 혹은 그 이전부터 그 철학적 기원을 찾을 수 있으며, 현재도 의사들이나 공중보건요원, 보건의료 서비스 구매자들, 의료보험회사 등 관련된 사람들뿐만 아니라 일반 대중들에게도 중요한 관심사이다.

영국에서 EBM의 논의는 매우 활발하게 진행되고 있는데 그 중요한 것들을 보면, EBM의 실천과 그 교육에 대한 워크샵이 자주 개최되고 있으며, 학부[1]나 대학원[2]에서도 EBM 교육 과정이 개설되고 있다. 성인의학, 소아 보건학, 외과학, 병리학, 약물치료, 간호학, 일반의, 치과 등의 EBM 센터가 설립되거나 계획되고 있으며, 코크란 콜레이션(Cochrane Collation)과 요크주에 위치한 영국 종설 및 배포센터(Britain's Center for Review and Dissemination)에서는 보건의료 서비스의 효과에 관한 체계적 종설(systemic review)을 제공하며, EBM을 다루는 새로운 잡지도 창간되고 있을 뿐만 아니라, 일반 대중매체들도 이를 중요하게 다루고 있다. 그러나 이렇게 활발한 논의가 진행되는 가운데 부정적 견해도 존재한다.[4-6] EBM에 관한 비판은 다양하게 제기되는데, EBM이 낡아빠진 겉치레에 불과하다는 지적에서부터 의료비를 깎아내리고 임상적 자유를 억압하려 하는 오만에 가득 찬 매우 위험한 혁신이라는 비난까지 나오고 있다. EBM이 계속해서 발전하고 또 채택되어가는 지금, EBM의 정의를 새롭게 하여 무엇이 EBM이고 무엇이 EBM이 아닌지에 대해 논의해 보는 것은 EBM의 실천에 많은 도움이 되리라 생각한다.

EBM이란 현재까지 발표된 것 중 가장 우수한 근거를 사려 깊게 선택하고, 내 환자의 진료 과정에서 판단을 내리는데 그 근거를 적극 이용하는 것이다. EBM의 실천이란, 다른 사람들이 체계적인 연구를 통하여 도출한 임상적 외적 증거에 자신 개인의 임상적 경험을 결합하는 것을 의미한다. 개인의 임상 경험 혹은 숙련도란 임상 의사 개인이 자신의 임상 경험이나 임상활동을 통해서 얻는 경험의 정도 혹은 판단력을 의미한다. 숙련도가 증가한다는 의미는 여러 면에서 나타나는데, 효과적이고 효율적으로 진단을 내리고, 환자를 진료할 때 그 환자 개인의 어려움이나 권리, 그리고 선호도를 더욱 많이 감안하여 임상적 결정을 내리게 되는 것을 말한다. 다른 사람이 발표한 가장 우수한 그리고 유용한 임상적 증거의 의미는 관련된 임상 연구, 때로는 기초의학 연구 등에서 도출된 증거를 말하기도 하지만, 환자 중심으로 연구한 진단적 검사(임상검사 포함)의 정확도와 신뢰도에 관한 연구나, 진단 표식자의 유용성에 관한 연구, 치료나 재활 그리고 예방을 위한 처방이 가지는 안전성이나 효율성에 관한 연구 등에서 도출된 연구를 말한다. 어떤 임상적 외적 증거가 발표되면 그 이전까지 받아들여지던 진단적 검사나 치료방법이 폐기되고 그 자리는 더욱 강력하고, 정확하고, 효율적이며 안전한 것들로 대치된다.

유능한 의사라면 유용한 외부증거와 자신의 임상적 경험을 모두 이용하며, 어느 한 쪽으로만 치우치지 않는다. 임상적 경험이 없으면, 아무리 우수한 외부 증거라 할지라도 각 개별 환자에게 부적절하거나 적용 불가능할 수도 있음에도 이에 대한 고려 없이 적용되어 도리어 해악만 초래할 수 있다.

이와 마찬가지로 현재까지의 가장 우수한 증거를 채택하지 않을 경우에는 낡아버린 임상적 진료활동으로 환자에게 오히려 해가 될 수 있다.

EBM이 무엇인지를 정의하는 것은 어떤 것이 EBM이고 어떤 것이 아닌 지를 구분하는데 도움이 될 수 있다. EBM은 시대에 뒤떨어져서도 안 되며 실천 불가능해서도 안 된다. "다들 그렇게 하고 있다"는 말은 있을 수 없다. 즉 의사가 임상적 행동[7]을 취할 때는 환자[8] 개인에 따라 크게 나타나는 차이를 신중히 고려하여야 하며 증거와 환자의 개인적 특성을 모두 고려한 다음에 환자를 진료하는 방법론을 결정해야 한다. 의사들이 활용할 수 있는 시간을 감안하면, 1차 학술잡지에 쏟아지듯 발표되는 의학 발전에서 의사들이 처지지 않기 위해 의학 문헌을 읽는 일이(일반의의 경우 1년 365일 매일 19편의 논문을 읽어야 한다[9]) 얼마나 어려운 지 이해할 수 있다(영국의 전문의들을 상대로 한 설문조사에서는 1주일에 겨우 1시간 이하로 나타났다[10]).

임상 의료의 최전선이라 할 수 있는 병원들마다 일반내과[11] 혹은 정신과, 외과 등 최소한 몇 개의 임상 팀들이 그들이 담당한 입원 환자의 대부분에게 EBM을 실천하고 있다는 사실만 보아도 EBM이 상아탑이나 안락의자 안에만 머물지 않는다는 것을 알 수 있다. 즉, 바쁜 일과에 쫓기는 임상의사들도 짧은 시간이나마 효과적으로 환자중심적인 연구논문들을 선택적으로 읽고 평가함으로써 현재의 우수한 증거들을 도출하여 임상에 적용하여 EBM을 실천할 수 있다.

EBM은 "요리책"과 같은 진료안내서가 아니다. EBM은 아래에서 위로 향하는 접근법을 채택하여, 외부의 가장 우수한 증거를 의사 자신의 임상적 경험에 통합하고 또 환자의 선택도 함께 고려하므로, 모든 환자를 진료함에 똑같이 요리책처럼 그대로 따라하는 것이 될 수 없다. 외부 증거들은 의사의 경험적 숙련에 정보를 보충해 주는 것이지 결코 그것을 대체할 수 없다. 그리고 어떤 외부 증거를 개별 환자들에게 적용할 것인가의 결정은 전적으로 의사의 경험적 숙련에 달려 있다고 할 수 있다. 그리고 마찬가지로, 외부의 어떤 지침을 환자의 임상적 상태나 환자의 개인적 어려움과 선호도 등에 어떻게 결합시킬 것인가도 의사 개인의 임상 경험적 숙련도에 의해서 결정될 수밖에 없다. 일방적으로 모방만 하기를 원치 않는 의사라면 EBM에서 그 동지를 만날 수 있을 것이다.

EBM은 보건의료비를 절감하고자 하는 의료구매자들이나 관리자들에게 이용당하는 결과가 될 것이라고 보는 사람들도 있다. 그러나 이것은 EBM이 어떻게 이용되는지 모르는 사람들의 이야기 일뿐만 아니라 그 재정적 영향에 대한 근본적인 이해 부족에서 나왔다고 할 수 있다. EBM을 실천하는 의사들은 환자 개인들의 삶의 질과 양을 가장 효과적으로 높일 수 있는 방법을 찾고 그것을 적용하게 된다. 즉, 진료비를 낮추기보다 오히려 높일 수 있다.

EBM은 무작위 임상시험이나 메타분석에만 한정되는 것이 아니다. EBM은 자신이 설정한 임상적 주제에 해답을 줄 수 있는 가장 우수한 외부 증거를 찾아가는 과정을 포함한다. 진단 검사의 정확도를 평가하기 위해서는, 대상 질병을 가지고 있을 것으로 임상적으로 의심되는 환자군을 상대로, 무작위 임상시험이 아닌, 단면 연구를 시행하여야 한다. 예후에 관한 연구를 위해서는 해당 질병의 임상 경과 중 처음 단계와 동일하게 설정된 환자군들을 추적관찰할 필요가 있다. 그리고 근거는 유전학이나 면역학과 같은 기초의학에서 도출되는 경우도 있다. 치료방법에 관한 주제를 설정하고 해답을 찾을 때는 비실험적 접근법은 피하는 것이 좋다. 왜냐하면, 이러한 방법은 치료 효과에 관해서 위 양성의 결론을 내리는 경우가 많기 때문이다. 무작위 임상시험, 특히, 무작위 임상연구를 수행한 여러 연구들에 대한 체계적 종설은 더 많은 정보를 얻을 수 있고 잘못된 결론을 내리는 경우도 적으므로 특정 치료법의 득실을 판단하는데 있어 "황금률(gold standard)"로 자리잡아 왔다. 그러나 치료에 관한 연구 중 어떤 치료법은 무작위 임상시험을 필요로 하지 않고(그 방법이 아니면 극히 치명적인 상태가 될 수밖에 없는 경우), 무작위 임상시험 결과가 나올 때까지 기다리지 못할 수도 있다. 환자가 가진 특정 문제에 관한 무작위 임상시험이 전혀 시행되어 있지 않다면, 그 다음으로 우수한 외부 증거들을 찾아야 한다.

EBM의 시작은 오래되었지만, 이제 겨우 그 가치가 인정

받기 시작하고 아직도 발전 단계에 있는 비교적 신생 학문이라 할 수 있다.[12,13] EBM의 발전은 대학이나 대학원, 그리고 졸업 후 의학교육 프로그램 등에서 EBM을 배우려는 사람들의 요구를 얼마나 채택하고 또 충족시켜 주느냐에 달려 있다. 그러한 프로그램들과 또 그에 대한 평가들은 무엇이 EBM이고 또 무엇이 아닌가에 대한 정보와 이해를 높여줄 것이다.

참고문헌

1. British Medical Association. Report of the working party on medical education. London: *BMA*, 1995.
2. Standing Committee on Postgraduate Medical and Dental Education. Creating a better learning environment in hospitals. 1. Teaching hospital doctors and dentists to teach. London: *SCOPME*, 1994.
3. General Medical Council. Education Committee report. London: *GMC*, 1994.
4. Grahame-Smith D. Evidence based medicine: Socratic dissent. *BMJ* 1995; 310: 1126-7.
5. Evidence based medicine; in its place [editorial]. *Lancet* 1995; 346: 785.
6. Correspondence. Evidence based medicine. *Lancet* 1995; 346: 1171-2.
7. Weatherall DJ. The inhumanity of medicine. *BMJ* 1994; 309: 1671-2.
8. House of Commons Health Committee. Priority setting in the NHS: Purchasing. First report sessions 1994-95. London: HMSO, 1995. (HC 134-1.)
9. Davidoff F, Haynes B, Sackett D, Smith R. Evidence based medicine: a new journal to help doctors identify the information they need. *BMJ* 1995; 310: 1085-6.
10. Sackett DL. Surveys of self-reported times of consultants in Oxford, Birmingham, Milton-Keynes, Bristol, Leicester, and Glasgow. In: Rosenberg WMC, Richardson WS, Haynes RB, Sackett DL, Evidence-based medicine. London: Churchill Livingston (in press).
11. Ellis J, Muligan I, Rowe J, Sackett DL. Inpatient general medicine is evidence based. *Lancet* 1995: 346: 407-10.
12. Bennett RJ, Sackett DL, Haynes RB, Neufeld VR. A controlled trial of teaching critical appraisal of the clinical literature to medical students. *JAMA* 1987; 257: 2451-4.
13. Shin JH, Flaynes RB, Johnston ME. Effect of problem-based, self-directed undergraduate education on life-long learning. *Can Med Assoc J* 1993; 148: 969-76.

BMJ 1995; **310**: 1122-6

근거중심의학: 임상 문제해결을 위한 접근

William Rosenberg, Anna Donald

Nuffield Department of Clinical Medicine, John Radcliffe Hospital, Oxford OX3 9DU,
Public Health and Health Policy, Anglia and Oxford Regional Health Authority, Oxford OX3 7LF

영국의 국가보건의료서비스(National Health Service) 내에서 일하는 의사들은 최근 커다란 변화에 직면하고 있다. 보건의료 서비스의 질을 높이려는 노력의 과정에 있지만, 의사들이 가진 시간은 점점 줄어드는 반면, 의사들에게 지속적인 교육을 실시할 필요성은 점점 증가하고 있다. 현재 우리는 점점 더 정보의 홍수에 파묻히고 있지만, 그 중 많은 것들이 타당성이 결여되어 있거나 실제 임상과는 아무런 상관이 없는 정보들이다. 이 논문은 EBM의 정의 및 임상에서 부딪히는 문제들로부터 임상질문들을 도출해 내는 과정에 대해서 설명한 후, 자신의 임상적 판단의 기초로서 현재 발표되어 있는 연구 결과들을 체계적으로 도입하고, 그것을 평가하며 이용하는 방법에 대해서 논의한다. 각종 기록들이 전산화되고, 관련된 근거들을 즉시 찾아내어 이용할 수 있는 소프트웨어들이 개발됨에 따라 시간에 쫓기는 의사들이 발표된 문헌들을 매우 효과적으로 이용할 수 있게 되었다. 발표되는 의학적 근거들은 그것들의 타당성과 유용성을 결정하는 핵심적 평가를 거친 후 임상적 판단에 활용될 수 있다. 모든 분야의 의사들에게 EBM을 교육하고, 의사들이 EBM을 실천에 옮기게 되면 우수한 임상 연구와 진료 사이에 존재하던 간극을 좁힐 수 있을 것이다. 그리고 각자 개인적으로 EBM을 실천함으로써 스스로 자신을 개발해 나갈 수도 있지만, 팀을 이루어 실천해 나가면 더욱 빨리 훌륭한 의사로 거듭날 수 있을 것이다.

의사들은 자신의 임상과 관련된 증거가 크게 그리고 급속히 변화해 가고 있는 현실을 마주해야 하며, 소장 의사들은 시간과 자원이 점점 줄어드는 상황 속에서도 보건의료 서비스의 질을 최대로 높여야 하는 상황에 처해 있다.

우리는 정보의 홍수 속에서 일하고 있으며, 그 정보들 중 많은 부분이 타당성을 결여하거나 우리의 임상과는 무관한 증거들이기는 하지만, 반면에 무작위 임상시험과 같이 강력한 연구를 통해서 얻어지는 근거들도 점점 많이 나오고 있다. 그러나 우리는 여전히 과거의 일차의료 훈련과정에서 획득한 낡은 근거를 바탕으로 임상적 판단을 내리거나 개별 환자를 접하면서[1] 얻은 경험의 해석을 과장하여 임상적 판단을 내리고 있으며, 엄격히 설정된 임상연구를 통해서 얻어낸 획기적인 근거가 존재할 지라도 그 근거를 거의 이용하지 못하고 있다.[2] 의사들은 이제, 새로운 형태의 강력하고도 효용성 있는 근거들을 탐색해 내며 또한 근거들의 강약과 관련성 여부를 구분해 내고, 그 근거들을 실제 임상에 적용할 수 있는 능력이 절실히 필요해 졌다. 이 논문에서는 EBM과, 임상에서 부딪히는 질문들을 해결하는 새로운 틀에 대해서 논의할 것이며, 그러한 논의를 통해 임상의사들은 이러한 새로운 도전에 대응하는데 도움을 얻을 수 있을 것이다.

근거중심의학이란 무엇인가?

근거중심의학이란 현재 발표되고 있는 연구 결과들을 체계적으로 검색하고, 평가하여 나의 임상적 판단을 위한 기초로 활용하는 것을 말한다. 지난 수십년 동안의 경험을 통해, 우리는 연구를 통해서 도출된 근거와 임상진료 사이에 간극이 존재하며, 그 결과 값비싸고 비효과적이거나 심지어 해롭기까지 한 임상적 판단을 내리게 되는 경우가 발생한다는 사실을 인식해 왔다.[3,4] 이제 의사들은 비용이 저렴한 전산자료나, 컴퓨터망을 통해서 급속히 보급되는 문헌을 통해 엄청난 양의 데이터들을 접하고 있다. EBM은 임상의사들이 스스로 임상질문을 설정하고, 그 주제와 관련된 근거를 찾아내고, 그 근거로부터 얻어낸 정보를 자신의 일상적 임상진료에 활용하는 것을 말한다.

여러분들은 아마 EBM의 기초가 되는 생각들이 새로운 것이 아니라고 인식하게 될 것이다. 의사라면 가끔씩이라도 환자를 진료하는 과정에서 생각해 보아야 할 임상질문을 설정하고 문헌을 찾아보는 경우가 많기 때문이다. EBM 틀을 적용하는 것은 두 가지 점에서 다르다: EBM은 간편하고도 일상적으로 필요한 문헌을 검색 및 평가할 수 있게 하며 임상의사 혼자서 뿐만 아니라 임상 팀이 함께 그러한 과정을 수행할 수도 있다. 10여 년 전부터 이러한 연구전략을 개발해 오던 캐나다 맥마스터 의과대학에서는 1980년대에 와서 그러한 연구전략에 EBM이라는 용어를 처음 사용하기 시작하였다.[5]

EBM의 실천

EBM은 임상적 진단이나 예후 혹은 치료 등 어떤 측면에서건 임상적 판단이 필요한 모든 상황에서 수행될 수 있다.

EBM 실천의 네 단계

- 환자가 가진 문제로부터 명확한 임상질문들을 설정한다.
- 임상질문과 관련된 문헌들을 검색한다.
- 문헌에 실린 증거들의 타당성과 효용성을 평가한다.
- 유용한 증거들을 자신의 임상에서 실천으로 옮긴다.

임상질문 만들기

혼자 살고 있는 77세의 여성이 비류마티스성 심방세동과 처음 나타난 좌심실부전으로 입원하였으며 디곡신과 이뇨제로 조절이 되었다. 그녀는 고혈압이 있었지만 지금까지 잘 조절되고 있었다. 심초음파 검사에서는 중등도의 좌심실 기능 저하가 보였다. 그녀는 활동적인 성격이었으며 혹시 다른 사람의 도움 없이 혼자 생활할 수 없게 될 것을 걱정하고 있었다. 다음날 병실회진 도중, 와파린 항응고 요법을 지속적으로 하는 것의 이익과 위험에 관한 논쟁이 벌어졌으며, 원로의사에게 문의하거나 위원회에서 그 문제를 결정하도록 하지 않고, 그 환자의 진료를 담당하는 팀에서 이 문제에서 이끌어 낼 수 있는 다음과 같은 주제를 설정하여 논의하였다: "만약 그녀에게 항응고제를 투여하지 않으면, 색전성 뇌졸중의 위험도는 얼마나 되며, 그 위험도를 항응고제 투여로 높아질 수 있는 심각한 출혈의 위험도와 비교해 보자."

EBM 실천의 시작 임상질문은 진단, 예후, 치료, 의원성(醫原性) 해악, 진료의 질, 혹은 보건경제학 문제 등과 관련될 수 있다. 그러나 어떤 경우에서건 그 질문은 환자의 유형, 임상적 개입, 그리고 관심대상의 임상적 결과 등을 포함하여 가능한 한 구체적이어야 한다. 예로 든 사례에서는 두 가지 주제가 설정되어 문헌검색 대상이 되었다. 그 중 한 가지 주제는 예후 및 그녀의 감수성과 관련된 것이다: "비류마티스성 심방세동과 고혈압, 그리고 중등도의 좌심확장이 있는 77세의 여자가 항응고제를 투여받지 않을 경우 색전성 뇌졸중의 통상적 위험도는 얼마나 되나?" 다른 하나의 주제는 치료에 대한 것으로 이렇게 묻는다. "와파린 투여로 뇌졸중의 위험도는 얼마나 감소되며, 그 치료로 인해 그녀에게 다른 해악이 나타날 위험도는 얼마인가?"

근거 찾기

다음 단계는 이용 가능한 근거를 찾는 것이다. 검색을 일관성 있게 수행하기 위해서는 의사들이 효과적인 검색 기술을 가져야 하며 각종 문헌 자료에 쉽게 접근할 수 있어야 한다. 컴퓨터의 보편화로 문헌 접근성이 향상되었을 뿐만 아니라, 논문을 쉽게 복사할 수 있는 복사기의 보급, 25,000종류에 달하는 의학잡지들 중에서 필요한 자료가 어디에 있는 지 검색하는 기술을 갖춘 사서의 도움도 이러한 검색에 유용하다.[6,7]

이용 가능한 데이터베이스에는 두 가지 형태가 있다. 첫 번째 형태는 문헌목록으로 사용자들은 임상 문헌들 중에서 자신들이 찾고자 하는 것이 어디에 있는지를 알 수 있는데, 메드라인(Medline)이나 그와 비슷한 검색기를 이용하여 얻는다. 두 번째 형태의 데이터베이스는 사용자들을 자신들이 찾고자 하는 임상 증거에 관해서 발표한 일차 혹은 이차 문헌에 직접 접근하는 것으로 그 수는 급속히 늘어나고 있다. 이의 대표적인 것들로는, 코크란 체계적 종설 데이터베이스(Cochrane Database of Systemic Reviews), 사이언티픽 아메리카 시디롬(Scientific American Medicine on CD-ROM), 그리고 ACP 저널 클럽(ACP Journal Club) (Annal of Internal Medicine의 부록으로 격월로 발행되며 30개 이상의 일반 의학 잡지에 게재된 논문들 중 진단, 예후, 치료, 진료의 질, 그리고 의료경제학 등의 분야와 관련되고 우수한 논문을 모은 것이다) 등이 있다. 이러한 모든 데이터베이스들은 인터넷망 등을 통하여 세계 어디에서나 쉽게 이용할 수 있게 될 것이다.

예로 든 환자의 경우, 메드라인이나 지식검색기(Knowledge Finder) 소프트웨어를 이용하여 검색하였다. 주요 의학주제어표목으로 "atrial fiblillation"과 "cerebrovascular disorders"을 입력하였으며, "dictionaries" 메뉴에서는 출판유형으로 "randomised controlled trial"을 입력하였다. 두 차례에 걸쳐 검색하였는데 한 번은 텍스트 검색조건으로 "prognosis"를 입력하였고, 두 번째는 "therapy"를 추가로 입력하였다. 검색대상 연도는 1990-4년으로 하여 10개의 논문이 검색되었으며, 그 중 8개의 논문은 관련 있는 정보가 포함된 것으로 보였다(그 중 2 논문은 예후에 관련된 논문이고[8,9], 6개의 논문은 치료에 관한 무작위 임상시험 보고서였다[10-15]). 도서관에서 이용할 수 있는 논문은 그 중에서 5개[10-14] 논문이었다.

출판유형에서 "review"를 입력하고 1992-4년을 대상으로 다시 검색하니 최근에 발표된 논문 한 가지가 검색되었다.[16] "review"라는 용어는 주관적인 종설와 체계적 종설 및 메타분석 모두를 포함하는 말이다. 검색 범위를 좁혀서 출판유형에 "메타분석"을 입력할 수도 있지만 그럴 경우 메드라인에서 검색 안되는 메타분석을 빠트리는 외에도, 잠재적으로 유용성이 있는 종설이나 체계적 종설도 검색 범위에서 제외될 우려가 있다.

예후를 다룬 2개의 논문, 치료를 다룬 4개의 논문 및 종설(정확하게는 메타분석) 논문 하나를 도서관에서 얻었다. 컴퓨터를 이용하여 이러한 검색을 하는데 걸린 시간은 15분이었다. 최근 시험 가동되고 있는 ACP 저널 클럽의 온라인 버전은 이러한 연구들을 요약해 놓고 있으며, 뇌졸중의 치료 및 예방에 관한 코크란 종설(Cochrane review)은 1995년부터 이용 가능하지만, 이 임상 문제에서는 일단 임상연구 발표의 통상적 유형에 실려 있는 근거를 조사하였다.

임상의사들은 앞으로 점점 더 메타분석을 더 많이 활용하게 되겠지만, 발표되는 모든 형태의 연구결과를 비판적으로 평가할 수 있는 기술은 여전히 매우 중요한 능력에 속할 것이다. 우수한 논문이나 관련된 메타분석을 수행한 논문을 못 찾을 수도 있고 임상의사로서의 바쁜 일정에 쫓겨 특정 임상질문이 생겨날 때마다 일일이 문헌을 찾아 체계적 고찰을 하는 것이 불가능할 수도 있다. 이러한 상황일 때 가장 효과적인 전략은 이용 가능한 문헌들 중에서 가장 우수한 것을 찾아내고 그것에 담긴 증거를 비판적으로 평가하는 손쉬운 기술을 습득하여 이를 실행에 옮기는 것이다.

근거의 평가

세 번째 단계는 찾아낸 근거가 가지는 타당성과 효용성을 평가하는 일이다. 이 단계는 매우 중요한데, 임상의사가 그 논문을 신뢰할 수 있고 자신의 임상에서 효용성 있는 지침이 될 것인지를 판단하는 것이기 때문이다. 사실, 발표되고 있는 의학연구 결과들 중 상당수가 자신의 임상과 관련성이 없거나 방법론적 엄격성을 결여한 연구이기 때문에 찾고자 하는 많은 임상 주제에 해답을 주지 못하는 것이 현실이다.[17] 이러한 문제를 극복하기 위해서 미국이나 영국의 여러 연구팀에서 "비판적 평가(critical appraisal)"라고 부르는 간편하고도 고도로 구조화된 방법론을 개발하였는데, 그 방법론을 습득하면 연구 경험이 부족한 개별 임상의사들도 임상 논문들을 평가할 수 있게 된다. 비판적 평가 항목을 완전히 익히면 특정 근거가 가지는 타당성에 대한 평가 및 그 근거가 특정 환자 혹은 환자군과 관련성이 있는 지 평가할 수 있게 된다. 그 기초는 소집단 학습, 워크샵, 토론식 강의, 등을 통하여 혹은 임상에서 직접 몇 시간 만에 익힐 수 있으며 의학적 지식이 없는 사람들을 포함해서 누구나 배울 수 있다. 그 방법론을 여러 가지 다른 형태의 논문들에 적용할 수 있는 전략이 개발되어 왔으며, 진단, 치료, 예후, 서비스의 질, 경제학 등 모든 분야에서 원 논문뿐만 아니라 종설이나 총론(overview), 메타분석 등을 수행한 문헌에 대해서도 그 타당성과 적용가능성을 평가하는데 적용된다.

아래 표는 치료에 관한 논문을 평가하기 위한 필수 평가항목을 모은 것이다. 상식적인 것으로 보이지만 평가 그 자체만을 위한 것은 아니다. 즉, 어떤 문항은 의사가 특정 논문을 읽거나 개별 환자를 진료하는데 직접적으로 도움을 준다.

혼자서 스스로 배울 수 있는 학습 자료가 개발되어 진단, 예후, 치료, 서비스의 질, 경제적 분석, 선별 검사 등 다양한 분야의 임상 연구 논문들에 비판적 평가 항목을 적용하는데 도움을 주고 있다. 이러한 내용 학습 자료에는 JAMA의 사용자 지침서 시리즈와 임상역학 교과서인 "A Basic Science for Clinical Medicine" 등이 포함된다.[18] EBM에 관한 1주일 훈련과정 워크샵이 여러 곳에서 개최되고 있는데, 우리는 이 과정에서 경험이 매우 적은 사람들을 포함해서 누구나 자신들의 임상 행위에 EBM을 실천하는 방법을 쉽게 익힐 수 있다는 사실을 확인하였다. 다른 기술들과 마찬가지로 EBM 방법론에 숙달되면 대부분의 논문들을 10분 안에 비판적 평가항목을 점검해 내며, 스스로가 수동적인 관찰자 입장을 벗어나 적극적으로 EBM을 실천해 가는 임상 전문가가 될 수 있다.

앞에서 말한 심방세동이 있는 77세의 여성에 대한 의학적 관리와 관련된 증거의 비판적 평가항목을 보면 뚜렷이 나타난다. 예후에 관해 연구한 두 논문은 타당성과 적용가능성를 충족하며, 이 환자가 치료를 받지 않을 경우 뇌졸중에 걸릴 연간 위험도가 18%가 된다는 사실을 말해 준다.[8,9] 사용자 지침서에 나와 있는 범주를 그 논문들에 적용해 보면: 치료와 예방에 관한 논문을 어떻게 이용할 것인지를 판단할 수 있다.[19,20] 일단 우리는 찾아낸 논문들이 타당성과 적용가능성 있는 증거를 제시해 준다고 판단하였다. 그 논문으로부

치료와 관련된 논문을 평가하는 비판적 평가 항목[19,20]

	예	해당없음	아니오
결과는 타당한가?			
치료 대상이 된 환자는 무작위로 할당되었는가?			
연구 대상이 된 모든 환자를 적절히 설명하였으며 결론 도출에 모든 환자의 결과를 고려하였는가?			
추적관찰은 완전하였는가?			
무작위로 할당된 군이 그대로 분석에도 이용되었는가?			
환자와 진료팀, 연구자 모두가 치료 사실을 모르게 하였는가?			
연구의 시작 시점에 각 집단들의 특성이 유사하였는가?			
연구대상인 치료법 외에는 각 집단들을 동일하게 취급하였는가?			
결과는 무엇인가?			
치료의 효과의 크기는 얼마인가?			
치료효과는 얼마나 정밀한가?			
결과는 나의 환자들을 진료하는데 도움을 줄 수 있는가?			
결과를 내 환자의 진료에 적용할 수 있는가?			
임상적으로 중요한 결과를 모두 고려하였는가?			
잠재적 해악이나 비용에 비해 그 치료법으로 얻어지는 이득이 더 큰가?			

터 와파린 치료에 따른 뇌졸중의 비교위험도감소(relative risk reduction, RRR)를 계산했으며 그 결과는 70%였다. 치료를 하지 않았을 때의 연간 뇌졸중 위험도를 이용하고, 예후에 관한 논문에서 얻어낸 비교위험도 감소치를 함께 적용하여 와파린 항응고요법의 효과로 나타나는 뇌졸중의 절대위험도감소(absolute risk reduction, ARR)치를 계산하였다. 그 결과는 0.13이었으며 이를 이용하여 다시 "최소필요치료수(number needed to treat, NNT=1/ARR)"를 계산하니 1/0.13=8(명)로 8명의 환자에게 와파린요법을 시행하면 연간 1명의 뇌졸중 발생을 예방할 수 있다고 판단되었다. 와파린요법을 시행받는 환자에게 중대한 출혈이 발생할 비율은 연간 1%이므로, 즉, 와파린요법을 시행하는 환자 100명 중 1년에 1명에게 출혈이 발생할 것이므로, 결론적으로 와파린요법을 시행해서 그 부작용으로 연간 1명에게 중대한 출혈을 발생시킬 수 있지만, 13명의 뇌졸중을 막는다고 기대할 수 있다. 이렇게 보면 이익: 위험의 비율이 받아들일 수 있을 정도로 큰 것으로 생각되지만, 출혈의 위험도가 병원에 따라 다르게 나타나고, 두개내 출혈의 위험이 다른 지역보다 더 높은 지역의 의사들이나 환자들은 다른 결정을 하게 된다. 도출된 증거가 자동적으로 환자 진료에 그대로 적용될 수는 없지만, 환자를 진료할 때 모든 측면을 고려하여 내리는 임상적 결정에 사실적 기초를 제공해 준다.

근거의 적용

타당성과 관련성이 있는 근거가 도출되면, 임상 의사들은 그 근거를 환자 진료에 직접 적용하거나 의료 팀의 진료 프로토콜이나 병원의 지침에 포함시키게 된다. 그 외에도 그 근거들을 의학교육의 혁신에 도입하거나 병원의 운영 감시에도 적용할 수 있다. 우리의 경험으로, 근거를 실천에 옮기기 위해서는 소집단에서 토의를 통하면 가장 효과적이지만, 그 외에도 회진 도중에 논의할 수도 있으며, 환자 진료에 참가하는 다른 여러 팀에서도 그 증거를 논의하여 실천에 옮길 수 있도록 해야 한다.

와파린 요법에 관한 문헌 중 비판적 평가를 거쳐 도출된 근거를 매주 열리는 공식적 회의에서 그 환자 진료 팀 내의 젊은 스탭이 다음 표와 같이 필수 평가 항목으로 요약하여 발표하였다. 그 후에 팀의 회진 도중에 환자에 대한 와파린요법에 관한 논의가 있었고 그 환자에게 와파린요법을 실시하기로 결정하였다. 그 용량은 국제표준비율인 1.5-2.0으로 하기로 결정했으며, 그녀의 주치의는 비판적 평가를 거친 관련 증거를 복사해서 보내준다면 그 환자의 치료 경과 모니터를 담당하겠다고 동의하였다.

EBM을 실천하기 위해 필요한 다른 요건들

자료를 명료하게 제시하기

시간은 없고 얻어야 할 자료는 많은 임상 팀에게는 발표된 증거를 빠르게 그리고 명확하게 제시하는 능력이 매우 중요하다.[21] 의학 잡지에는 수록 논문의 초록을 틀에 맞추어 싣고 있어 독자들이 빠르게 필요한 관련 정보를 얻는데 도움이 된다. 그와 마찬가지로 임상의사들에게도 자신이 속한 팀에서 증거를 제시할 때 그러한 명료성과 신속성이 필요하다. 온타리오에 위치한 맥마스터 대학에서는 수련 중인 의사들이 개발한 것과 같은, 읽는 사람이 편리하게 볼 수 있도록 잘 짜여진 한 페이지짜리의 요약지가 있으면 증거를 제시하는 과정에 도움이 되는데, 다음은 그 요약지에 담아야 할 비판적 평가 목록들의 예시다.

EBM을 실천함에 따르는 이익

개개 의사에게는

- 의사들은 자신의 기본적 지식 수준을 수시로 높이게 된다.
- 연구 방법론에 대한 의사 각자의 이해가 높아지고 연구의 자료를 이용할 때 비판적 안목을 가지게 된다.
- 진료과정에서 행해지는 판단에 신뢰감이 높아진다.
- 컴퓨터를 다루고 전산자료를 검색하는 능력이 향상된다.
- 문헌을 읽는 능력이 향상된다.

임상 팀에게는

- 집단의 문제를 해결할 수 있는 틀과 가르칠 수 있는 능력을 제공한다.
- 아직 경험이 일천한 팀 구성원들도 논의에 동참할 수 있게 된다.

환자들에게는

- 자원을 더욱 효과적으로 사용한다.
- 진료 과정에서 행해지는 판단의 근거에 대해서 환자와 의료진의 공감대를 형성할 수 있다.

원로들의 지원

EBM을 도입하는데 성공하기 위해서는 원로의사들의 지지를 받는 일이 중요하다.[22] 신참들을 교육할 때 EBM을 실천하는 원로의사들은 훌륭한 모델이 되며, 원로 의사들이 EBM에 아직 서툴더라도 그들이 불확실한 부분까지 적극 수용하려는 의사를 나타내며 회의적인 사람들을 설득하는 등 지원을 해 줄 경우에는, 지금까지의 가정이나 진료와는 전혀 반대되는 새로운 증거까지도 팀에서 잘 수용하게 된다.

EBM은 효과를 발휘하는가?

현재 세계 여러 나라에서 다양한 형태로 임상에 EBM을 도입하여 실천하고 있다. 앞에서 설명한 것과 같은 형태의 EBM은 현재 지지와 비판을 동시에 받고 있으며, 한 병원에서 조차 지지와 비판이 나뉜 경우도 있다. 역설적이지만, 문제는 그 방법론이 평가하기 어렵다는 것이다.[23] EBM은 문제해결의 과정이며 해결하려는 문제에 따라 매우 다른 결과들을 보일 수 있다. 가능한 모든 결과들을 측정하기는 불가능할 수 있으며, 특히 결과를 정량화 할 수 없을 땐 더욱 어렵다. 예를 들어, 비판적 평가항목의 실천을 통하여 우수한 연구방법론의 중요성을 배운 의과대학생은 후에 더욱 우수한 연구를 수행할 것이다. 하지만, 이를 EBM과 직접 연결하거나 정량화 하는 것은 어렵다.

EBM의 효과는 새로운 체계에 도입되면 더욱 높아진다. 비판적 평가에 대해서 간단한 훈련만 받았더라도 새로 시작되는 체계에 도입되어 단기간에 시도되면 임상적 결정에 더욱 잘 이용될 수 있으며,[24] 전통적인 의학교육 과정을 수료한 졸업생들은 자신들이 가진 지식이 실제의 임상 진료와는 차이가 점점 벌어질 수 있지만, 일생에 걸쳐 스스로 문제를 해결하는 능력과 EBM을 가르치는 의과대학을 수료한 졸업생들은 졸업한 지 15년이 지나도 항상 최신 지식을 갖출 수 있게 된다.[25] 다음에 설명된 EBM의 장점과 단점에 관한 논의는 EBM을 가르친 경험과, 의사들이 임상에서 이를 실천한 경험 및 옥스퍼드에서 의료 서비스 구매자들이 EBM을 실천한 경험을 종합한 것이다.

장점

EBM을 익힘으로써 즉시 나타나는 효과는 의학교육과 임상진료를 통합시킬 수 있다는 것이다. 의사들은 EBM을 갓 배우기 시작한 단계부터 임상에서 스스로 임상적 주제를 설정하고 그 해결을 위하여 효율적인 방법으로 문헌검색을 수행하게 된다. 예를 들어, EBM을 배운 사람들은 우수한 종설 논문을 빠르게 찾아내고 그것이 자신이 제기한 물음에 적절한 것일 경우 ACP 저널 클럽과 같은 자원을 활용한다.

EBM이 가지는 또 다른 장점은 어떤 분야에 종사하는 사람이더라도 자신의 경력에 관계없이 익힐 수 있는 점이다. EBM을 배우는 의과대학생들은 그들 스스로의 능력 향상을 기하기도 하지만 팀을 구성하여 배우는 과정에서 팀 내의 다른 구성원들의 능력도 함께 높이는 역할을 한다. 그 외에도 EBM을 완전히 익힌 의사라면 논문 초독회에서 필요한 논문의 요약을 단순히 얻기만 하는 수동적 입장에만 머물지 않고, 자신의 임상에서 제기되는 문제들에 대한 관련 증거의 검색이나 평가의 방향에 대해 질의하는 등, 좀 더 적극적으로 자신의 진료를 향상시켜 나갈 수 있다.[26]

EBM은 임상의사들이 아닌 사람들도 적극적으로 채택하고 있다. 주산기(周産期)에는 어떤 진료가 적정한 지를 알고자 하는 소비자들 중에는 근거중심의 환자 선택(evidence based patient choice)이라는 연구 모임을 가지는 사람들도 있다. 옥스퍼드 지역에서 시행된 '소비자를 위한 비판적 평가 기술' 프로젝트에서는 의학교육을 전혀 받지 않은 소비자들에게 EBM를 교육하여 그들이 의료 서비스를 구매할 때 구매의 결정에 대한 정보를 제공하고 있다.[27]

EBM이 가지는 세 번째 장점은 EBM을 적용하면 보건의료의 지속성과 통일성을 높일 수 있다는 점이다. 즉, 임상을 통하여 개발한 공통의 접근법이나 지침을 이용할 수 있다. 의료인들의 업무 형태가 변하고 겹치는 부분이 많아짐에 따라 보건의료 인력들 사이의 정보교환 및 의견교류가 더욱 중요해졌지만 또 더욱 어려워졌다. EBM이 각 업무들의 관계를 변화시킬 수는 없지만, 우리의 경험으로 EBM을 실천하면, 여러 인력들이 팀을 이루어 효과적으로 일을 수행하고, 팀 내의 의사 교류가 공개적으로 이루어 져서(외부로부터 주입되는 방식이 아닌) 환자의 적정한 진료를 위한 지침이 만들어진다. 그리고 EBM은 의료인-환자 사이나 혹은 의료소비자-의료인 사이 등, 서로 다른 위치에 있는 사람들이 서로의 의견을 적극 개진하여 상호간의 이해를 높이는 데 도움을 준다.

EBM을 실천하여 의료 공급자들은 치료와 서비스의 임상 효과를 평가함으로 한정된 자원을 효과적으로 이용하게 해 준다. 타당성 있는 연구 결과가 잊혀지고 있는 것도 심각한 문제다. 예를 들어, 조산의 위험이 있는 여성들에게 스테로이드를 투여하면 영아의 호흡 장애나 그에 따른 다른 질환의 발생과 사망을 감소시키고 의료비 부담도 줄여준다는 사실이 확실하게 밝혀져 있다.[28] 그리고 아스피린이나 스트렙토키나제가 심장발작의 예방이나 치료에 큰 도움이 된다는 사실도 마찬가지로 명확하게 밝혀져 있다.

단점

EBM은 몇 가지 약점을 가지고 있다. 먼저, EBM에 관한 지식을 획득하고 실천에 옮기는데 시간이 걸린다. 예를 들어, 적절한 임상질문을 설정하고, 그와 관련된 증거를 찾고, 그 증거를 평가하고 실천에 옮기기까지 두 시간 이상 소요되고, 임상 팀일 경우, 그 구성원 모두에게 그 증거를 보급하기 위해서는 EBM의 첫 단계와 마지막 단계에서는 구성원 전부가 반드시 참가해야만 한다. 그러므로 고참 스탭들은 시간관리를 잘할 필요가 있다. 팀 구성원들이 검색을 귀찮게 생각하지 않고 쉽게 할 수 있는 환경을 만들어 주어야 하며 특정 주제의 증거가 나오면 임상적으로 유용하게 응용될 수 있다는 확신을 심어주어야 한다. 팀의 지도자들은 팀 전체를 세심히 배려해야 한다.

EBM을 실천하기 위한 하부구조를 구축하는 데는 비용이 소요된다. 병의원에서는 컴퓨터 하드웨어나 소프트웨어를 구입하고 유지하는 비용을 지출해야 할 수도 있다. CD-ROM 타이틀을 사용하기 위해 데이터베이스의 종류에 따라 연간 250파운드에서 많게는 2,000파운드까지 지불해야 하는 경우도 있다. 그러나 단지 비용 문제로 EBM 실천을 거부해서는 안 된다. 영국의사협회(BMA)에서는 모뎀 사용자에게는 무료로 그리고 인터넷 이용자에게는 아주 적은 비용으로 메드라인을 이용할 수 있게 하고 있다. 불필요하게 시행되는 의학적 개입에 소모되는 비용과 비교할 때 EBM 실천을 위한 비용은 매우 적으며, 비효과적인 진료를 줄임으로써 그 여러 배의 비용을 돌려 받는 효과를 가져올 것이다.

EBM을 실천하는 과정에서 근거들 사이에 서로 맞지 않는 간극이 필연적으로 나타날 것이다. 물론, 근거들 사이의 이러한 차이로 인해 아직 숙련이 덜 된 의사들은 혼란에 빠질 수도 있다. 그 중 어느 근거를 더 좋은 것으로 볼 것인가의 문제를 해결하는데 고참 의료진들이 방향을 제시하여 도움을 줄 수도 있을 것이다. 근거들 사이에 존재하는 그러한 간극을 명확히 하는 일은 지역적 혹은 국가적 검색 프로젝트를 만들고 수행하는데 도움이 된다. 그 대표적인 것으로는 뉴욕의 종설과 보급센터(Center for Reviews and Dissemination)가 추진하는 프로젝트와 같은 것이다.[29]

관련 증거를 찾기 위한 방법으로 메드라인 등의 전산 데이터베이스를 이용할 때 있을 수 있는 또 다른 문제점으로는 그 데이터베이스가 포괄적이지 못하거나 잘 정리되어 있지 못한 경우가 있다는 점이다. 한참을 검색하여도 아무런 결과를 얻지 못하는 경우도 흔히 나타난다. 일부 노장 의사들에게는 데이터베이스를 다루는데 필요한 기술이 험난한 과제로 다가올 수도 있을 것이다. 사실, EBM 접근을 위해서는 최소한의 컴퓨터 지식이나 타자 능력이 필요하고 전세계에 걸쳐 의과대학생들이나 젊은 의사들은 대부분 이러한 능력을 소유하고 있지만, 원로 의사들은 아직 컴퓨터나 데이터베이스를 다루는 일이 낯설다. 한편, 창조적이면서 체계적인 검색기술은 점점 더 많이 개발되어 이용되고 있으며[30,33] 질 높은 종설 논문들도 점점 더 많이 발표되고 있다. 그러나 찾고자 하는 주제에 꼭 맞는 종설 논문이 없을 경우에, 필수적인 점검 항목을 평가할 수 있는 능력을 갖춘 임상 의사들이라면 관련된 원래 논문을 자신이 찾고자 하는 주제에 맞춰 평가해 낼 수 있을 것이다.

마지막으로, 기존에 권위를 누리고 있는 일부 의사들에게는 EBM이 위협으로 지각될 수도 있다. EBM을 실천할 때, 그들이 현재 시행하고 있는 진료방법들이 낡았거나 혹은 때로는 위험하기까지 하다는 사실이 드러날 수 있기 때문이다. EBM은 그의 팀에서 역학 구도를 변화시켜서 단지 원로 의사라는 이유로 누리던 권위를 박탈해 버릴 수도 있다. 원로 의사들은, 팀 내에서 관련 문헌 검색과 필수적 평가를 잘 수행하는 소장 의사가 자신과 같은 원로 의사들이 누리던 권위나 존경을 받게 되는 날을 지켜보아야 할지도 모른다.[32]

참고문헌

1. Smith R. Filling the lacuna between research and practice: an interview with Michael Peckham *BMJ* 1993; 307: 1403-7
2. Faber RG. Information overload. *BMJ* 1993; 307: 383.
3. Haines A, Jones R. Implementing findings of research. *BMJ* 1994; 308: 1488-2.
4. Chalmers I, Dickersin K, Chalmers TC. Getting to grips with Archie Cochrane's agenda. *BMJ* 1992; 305: 786-7
5. Evidence Based Medicine Working Group. Evidence based medicine. *JAMA* 1992; 268: 2420-5.
6. Wyatt J. Uses and sources of medical knowledge. *Lancet* 1991; 338: 1368-73
7. Marshall JG. The impact of the hospital library on clinical decision makin: the Rochester study. *Bulletin of the Medical Library Association* 1992; 80: 169-78.
8. SPAF Inverstigators. Predictors of thromboembolism in atrial fibrillation. I Clinical features in patients at risk. *Ann Intern Med* 1992; 116: 1-5.
9. SPAF Investigators. Predicators of thromboembolism in atrial fibrillation. II Echocardiographic features in patients at risk. *Ann Intern Med* 1992; 116: 6-12.
10. Petersen P, Boysen G, Godtfredsen J, Andersen ED, Andersen B. Placebo controlled randomised trial of warfarin and aspirin for the prevention of thromboembolic complications in randomised trial of warfarin and aspirin for the prevention of thromboembolic complications in chronic atrial fibrillation. *Lancet* 1989; i: 175-9.
11. Boston Area Anticoagulation Trial for Atrial Fibrillation Investigators. The effect of low-dose warfarin on the risk of stroke in patients with non-rheumatic atrial fibrillation. *N Engl J Med* 1990; 323: 1505-11.
12. Stroke Prevention in Atrial fibrillation Investigators. Stroke prevention in artial fibrillation study: final results. *Circulation* 1991; 84: 527-39.
13. Ezekowitz MD, Bridgers L, James KE, Carliner NH, Colling CL, Gomick CC, et al. Warfarin in the prevention of stroke associated with non-rheumatic artial fibrillation. *N Engl J Med* 1992; 347: 1406-12.
14. Stroke Prevention in Atrial fibrillation Investigators. Warfarin vesus aspirin for prevention of thromboembolism in atrial fibrillation: stroke prevention in atrial fibrillation II study. *Lancet,* 343; 687-91.
15. Connolly SJ, Laupacis A, Gent M, Roberts RS, Cairns JA, Joyner C. Candian atrial fibrillation anticoagulation(CAFA)s tudy. *J Am Coll Cardiol* 1991; 18: 349-55.
16. Atrial Fibrillation Investigators. Risk factors for stroke and efficacy of antithrombotic therapy in atrial fibrillation: analysis of pooled data from randomised controlled trials. *Arch Intern Med* 1994; 154: 1449-57.
17. Altman DG. The scandal of poor medical research. *BMJ* 1994; 308: 283-4.
18. Sackett DL, Hayners RB, Guyatt GH, Tugwell P. Clinical Epidemilogy: a Basic sience for clinical medicine. 2nd ed. Boston: Little, Brown, 1991.
19. Users' guides to the medical literature: how to use an article about therapy or prevention. I. *JAMA* 1993; 270: 2598-601.
20. Users guides to the medical literature: how to use an article about therapy or prevention. II. *JAMA* 1994; 271: 59-63.
21. Lock S. Structured abstracts. *BMJ* 1988; 297: 156.
22. Guyatt G, Nishikawa J A proposal for enhancing the quality of clinical teaching: results of a department of medicine's educational retreat. *Medical Teacher* 1993; 15: 147-61.
23. Audet N, Gagnon R, Marcil M. L'enseignement. de I'analyse critique des publications scientifiques medicales, est-il efficace? Revision des etudes et de leur qualite methodologique. *Can Med Assoc J* 1993; 148: 945-52.
24. Bennet KJ, sackett DL. Hynes RB, Neufeld VR. A controlled trial of teaching critical appraisal of the clinical literature to medical students. *JAMA* 1987; 257: 2451-4.
25. Shin JH, Haynes RB, Johnson ME. The effect of Problem-

based, self-directed undergraduate education on life-long learning. *Can Med Assoc J* 1993; 148: 969-76.

26. Milne R, Chambers L. Assessing the scientific quality of review articles. *J Epidemiol Community Health* 1993; 47: 169- 70.
27. Dunning M, McQualy H, Milne R. Getting a GRiP. *Health Service Journal* 1994; 104: 24-6.
28. Crowley P, Chalmers I. Keirse MJ. The effects of corticosteroid administration before pre-term delivery; an overview of the evidence from controlled trials. *Br J Object Gynaecol* 1990; 97: 11-25.
29. Sheldon T, Chalmers I. The UK Cochrane Centre and the NHS Centre for Reviews and Dissemination: respective roles within the information systems strategy of the NHS R&D programme, co-ordination and priniples underlying collaboration. *Health Economics* 1994; 3: 201-3.
30. Farbey R. Searching the literature: be creative with Medline. *BMJ* 1993; 307: 66.
31. Jadad AR. McQuay H. Searching the literature: be systermatic in your searching. *BMJ* 1993; 307: 66.
32. West R. Assessment of evidence versus consensus of prejudice. *J Epidemiol Community Health* 1993; 47: 321-2.

BMJ 1996; **313**: 957-8

나의 진료는 근거중심진료인가?

Trisha Greenhalgh

Joint Department of Primary Care and Population Sciences, University College London Medical School/Royal Free Hospital School of Medicine, Whittington Hospital, London N19 5NF

우리는 이 질문에 정량적 용어와 정성적 용어로 모두 답할 수 있어야 한다.

임상 의사들 사이에서 EBM에 대한 관심이 높아지면서[1] 많은 의사들이 "나는 환자를 진료함에 얼마나 근거중심으로 하고 있나?"라는 자문을 한다. 이와 같은 질문에 대한 답은 그 의사가 하는 진료 행위가 얼마나 효과가 있으며, 수행 가능하며, 타당 한가, 그리고 변화에 얼마나 잘 대응하고 있는가로 설명할 수 있다.

자신의 수행정도를 스스로 평가하는 일은 전통적 EBM의 다섯 가지 과정 중 마지막 단계다. 그 앞의 네 단계는 다음과 같다: 1. 선택된 임상 문제들을 해답을 찾을 수 있는 문제 형식으로 구성한다. 2. 그 문제와 관련된 의학 문헌이나 기타 여러 정보원들을 검색한다. 3. 도출된 증거들의 신뢰성(얼마나 진실에 접근했나)과 효용성(주제와의 관련성)을 평가하고, 4. 이를 환자의 진료에 적절히 적용한다.[2]

"지금 하고 있는 임상 행위가 증거를 바탕으로 한 것인가"라는 주제를 다룬 논문들은 많이 발표되어 있으며,[3-5] 현재도 이와 관련된 연구가 많이 진행되고 있다. 그러한 연구들 중에서 대부분은 특정 진료 영역의 의사-환자 사이의 일련의 관계들을 전향적으로 연구한 것으로, 환자에게 가하는 특정한 일차적 중재를 주로 의사(독립적 관찰자인 경우도 있다)가 그 중재가 무작위임상시험(randomized clinical trial, RCT)을 통해서 나온 근거 있는 것이라고 인정하거나 아니면 실험적으로 나타난 증거가 없다거나, 또는 적절한 증거가 아니라고 분류한다.

이러한 연구들로부터 얻어낸 결과는 널리 인용되고 있는 것으로 즉, 일반 내과 진료 임상중재의 82%,[3] 일반진료 임상중재의 81%,[4] 그리고 정신과 진료 중재의 62%가 근거에 기반한 것이라고 볼 수 있었다.[5] 그러나 그 이후 의사들이 스스로 말하는 자신들의 진료 환경에 대해 의문을 제기하는 많은 연구가 이어졌다.[6] 그리고 대중들은 곧 각 전문 분야별로 근거 중심이라고 라고 생각되는 것들로 "묶음표"를 만들게 되었다.

1980년대 초반에 발표된 자료들에 의하면, 의료행위들 중에서 단지 15% 정도만이 과학적인 증거에 기초한 것이었다.[7] 그렇다면 이 새로 발표된 이 연구 결과로 볼 때 15년 전의 의료행위들이 훨씬 더 증거를 바탕으로 했다고 말할 수 있을까? 아마도 아닐 것이다. 먼저 있었던 연구는 그 당시 사용되고 있던 모든 진단 및 치료 행위를 모두 다 평가하여 나온 수치로 최종 결론을 내릴 때 각 시술들에 모두 동일한 가중치를 주었었다. 그러나 그 다음에 행해 진 연구에서는 이 방법을 사용하면서도, 보건의료에 사용되는 기술의 21%만을 근거에 기반한 것이라고 분류하였다.[8] 최근의 연구는 실제로 환자에게 시행된 시술에서 영리적 목적을 배제할 수 있느냐를 주로 평가하였기 때문이다.

그러나 이러한 일련의 연구에서 나온 수치를 해석하는 데에는 주의가 필요하다. 이미 EBM의 개척자들은 보건의료의 특정 측면에 관한 조사연구 결과가 그 조사표본을 넘어 일반화될 수 있기 위해서는 몇 가지 조건이 필요하다고 언급한 바 있다. 즉, 표본의 대표성(전형적인 보건의료 전문인들이나 환자를 조사 대상으로 하였나?), 자료 수집(표본에 바이어스가 배제되었나?), 자료의 분석(가능성 있는 대상을 분모로 하였나 혹은 모든 가능성을 다 다루었으며 '맹검법'을 시행하였나?), 타당도(연구대상자를 분류하는데 적절한 범주를 이용하였으며 또 그러한 범주를 엄격히 적용하였나?), 완전성(연구가 그 결과를 신뢰할 수 있을 만큼 조사 대상이 충분하고 조사가 완전한가?), 그리고 신뢰도(그 표본을 다른 상황에서 조사하여도 동일한 결과를 얻을

나의 진료는 근거중심이라고 할 수 있는가? 이를 검증하기 위한 각 의사의 임상에서의 체크리스트

1. 환자의 입장에서 그가 가진 임상적, 심리적, 사회적 문제 등을 찾아내고 그 우선순위를 설정하였는가?
2. 가능한 진단들을 찾기 위해서 정확하고도 정밀한 검사들을 시행하였는가?
3. 추가적인 문제들과 위험인자를 고려했는가?
4. 필요하다고 판단되는 경우 다른 관련 근거들도 찾아보았는가?
   - 체계적 종설, 임상지침, 임상시험 등.
5. 근거가 가지는 완전성, 특성, 장점 및 그 근거와 이 환자와의 관련성을 고려하였는가?
6. 최종적으로 환자에게 시행할 방법들에 대해 환자가 이해할 수 있도록 설명하고 그 선택에 대하여 환자와 논의하였는가?

수 있나?) 등이 그 조건이다.

"내가 하는 진료가 근거중심이라고 할 수 있나?" 라는 주제를 다루거나 이러한 범주에 속하는 조사 연구는 중요한 것이지만 매우 비용이 많이 소요되는 연구다. 그리고 이러한 연구가 실제로 가능할 때도 이론적으로 여러 가지 제약 요인이 존재한다. 가장 중요한 제약 요인으로는 진찰이나 수술받는 환자들이 분명하게 드러나는 혹은 한 가지 차원의 문제만을 가지고 있는 경우가 거의 없다는 것이다. 환자별로 한 가지 임상적 판단만을 대상으로 하는 연구는 편의상의 이유로 인해 필연적으로 각 환자들이 보유하고 있는 복잡한 요구사항들을 한 가지로 환원시켜 한 가지 임상적 판단만을 끌어내게 된다. 물론 그러한 접근법들이 타당도를 가질 수도 있겠지만, 일차의료나[9] 노인병 혹은[10] 만성질환의 관리[11] 과정에서 나타나는 여러 복잡한 문제들을 한 가지 질문으로 환원시켜 그 해답을 찾을 수도 없으며, 환자에게 단지 한 가지의 뚜렷한 임상 중재만을 시행하는 것도 불가능하다. 예를 들어, 일반의 진료에서 역학적 분류에 의한 진단(질병 명을 확인하고 치료 방침을 결정해 주는 증상이나 증후)은 예후를 기준으로 한 진단(기다려 볼 것인가 아니면 치료를 시작할 것인가 등을 중시하는 진단)이나 치료의 반응을 기준으로 한 진단 보다 어떤 상황에는 적절하지 못할 수도 있다.

접근 방법에 따라 필연적으로 이러한 차이가 나타난다는 사실을 인식하지 못한다면, 일반의 진료에서 이차 진료와 동등한 정도의 "과학적" 기반을 찾고자 하는 사람들이나,[4,12] 의료에서의 직관이나 대화 그리고 상담 내용의 해석 등을 중시하는 사람들을 인정하지 않는 오류를 범할 수도 있다.[13] 어떤 학자들은 외부의 가장 우수한 증거를 임상적 경험에 결합시키려 한다는 점에서 EBM에는 "과학"과 "기술" 두 가지 모두가 필수적 요소라고 주장한다. 그러나 개인의 임상적 경험을 객관적이고도 측정 가능한 요소들로 해부한 후 그 수행도를 고찰해보는 것이 가능한가[1,14] 혹은 그 자체는 주관적일 수밖에 없다는 등에 대해서는 논쟁이 진행 중이고,[15] 아마도 이 문제는 의학이라는 기술이 가지는 영원한 미스테리로 남을 수도 있다.[16]

EBM의 실천이 평가 가능하다고 할 때, 그 중 가장 어려운 부분은 환자 개개인에 따라 다르게 나타나는 우선 순위에 맞게 진료가 제공되었는지의 문제일 것이다.[17] 이 단계는 의사결정 과정에서 환자에게 요구되는 것들에 가중치를 달리 부여함으로써 객관적으로 평가 가능하다는 주장이 있다.[18] 그러나 학자들은 의사들이 의학적 판단을 내릴 때 그 결정이 환자의 요구에 대한 접근 정도를 정의 내리고 그 정도를 평가하는 일은 방법론상으로 매우 어렵다고 말한다. 여기에 EBM이 가지는 현실적 문제가 있다. 무작위임상시험은 실험 방법론의 이상적 형태지만, 단지 그러한 형태의 연구를 했다고 해서 그 연구의 결과 증명된 중재안을 언제 어디에서나 어떤 환자에게나 시행할 수 있는 것은 아니다. 예를 들어, 약물치료에 관한 결정이 근거중심으로 이루어졌다고 하더라도, 단지 한 번의 무작위 임상시험(혹은 비슷한 여러 연구들에 대한 메타분석) 결과를 들어 그 약제가 가장 효과적이라고 주장할 수는 없다. 그렇게 주장하기 위해서는 치료의 목적(완치인가 아니면 합병증의 예방인가 혹은 고식적 목적이나 심리적 효과 등)을 명확히 해야 하고, 선택한 방법이 이용 가능한 모든 증거들을 종합하여 나온 가장 적절한 치료법이라는 것도 밝혀야 한다. 즉, 다른 약제를 이용하던지, 혹

은 특정 약제를 이용하지 않았으면 더 좋은 결과가 나올 가능성은 없었는지, 혹은 환자에게 그것을 가장 좋은 치료법이라고 설명한 것은 아닌지 등을 고려해야 한다.[2]

우리가 EBM을 얼마나 실천하고 있는 지를 과학적인 방법으로 객관적이고도 정직하게 평가하는 일은 사실 매우 어려운 일이다. 그러나 전통적 방법론이던 "진료과정" 감시라는 방법으로 이 문제를 다룬 연구 결과들을 보면 의사 행위 중의 일부만을 대상으로 하고 있다는 것을 알 수 있다.[3-6] 쉽게 측정할 수 있는 것만 평가함으로 의사와 환자가 만나서 이루어지는 수많은 차원을 단순히 이분법으로("이 환자를 진료함에 EBM을 바탕으로 하였나/아닌가") 환원시켜버리고 의사의 진료행위 전체를 요약하기보다는 왜곡시켜버린다.

환자를 진료하는 과정에 존재하는 여러 차원을 모두 다 측정하기란 불가능하다. 과거와 같이 단지 통계학적 방법으로만 검증하던 환원론적 방법은 이제 피해야 하며 또한 단지 임상적 수행도로만 평가해서도 안 된다. 더 복잡하고 수많은 차원이 얽혀 있으며 개인적 경험에 바탕을 둔 문제들일 경우는 기술적 연구나 정성적 방법론에 의한 연구가 필요하다.[20] 앞으로 "나는 얼마나 EBM을 실천하고 있나?" 라는 질문에 답하기 위해서는 최소한, 내가 하는 진료가 환자의 각 사례에 따라 다른 우선순위를 얼마나 충족하고 있는지, 그리고 우리가 찾은 증거가 환자 개인별 요구나 선택에 얼마나 맞게 적용되는지 등을 평가하는 내용이 포함되어야 할 것이다.

앤-루이 키몬스(Ann-Louise Kimmonth) 교수님께 감사드리며, 내가 이 글을 쓰는데 인터넷을 통하여 많은 도움을 주신 EBM 연구자들께도 아울러 감사드린다.

참고문헌

1. Sackett DL, Rosenberg WMC, Gray JAM, Haynes RB, Richardson WS. Evidence-based medicine: what is it and what isn't *BMJ* 1996; 312: 71-2.
2. Sackett DL, Haynes RB, Guyatt GH, Tugwell P. Clinical epidemiology-a basic science for clinical medicine. London: Little, Brown, 1991: 187.
3. Ellis J, Mulligan I, Rowe J, Sackett DL. Inpatioent general medicine is evidence-based. A-team, Nuffield department of Clinical Medicine. *Lancet* 1995; 312: 407-10.
4. Gill P, Dowell AC, Neal RD, Smith N, Heywood P, Wilson AF. Evidence based general practiceL a retrospective study of interventions in one training practice. *BMJ* 1996; 312: 812-21.
5. Geddes J, Game D, Jenkins N, Peterson LA, Pottinger GR, Sackett DL. In patient psychiatric treatment is evidence-based. *Qual Health Care* (in press).
6. Little P, Smith L, Cantrell T, Chapman J, Langridge J, Pickering R. General practitioner's management of acute back pain, a survey of reported practice compares with clinical guidelines. *BMJ* 1996; 312: 458-8.
7. Office of Technology Assessment of the Congress of the Wnited States. The impact of randomised clinical trials on health policy and medical practice. Washington DC: US Government Printing Office. 1983.
8. Dubinsky M, Ferguson JH. Analysis of the National Institutes of Health Medicare coverage assessment. *Int J Technol Assess Health Care* 1990; 6: 480-8.
9. Charlton R. Balancing science and art in primary care research: past and present. *Br J Gen Pract* 1995; 45: 639-40.
10. Grimley Evans J. Evidence-based and evidence biased medicine. *Age Ageing* 1995; 25: 461-4.
11. Naylor CD. Gray zones of clinical practice: some limits to evidence-based medicine. *Lancet* 1995; 345: 840-2.
12. Dawes MG. On the need for evidence-based general and family practice. *Evidence-Based Med* 1996; 1: 68-9
13. Smith BH, Taylor RJ. Medicine-a healing or a dying art? *Br J Gen Pract* 1996; 46: 249-51.
14. Slawson DC, Shaughnessy AF, Bennett JH. Becoming a medical information master, feeling good about not knowing everything. *J Fam Pract* 1994; 28: 505-13.
15. Sackett DL, Rennie D. The science of the art of the clinical examination. *JAMA* 1992; 267: 650-2.
16. Tannenbaum SJ. What physicians know. *N Engl J Med* 1993; 2: 342-5.
17. Haynes RB, Hayward RS, Lomas J. Bridges between health care research evidence and clinical practice. *J Am Med Inf Assoc* 1995; 2: 342-50.
18. Kassirer JP. Incorporation patients' preferences into medical decisions. *N Engl J Med* 1994; 330: 1895-6.
19. Blaxer M. Consumers and reasearch in the NHS; consumer issues within the NHS. Leed: Department of Health Publications, 1994. (Report No G60/002 2954.)
20. Kinmonth A-L. Understanding and meaning in research and practice. *Fam Pract* 1995; 12: 1-2.

BMJ 1997; **315**: 1109-10

근거중심의학의 전제조건 — 의료에 바탕을 둔 근거

미래의 연구방법론은 임상현실을 무시하지 않고 조화시키는 길을 모색해야 한다

Geert Jan Dinant

Department of General Practice, Maastricht University, PO BOX 616, 6200 MD Maastricht, The Netherlands

의료 행위의 기초가 되는 근거를 찾는 일은 의학만큼이나 오래되었지만, 지난 십여 년 동안 EBM의 개념은 의학연구로부터 도출된 가치있는 근거를 임상행위에 적용하는 문제에 커다란 관심을 불러일으켰다.[1,2] 현재 진행되는 임상 행위들도 근거중심인 경우가 많지만[3,4] 아직도 EBM의 실천을 위해서는 갖추어야 할 필요한 요소가 많이 있다. 연구로부터 도출된 중요한 근거가 보편적 임상행위로 자리잡기까지 많은 시간이 소요되는 경우가 많은 반면, 기존에 행해지던 임상행위가 비효율적이거나 해로울 수 있다고 증명되어도 그 임상행위가 계속적으로 행해지기도 한다.[5] 그래서 많은 의사들은 연구의 결과를 자신의 임상행위에 적용하는 문제를 두고 갈등을 겪게 된다.

EBM은 "개별 환자들을 진료하며 임상적 판단을 하기위해, 현재까지의 가장 최선의 증거를 주의 깊게 선택하여 적절하게 이용하는 것"이라 정의될 수 있다. 우리가 앞으로의 연구를 설계하기 위해, 현재까지의 최선의 증거가 가지는 한계에서 무엇을 배울 수 있을까?

임상에서는 내적 타당도와 외적 타당도(즉, 임상적 적용 가능성)의 범주 사이에 충돌이 흔히 발생한다. 임상연구는 흔히 동일한 특성으로 구성된 인구를 대상으로 수행되며, 내적 타당도를 확보하기 위해서 복잡한 사례를 제외하는 경우가 많다. 그러나 그렇게 선택한 경우는 연구대상인 임상중재를 적용하고자 하는 환자들과는 다른 대상군이 선택될 수가 있다. 임상 과정에서는 복잡한 여러 가지 문제를 가진 환자들을 접할 때가 많다.[6,7] 고령자나 여성들의 사례가 연구에 적게 반영되거나,[8,9] 병합된 질환이나 고령자에게 보편적으로 나타나는 현상[10] 등은 배제되는 경우가 흔하다. 3차 진료기관으로 의뢰된 환자를 대상으로 한 연구에서 도출된 증거를, 1차진료 수준에서의 아직 덜 심각한 초기 질환 상태의 환자들에게 일반화시키기는 어렵다.[6] 그리고 근거중심의 필요성이 간과되는 경우도 있는데, 예를 들면, 약물시험 결과는 해당 약물치료를 시작하는데 증거가 될 수 있다. 하지만, 의사들이 접하는 환자들 중에는 여러 가지 약물을 장기간 복용하는 사례가 많으며, 그러한 사례에 관한 증거가 될 수 있는 연구 결과는 없는 경우가 흔하다.

진료의 효과에 관한 연구는 쉽게 내적 타당도가 확보되지 않는다. 비약물 치료와 같이 맹검법을 시행할 수 없는 여러 임상중재들을 평가하는 연구가 그 예다. 연구를 실시하는 사람에 의한 주관적 해석을 피하기 위해 평가 대상이 아닌 다른 임상중재를 같이 시행하거나 사전무작위화(pre-randomisation)와 같은 방법이 채택되어야 한다.[11] 복잡한 임상지침의 효과를 연구하는 경우는 문제가 더 심각하다. 이외에도, 진단 과정 평가의 경우는 방법론을 다룬 교과서에 언급되어 있지 않은 난제에 부딪힐 수도 있다. 예를 들어, 요통이나 만성피로증후군, 그리고 양성전립선비대증 등의 진단적 정보가 가지는 타당성을 평가할 때는 확실하게 정립된 확진기준(gold standard)이나 개념이 전혀 없다. 그리고 만성복통이나 적혈구침강속도(erythrocyte sedimentation rate, ESR)[12] 상승의 증상이나 증후 등의 경우도 일상적으로 검사하는 표준 방법론이 없다. 그럴 경우에는 "지연형 단면 조사연구" 즉, 철저한 임상적 추구관찰로부터 참고할 수 있는 표준적 정보를 얻음으로써 우수한 증거를 확보할 수 있다. 그러한 해결책은 물론 이상적이라고 할 수는 없지만, 찾아낼 수 있는 방법 중에서는 가장 우수하며 임상 진료의 실제와 매우 근접해 있다고 볼 수 있다.

그러므로 임상진료에 대한 외적 타당성과 함께 내적 타당성이 있는 증거를 찾기 위해서는 실제 임상에 포함되는 현실적 어려움을 배제하지 않은 "의료를 바탕으로" 할 필요가 있다. 단독 연구 하나로는 임상적 실제 전부를 반영하기가 불가능하므로, 여러 다양한 인구집단들(노인인구[13]나 특정 질환 보유자 등)을 대상으로 한 연구를 포함하여 각종 진단법 혹은 치료방법 등에 대한 연구들의 메타분석이 필수적이다. 그러나 임상과정에서 실제 환자 각자에 대한 임상적 결정을 내리는데 있어서는 전체적 이러한 메타분석에서는 대상 방법론을 평가할 때 대상 인구집단의 특수성의 차이에 따라 효과가 다르게 나타난다는 점을 분명히 인식하여야 한다. 임상 연구를 통하여 얻어지는 증거는 전 세계적으로 모아지고 공동 활용되어야 한다. 하지만 그렇게 하기 위해서는 해결되어야 할 문제들이 많은 데, 예를 들면, 문화에 따라 증상을 인식하는 태도가 다르며 치료의 전통에도 차이가 많다.

임상 근거들을 고찰할 때는 과학적인가, 비과학적인가를 구분 짓는 기준이 너무 상세하여 타당성 있게 요약하기 어려운 방법을 채택해서는 안 된다. 연구방법론 그 자체는 언제나 발전해야 한다. 무작위 임상시험 연구는 50년 전에 개발되었고 중요한 임상 주제가 나타날 때마다 점점 다듬어 지고 있지만 그 반대는 아니다. 그리고 무작위 임상시험 연구가 도입되기 전에 알게 된 지식들 중 많은 부분이 무작위 임상시험 연구가 가장 보편적인 연구로 인정되는 현재에도 여전히 유효하다. 실제 임상에서 제기되는 주제들이 모두 무작위 임상시험 연구의 대상이 되는 것은 아니며, 특히 비교연구 같은 경우에는 준실험적 방법도 점점 중요시되고 있다- 예를 들면, 실제로 임상에서 뚜렷하게 적응증을 구분할 수 없어 우연히 채택되는 방법론들을 비교하는 연구 등이다. 오늘날 수많은 증거들이 쏟아져 나오고 있으므로 개별 연구 결과가 가지는 중요성은 많이 줄어들었다. 개인적 차원의 임상 연구에서 나온 증거가 오늘날에는 데이터베이스와 임상 컴퓨터 네트워크의 활약으로 여럿이서 공동으로 수행하는 임상 연구로 연결된다.[14] 그러한 과정이 더욱 촉진되면 임상에서 행해지는 모든 개별적 진료(비공식적 증거)와 연구(공식적 증거)들이 서로 널리 공유될 수 있게 될 것이다.

마지막으로, 발표된 문헌 요약을 고찰할 때는 엄격한 기준을 가지고 임상 연구를 수행한 의사가 위험을 고의적으로 회피한 흔적을 찾아야 한다. 연구자들은 실제로 사용되는 방법론으로 드러나는 임상적 문제보다는 논문을 평가하는 사람들이 사용하는 방법론적 기준이나 게재 잡지의 편집자들이 중요시하는 부분만을 쉽게 충족시키는데 집중했을 수도 있다. 그러한 "범주적 오류"가 발생해서는 절대로 안 된다. EBM의 필수 조건은 의료에 기반한 증거이기 때문이다.

임상 진료와 연구 형태의 관계

임상 진료	적절한 연구 형태
가설의 탐구	정성적 연구
병력 청취	환자-대조군 연구
진단적 검사	단면 조사연구
치료 경험	무작위 임상 실험
개별적 시행착오	n of 1 연구
임상경과 관찰	코호트 연구
의무기록 유지	체계적 등록에 바탕을 둔(컴퓨터 이용) 연구
동료에 의한 고찰	서비스 질 연구/과정 평가

참고문헌

1. Evidence-Based Medicine Working Group. Evidence-based medicine: a new approach to teaching the practice of medicine. *JAMA* 1992; 268: 2420-5.
2. Sackett DL, Rosenberg WMC, Gray JAM, Haynes RB, Richardson WS. Evidence base medicine: what it is and what it isn't. It's about intergrating individual clinical expertise and the best external evidence. *BMJ* 1996; 312: 71-2.
3. Ellis J, Mulligan, Rowe J, Sackett DL. Inpatient general medicine is evidence-based. A-team,Nuffield department of Clinical Medicine. *Lancet* 1995; 345: 407-10.
4. Gill P, Dowell AC, Neal RD, Smith N, Heywood P, Wison AE. Evidence-based general practice: a retrospective study of interventions in one training practice. *BMJ* 1996; 312: 819-21.
5. Martensen RL. The effect of medical conservatism on the acceptance of important medical discoveries. *JAMA* 1996; 276: 1933.
6. Knottnerus JA. Medical decision making by general practitioners and specialists. *Fam Pract* 1991; 8: 305-7.
7. Greenhalgh T. Is my practice evidence-base? Should be answered in qualitative, as well as quantitative terms. *BMJ* 1996; 313: 957-8.

8. Gurwitz JH, Col NF, Avom J. The exclusion of the elderly and women from clinical trials in acute myocardial infarction. *JAMA* 1992; 268: 1417-22.
9. Trimble EL, Carter CL, Cain D, Freidlin B, Ungerleider R, Friedman M. Representation of older patients in general practice. *J Clin epidemiol* 1994; 74: 2208-14.
10. Schellevis FG, Velden J vd, Lisdonk E vd, Eijk J ThM van, Weel C van. Comorbidity of chronic diseases in general practice. *J Clin Epidemiol* 1993; 46: 469-73.
11. Vierhout WPM, Knottnerus JA, Van Ooij A, Crebolder HFJM, Pop P, Wesselin-Megens A, et al. Effectiveness of joint consultation sessions of general practitioners and orthopaedic surgerons for locomotor system disorders. *Lancet* 1995; 346: 990-4.
12. Dinant GJ, Knottnerus JA, Van Wersch JWJ. Discriminating ability of the erythrocyte sedimentation rate: a prospective study in general practice. *Br J Gen Pract* 1991; 41: 365-70.
13. Rochon PA, Dickinson E, Gordon M. The Cochrane field in health care of older pepole: geriatric medicine's role in the collaboration. *JAGS* 1997; 45: 241-43.
14. Metsemakers JFM. Unlocking patients' records in general practice for research, medical education and quality assurance: the Registration Network Family Practices (thesis). Maastricht: Maastricht University, 1994.

BMJ 1999; **318**: 323-5

대화중심의료
근거에 기반한 세계에서의 대화중심의료

Trisha Greenhalgh

Department of Primary Care and Population Sciences, Royal Free and University College London Medical School, London N19 5NF

사켓(Sackett)과 그 동료들은 자신들을 순진한 경험론자들이라 비판하는 사람들에게 이렇게 주장하며 반박한 바 있다. "EBM의 실천은 개인의 임상적 전문성을 외부에서 발표된 임상적 증거들 중 가장 유용한 것들과 결합시키는 것이라 할 수 있다. 여기에서 개인의 임상적 전문성이라 함은 각 개별 임상 의사들이 임상적 경험이나 실천과정을 통하여 얻은 숙련정도와 판단력을 의미한다."[1] 사켓과 그 동료들은 의료도 기술이라 할 수 있고 객관적인 경험론이 존재 가능하다는 것을 보이려 하였지만, 그들은 추상적인 특성을 가지는 임상적 능력을 정의하거나 범주화하지 못하였다. 이 논문은 임상적 숙련이나 판단과 함께 하는 "기술"과[3-5] 객관적 측정을 요체로 하는 "과학"이[2] 어떻게 다른 지를 살펴보며, 나아가 이렇게 서로 다른 임상 방법론적 관점의 통합을 시도하는데 목적이 있다.

임상 방법론에 있어서 객관성의 한계

과학은 반복 가능한 방법론을 이용하여, 우주가 어떻게 움직이는 지를 설명할 수 있는 일반적 공식을 만들어 내거나 기존의 가설이 틀렸음을 입증하고자 한다. 의학교육을 받는 학생들은 보통, 의료가 과학이라는 관점을 가지게 되고 또 의사를 어느 한 쪽으로 치우치지 않은 과학자라고 생각하게 된다. 즉, 의사들은 가설을 기각할 때 시도하는 방법론과 마찬가지로, 다른 가능성들을 배제해 가면서 감별진단을 도출해 내며 그 방법을 과학적이라고 간주하게 된다. 의료와 의사를 이렇게 보는 근저에는 의사들이 진단을 내리는 과정이 과학적 탐구과정의 요건을 갖추고 있다는 별로 설득력 없어 보이는 가정을 바탕으로 한다-다른 말로 하면, 환자의 질병에 대한 특정 "사실"을 발견하는 것을 우주에 관한 새로운 과학적 진실을 발견하는 것과 같은 것과 동일시한다는 것이다.

근거중심으로 임상적 판단을 하는 접근법은 임상적 관찰이 완전히 객관적이며 보통의 과학적 방법론들처럼 재현 가능하다는 가정에 바탕을 두는 오류를 범하기 쉽다. 태넨바움(Tannenbaum)은 1995년 이러한 관점을 다음과 같이 요약한 바 있다: "EBM은 전문가로부터 전문적 기술을, 그리고 지식인에게서 지식을 근본적으로 분리해 낼 수 있으며, 임상 상황 밖에서 의학적 진리를 추출해 내는 것이 가능하다고 주장하며 보건의료 시장에서 공급자와 구매자가 모두 서로 독립적으로 그리고 합리적으로 행동하는 것이 가능하다고 주장한다".[6]

요점

"근거 중심"의 의사라 하더라도 임상적 경험이나 판단이 중요한 역할을 한다.

임상 방법론은 환자가 말하는 이야기나 의사의 지식경험, 그리고 검사 결과 등을 종합하는 기술이 필요한 의사의 해석에 따른 행동이라 할 수 있다.

특정 임상 판단에 있어 여러 의학적 가능성들 중에서 가장 적절한 것을 선택하는 기술은 많은 "사례 경험"의 축적에서 나온다고 할 수 있다(환자의 병력이나 "환자가 표현하는 증상 및 임상에서 겪은 일화 등).

연구 결과를 실제 임상에 적용하려 할 때 겪게 되는 불일치는 대화-해석 패러다임을 망각하고 단지 "근거"만을 적용하려는 데서 온다.

EBM을 옹호하는 많은 사람들은(특히, 임상을 하는 사람들이 아니라 관리자들에서), EBM이 가지는 이러한 장점들을 강조하지만, 처음 EBM을 주장한 학자들은 임상적 도구로서의 객관성에 대해서 이러한 주장을 하지 않았다. 사실, 사켓 등의 연구에 따르면, 의사들의 임상적 정밀성을 조사할 때마다 서로 다른 임상의들 사이에서 의견이 일치되기란 우연적 일치 확률을 넘지 않는다는 사실을 알게 된다고 한다. 사켓 등은, 서로 다른 환경에 있는 의사들 사이에서 의견 불일치가 있을 때 그것을 무시하거나 혹은 의사들의 경험부족, 무능력 등의 탓으로 돌리기 보다는, 그 사실을 인정하고 불일치의 크기를 측정할 필요가 있다고 하였다.

임상적 일치정도는 통계적으로 카파 점수(Kappa score)로 나타낼 수 있는데, 이것은 일상적 임상시술- 예를 들어, 발에서의 맥박이 있는지 없는지를 판단하는 것, 당뇨병성 망막증을 경증, 보통, 중증으로 구분하는 것, 경정맥압 측정 등에서 우연히 맞을 확률 50%를 제외한 일치도를 나타낸다(심장병전문의는 흉통을 호소하는 환자에서의 병력이 협심증 진단에 더 일치율이 높으며, 어떤 연구에서는 심전도 해석의 일치율은 더 낮다고 한다).

임상적 불일치에 관해서 조사한 학자들뿐만 아니라 실제로 임상에서 일하고 있는 의사들도 자신들이 명백히 측정 가능한 사실들의 객관적 분석의 결과에 근거하여 임상적 판단을 내리지 않는다는 사실을 인정한다. 예를 들어, 함몰부종의 경우 아무 말 않는 환자보다는 "물약"이 지난주에 다 떨어졌다고 말하는 환자에게서 더 자주 관찰되기 마련이다.

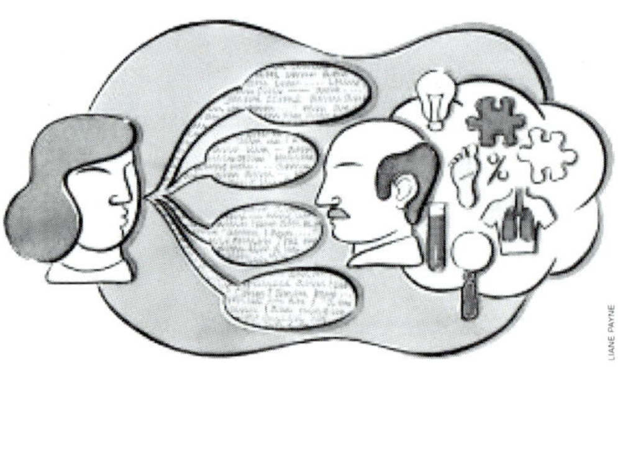

LIANE PAYNE

경험주의적 입장에서는 그러한 관찰을 확인바이어스라 말하지만, 사회구성론의 입장에서는 모든 객관적 사실도 이론의 영향을 받는다는 것을 의미한다. 우리의 의학교육은 함몰부종의 진단에는 임상적 마인드의 훈련이 필요함을 시사한다며 연역론적으로 말할 것이다. 증상이나 증후들을 단순히 객관적으로만 평가해서는 안 되며, 의사들은 그 증상과 증후들을 의심되는 진단 범주들에 비교할 뿐만 아니라(즉, 표준적 교과서에 서술된 전형적 환자의 소견), 사례별 환자 개인의 이야기나 의사 개인의 축적된 경험 등도 종합하여야 한다.

진단: 근거인가 아니면 해석된 이야기인가?

우리는 일회성 에피소드나 경험이 임상의료나 의학교육에[9] 있어 일반적 사례를[10,11] 대표하지 못하며, 오히려 그러한 경험이 임상적 판단에 오류를 초래할 가능성이 있음을 잘 알고 있다.[12] 근거중심의 임상 판단과정은 직관적 판단이 아니라 수많은 다른 사례들을 종합한 비교를 통하여 환자가 가진 문제를 검토하는 과정이 중요하고, 여기서 임상역학 혹은 임상통계가 이용되는 경우가 많다.[13]

그렇다면 집단에서 추출된 타당성 있고 일반화 가능한 진리가 존재하는 세계에서 개인적 대화를 유지시키는 동그라미를 어떻게 네모로 만들 수 있을까? 즉, 개개인 사람들의 대화 속에는 이러한 근거가 전혀 없다고 말할 수 있을까? 여기에는 파라독스가 없다. 예를 들어, 입자물리학에서 가스들의 움직임을 경험적으로 관찰하여 유도된 과학적 진리(혹은 법칙)는 가스의 개별 분자 단위로 적용할 경우에는 성립되지 않는다. 마찬가지로(그러나 다른 이유로), 인구집단을 대상으로 무작위 임상시험이나 코호트연구를 수행하여 얻어진 "진리"를 환자 개개인에게 혹은 질병 사례마다 기계적으로 똑같이 적용할 수는 없다(환자의 생각이나 행동은 모두 다르며 똑같이 되풀이 되지 않는다).

대규모 시험연구에서는 그 연구 대상들의 각각 독특하고도 다면성을 지닌 경험을 모두 하나의 점이나 분포도로 만들어 수학적 방법을 적용하여 조립한 후, 전체를 설명한다. 각각의 연구실험들로부터 끌어내어 종합하여 일반화 시킨

진리는 표본의(좀 더 좋게 보면 인구집단의) 이야기일 뿐이며 그 실험이 대상이 된 각각의 환자 개인의 이야기가 아니다. 인구집단의 이야기를 구체화 할 때는 심각한 위험이 수반될 수 있으며 — 이를 화이트헤드(Whitehead)는 "잘못된 실재(misplaced concreteness)"라 불렀다[14] — 축약된 통계는 현실을 왜곡 반영하는 경우가 많다.

"잘못된 실재"라는 용어는 또한 우리가 연구증거를 임상 상황에 적용하고자 할 때 경험하는 괴리를 잘 표현해 준다. 헌터(Hunter)는 의료행위가 과학이 될 수 없는 이유를 의료행위에는 모든 사례에 무조건적으로 적용할 수 있는 일반 규칙이 없기 때문이라고 설명하였다. 일차진료 환자 중, 다른 질환이나 합병증이 전혀 없이 고혈압만을 가지고 있어, 증거중심으로 작성된 표준 진료 지침을 적용할 수 있는 환자는 전체 고혈압 환자의 10%에 불과하다는 튜더 하트(Tudor Hart)의 관찰에도 그러한 설명이 적용된다.

통합적인 진단과정: 이야기의 해석을 통하여 얻게 되는 증거

아래의 박스는 카디프(Cardiff)의 한 일반의사가 말한 내용으로, 니겔 스토트(Nigel Stott)의 강의에 포함된 내용인데 여기서 젠킨스 박사(Dr Jenkins)의 가상 사례로 원용해 본다. 이 사례에서는 아주 드문 비특이적 증상을 바탕으로 수막구균성 수막염 진단이 내려졌던 운이 좋은 경우다: 그 진단을 내린 일반의는 9만 6천명의 환자 가운데 수막구균성 수막염 환자를 단 한 명 본 경험이 있을 뿐이었다. 진단 과정이 중요하다: 젠킨스 박사는 접수실 직원이 받은 전화 내용을 숙고하고, 자신이 그 환자의 가족에 대해 가지고 있는 선입견에 비추어 이 질병에 대한 이야기를 재구성하기 시작하였다.

의사가 취한 행동에 대한 한 가지 해석은 그가 무의식적으로 과거에 그 가족들이 아이의 "질병에 대해 표현"했던 여러 차례의 내용들과 비교하고는 이번의 경우는 급성이며, 과거의 "별 것 아닌 문제"들의 경우와는 다르다고 생각하였다는 것이다. 아이의 부모가 사용한 "이상하게"라는 용어는 전에는 그 부모들이 아이가 아팠을 때의 상황 표현에서 거의 사용하지 않는 단어였기에(보통 그 아이의 부모는 "이상하게" 라는 말 대신에 "핏기가 없어요", "딴 아이 같아요", "약해 보여요", 등을 사용했었다), 의사는 이 단어 한 가지 때문에 정신이 번쩍 들었고 질병이 심각할 수 있다고 생각하게 되었다.

환자 부모의 이야기에서 의사가 우선적으로 고려해야 할 여러 가지 사항들 중에서(우선 순서대로), 젠킨스 박사는 아래 박스 속의 두 번째와 다섯 번째 가능성에 주의하였다. 의사의 기술을 공식적으로 평가하기는 매우 어렵지만, 여러 선택된 최선의 증거들(예를 들면, 조기진단된 수막구균성 수막염의 예후, 페니실린을 초기에 투여하지 않을 경우의 위험 등)과, "이상하게"라는 단어의 의미, 그리고 그 환자 가족에 대해 그 의사가 알고 있는 지식(질병을 과장하는 성격이 아닌, 교양 있는 엄마, 이전까지는 건강했던 아이였고 별다른 징후가 없었다는 기억 등)을 적절하게 종합해 내는 것이었다. 연구에서 도출된 최선의 증거나, 혹은 그 짧고도 비통상적인 이야기에 대한 직관적 반응, 이 두 가지 중 어느 한 가지만 이용되었더라면 그 환자의 목숨을 구할 수 없었

젠킨스 박사의 육감

"나는 한 여성으로부터 전화를 받았는데, 그녀는 자신의 여자 아기가 설사를 하며 뭔가 '이상하게' 행동하고 있다고 말했다. 나는 그녀 가족을 잘 알고 있었기에, 그 전화 내용이 나의 월요일 오전 수술 예약을 취소하고 즉시 왕진을 가야할 정도로 심각하다고 생각했다"

이 경우 고려할 수 있는 격언들

- 우리의 도움이 필요로 하는 환자들에게 무조건 우리의 모든 시간을 전적으로 투자할 수는 없다.
- 수막구균성 수막염이 의심되면 응급상황이고 의사는 그 환자를 가장 먼저 진료해야 한다.
- 전에 건강했던 아이의 설사는 주로 바이러스성이며 보통 쉽게 회복된다.
- 수막구균성 수막염은 특징적인 발진과 경부강직을 일으킨다.
- 수막구균성 수막염은 일차진료 수준에서는 특징적 증상을 보이지 않는 경우가 있다.

을 지도 모르지만, 이 두 가지를 종합적으로 적용한 결과, 그 의사는 다른 대부분의 의사가 평생 한 번 경험할까 말까 한 자랑스러운 임상업적을 가지게 되었다.

의료 전문가들이, 연구결과 도출된 증거를 실제 상황에 적용하고자 할 때 부딪히는 문제들의 많은 부분은 그들이 해석의 틀을 버리고 단지 증거 하나에만 의존할 때 발생한다.[18-20]

이 사례에서도, 만약 젠킨스 박사가 뇌수막염의 조기진단과 치료에 관련된 임상 지침에만 매달렸다면 그런 혼란이 초래되었을 것이다.

이야기 속의 이야기

의사와 환자의 만남은 고도로 구조화된 공간에서 이루어지며, 의사와 환자 모두 사회적으로 형성된 기대를 기초로 행동하게 된다. 미국 철학자인 레더(Leder)의 관찰에 의하면, 의사와 환자가 진단을 위해 만날 때의 "의미 text"는 사람들 사이의 다른 만남들에서 오가는 대화들과 구분되는 특성인 "질병으로서의 인간"[21]으로 구성된다는 것이다. 의사와 환자의 만남은 다음과 같은 2차적인 4가지의 의미를 포함한다:

- 경험적 의미 — 환자가 임상 진료에서 표현하는 것으로, 환자 스스로 다양한 증상, 토의들 그리고 주변 사람들과 상의한 결과들에 부여하는 의미.
- 대화적 의미 — 환자가 말하는 이야기에 담긴 환자의 "문제들"을 의사가 해석한 것-전형적인 병력청취가 이에 해당한다.
- 신체적 혹은 인지적 의미 — 의사가 환자에 대한 이학적 검사를 통해 수집한 것(정확한 도구는 아니지만, "현실적인 이유"로 임상적으로 통용되는 기술들을 이용한다).
- 도구적 의미 — 혈액검사나 방사선검사 등의 결과가 의미하는 것.

도구적 의미는 "전체 이야기를 구성하기 위하여 기계를 조수"로 채용하는 것을 말한다. 예를 들어, 인도를 여행하고 돌아온 19세 학생의 흉부 방사선사진이 스웨덴 밖으로 한 번도 나가보지 않은 56세 흡연 남성의 사진과 객관적으로 동일하게 보이고 두 사람 다 기침과 각혈을 호소할 때, 방사선과의사는 한 사람의 사진에서 "결핵"을 관찰하고 다른 사람의 사진에서는 "폐암"의 더 가능성이 높다고 판단한다. 레더(Leder)는 진단적 검사의 "객관적" 분석에 관해(예를 들면, 임상적 혹은 사회적 정보를 제공하지 않고 방사선 사진을 판독하게 하는 등) 연구한 결과, 해석이 가지각색이고 진단의 객관성을 전혀 나타내 주지 않는다고 하였다. 즉, 진단적 검사의 결과 해석은 병력이나 이학적 검사 등으로부터 가능한 질병에 대한 단서가 어느 정도 있어야 한다.

레더의 분석이나 기타 대화중심 의료에 관해 연구한 여러 문헌들을 보면, 모두 진단 과정을 중요시 하며 의사와 환자의 첫 만남을 강조한다. 그리고 그러한 연구는 치료적 대화도 강조하는데, 환자에게 다음에는 무엇을 할 것인지 말하는 등의 대화가 중요하다. 추가적 검사 혹은 치료 목적의 처방(구체적으로 어떤 것을?)을 할것인가?, 다른 전문의에게 의뢰할 것인가? 혹은 그냥 지켜보며 기다릴 것인가? 이러한 판단에서 환자와 의사 사이의 충분한 대화가 있어야 할 필요성이 증가하고 있으며, 그에 따라 대화중심 의료는 앞으로 더욱 중요성이 증가할 것으로 예상된다.

결론

임상에서 환자의 질병 표현이 대화형식으로 이루어지고, 임상적 방법론을 선택함에 직관적 혹은 주관적인 면이 존재한다고 해서 EBM의 원칙이 버려지게 됨을 의미하지는 않으며, 임상적 판단을 함에 있어 무작위 임상시험의 증거보다 개인적 경험을 더 중요시함을 뜻하지도 않는다. 진정한 EBM은 임상 상황에서 주관성을 완전히 배제하는 것이 결코 아니며, 실제로는 환자가 어떤 독특한 양태를 보일 때, 이를 설명할 수 있는 패러다임을 사전에 가정하고 임하기도 한다. 사실, 그 사례가 미리 설정한 패러다임에 들어맞는 경우에만, 환자 개인 사례에 근거한 증거를 도출해 낼 수 있으며, 그리고 이러한 증거와 엄격한 임상 실험 그리고 관찰 연구 등을 총체적으로 이용하여 임상적 판단을 내리게 된다.

참고문헌

1. Sackett DL, Rosenberg WMC, Gray JAM, Haynes RB, Richardson WS. Evidence based medicine: what it is and what it isn't. *BMJ* 1996; 312: 71-2.
2. Popper K. Conjectures and refutations: the growth of scientific knowledge. New York: Routledge and Kegan Paul, 1963.
3. McWhinney IR. Medical knowledge and the rise of technology. *J Med Philos* 1978; 3: 293-304.
4. Tannenbaum SJ. What physicians know. *N Engl J Med* 1993; 329: 1268-71.
5. Hunter KM. Narrative, literature, and the clinical exercise of practical reason. *J Med Philos* 1996; 21: 303-20.
6. Tannenbaum S. Getting there from here: evidentiary quandaries of the US outcomes movement. *J Eval Clin Pract* 1995; 1: 97-103.
7. Sackett DL, Haynes RB, Guyatt GH, Tugwell P. Clinical epidemiology: a basic science for clinical medicine. London: Little Brown, 1991.
8. Fish S. Doing what comes naturally: change, rhetoric, and the practice of theory in literary and legal studies. Durham, NC: Duke University Press, 1995.
9. Macnaughton J. Anecdote in clinical practice. In: Greenhalgh T, Hurwitz B, eds. Narrative based medicine: dialogue and discourse in clinical practice. London: BMJ Books, 1998: 202-11.
10. Kahneman D, Slovic P, Tverskey A. Judgement under uncertainty: heuristics and biases. Cambridge: Cambridge University Press, 1982.
11. Plous S. The psychology of judgment and decision making. New York: McGraw-Hill, 1993.
12. Dawson NV, Arkes HR. Systematic errors in medical decision making: judgement limitations. *Med Decis Making* 1987; 2: 183-7.
13. Freedman L. Bayesian statistical methods. *BMJ* 1996; 313: 569-70.
14. Whitehead AN. Science and the modern world. New York: Free Press, 1925.
15. Hunter K. "Don't think zebras": uncertainty, interpretation, and the place of paradox in clinical education. *Theor Med* 1996; 17: 225-41.
16. Tudor Hart JT. Hypertension guidelines: other diseases complicate management. *BMJ* 1993; 306: 1337.
17. Osgood C, May WH, Murray S. Cross-cultural universals of affective meaning. Urbana, IL: University of Illinois Press, 1975.
18. Grimley Evans J. Evidence-based and evidence biased medicine. *Age Ageing* 1995; 25: 461-4.
19. Asch DA. Why some health policies don't make sense at the bedside. *Ann Intern Med* 1995; 122: 846-50.
20. Greenhalgh T. Evidence-based medicine. In: Hall M, Dwyer D, Lewis T, eds. GP training handbook. 3rd ed. Oxford: Blackwell Scientific, 1998.
21. Leder D. Clinical interpretation: the hermeneutics of medicine. *Theor Med* 1990; 11: 9-24.
22. Heath I. The mystery of general practice. London: Nuffield Provincial Hospitals Trust, 1995: 17-21.
23. Mattingly C. The concept of therapeutic emplotment. *Soc Sci Med* 1994; 34: 811-22.
24. Stewart M. Patient centred medicine. London: Sage, 1995.
25. Elwyn GJ. Shared decision making in primary care. Cardiff: Welsh Office,

문헌 찾기

3

이 장의 목적

참여자들이 논점에 맞고 대답 가능한 임상적 질문을 통해 전산화된 임상 데이터베이스에 접근하는데 숙달될 수 있도록 한다.

학습목표

이 장을 통하여 다음과 같은 능력을 배양한다:

- 다른 정보원을 필요로 하는 연구문헌 중에서 대답 가능한 질문을 구분한다;
- 정리되어 있지 않은 임상문제들 가운데에서 논점에 맞고 대답 가능한 질문을 추출하고 우선순위를 매긴다;
- 각각의 질문에 부합하는 연구설계를 파악한다(예: 무작위 대조 임상시험, 코호트 연구);
- 우수하고 적절한 연구논문을 찾아낼 수 있도록 검색 전략을 만들고 수정한다;
- 검색된 문헌들이 너무 많거나 적은 경우, 검색식을 재보완한다.

준비된 문헌

1. Greenhalgh T. How to read a paper. The Medicine database. BMJ 1997; 315: 180-3. 이 논문은 원래 1997년 BMJ 출판에서 나온 그린할프의 저서 '의학논문 제대로 읽기 How to read a paper'의 제2장에 실린바 있다.
2. Glanville J, Haines M, Auston I. Finding information on clinical effectiveness. BMJ 1998; 317: 200-3.

임상적 질문의 4요소

스코트 리차드슨(Scott Richardson)과 데이브 사켓(Dave Sackett)은 여러 임상문헌 중에서 우수하고 적절한 문헌을 찾아낼 수 있는 질문의 도출을 위해 정밀하면서도 널리 이용할 수 있는 틀을 만들었다(자세한 내용은 참고문헌을 참조). 그 순서는 다음과 같다:

1. 스스로 생각한 임상적 문제 가운데에서 중요한 질문들을 모두 나열해 본다.
2. 나열된 질문 가운데 연구문헌의 정보를 이용해 대답을 찾을 수 있는 질문을 선택한다.
3. 논점에 맞는 임상적 질문을 만들어내기 위해 다음 표에 나열한 것처럼 PICO [대상인구(Population) - 중재(Intervention) - 비교(Comparison) - 결과(Outcome)]법이나 PEO [대상인구(Population) - 노출(Exposure) - 결과(Outcome)]법을 이용한다.

요소	이해를 돕기 위한 표현	예
1. 환자 혹은 대상인구	"일련의 환자들을 실체에 근접하게 표현할 수 있는 방법은 무엇인가?"	중등도 용량의 흡입성 스테로이드를 사용하는데도 불구하고 조절이 잘되지 않는 천식을 가진 12세 미만의 어린이에게...
2. 고려중인 중재(검사, 치료, 위험요인)	"고려중인 주된 중재방법은?"	현재 투약에 살메테롤(Salmeterol)을 추가하는 것을...
3. 비교 혹은 적절한 대안	"다른 선택 가능한 대안은 무엇인가?"	현재 투약의 용량을 증가시키는 방법과 비교하였을 때...
4. 관심의 대상이 되는 결과	"과연 무슨 일이 발생할 것인가 또는 발생하지 않을 것인가?"	부작용의 증가 없이 증상이 조절될 가능성이 더 커지는가?

그룹 연습을 위한 조언

집단 구성원들이 의료인으로서 혹은 환자나 보호자로서 경험했던 임상적인 경험담을 주고받을 수 있도록 권유한다. 이런 경험 중 하나를 선택하여 이 주제에 관련된 질문들을 나열하기 위해 노트를 들고 브레인스토밍(brainstorming) 시간을 가지도록 한다. 각각의 질문에 답하기 위해 필요한 정보원의 종류(임상증례, 현상, 가치관/선호도연구, 연구문헌, 자원, 지역 보건서비스, 대답불가능 등)에 따라 분류한다. 어떤 질문은 이와 같이 분류하기 전에 좀더 구체적인 소질문들로 나눠야 할 경우도 있을 수 있다.

질문들 가운데 연구문헌을 통해 대답 가능한 경우가 얼마나 될까? 만약 여러 직종의 참여자로 구성된 집단이라면 가장 연구지향적인 질문을 하는 직종과 하지 않는 직종은 각각 무엇인지 파악해 보라. 누가 환자의 경험 및 문제의 다른 측면에 대한 질문을 가장 많이 하는지를 파악해 보라.

임상적 질문의 간단한 예

25세 파키스탄인 여성이 주치의를 방문했다. 그녀는 영국으로 이민 온 지 얼마 되지 않았으며, 그녀와 변호사인 남편 모두 영어에 능숙하였다. 현재 임신 30주인 그녀는 파키스탄에 있을 때 의사로부터 자신이 가벼운 지중해빈혈증(thalassaemia)이 있다는 말을 들었다고 말했다. 그녀는 현재 경구용 철분제재를 복용중이다.

진찰결과 키가 작고(150 cm), 낮은 체중(42 kg)에 안면은 창백해 보였다. 복부는 그녀의 임신 주수에 합당한 정도로 팽만되어 있었으며 다른 이상은 보이지 않았다. 요검사결과 포도당이 ++로 나와 주치의는 혈액검사를 권했다. 그녀는 동의했으나 실제로 검사를 받지는 않았다.

개별연습을 위한 조언

1. 위의 사례를 바탕으로 연습을 해보자.
2. 당신을 임상에서 환자와 대면하는 의사이거나 공중보건이나 보건정책을 논하는 모임이나 세미나참석 중인 역학자나 보건관리자라고 생각하고 위의 사례에서 나올 수 있는 논의가 필요한 질문의 목록을 적어보도록 하자. 그 다음, 앞에서 설명한대로 질문을 분류하고 각각의 범주에 따라 해답을 찾을 정보원을 생각해보자.

FURTHER READING

Adams CE, Lefebre C, Chalmers I. Difficulties with MEDLINE searches for randomised controlled trials. *Lancet* 1992; 340: 915-16.

Armstrong EC. The well-built clinical question: the key to finding the best evidence efficiently. *Western Med J* 1999; 98: 25-8.

Haynes RB, Johnston ME, McKibbon KA, Walker CJ, Willan AR. A program to enhance clinical use of MEDLINE. A randomized controlled trial. *Online J Curr Clin Trials* 1993.

Jadad AR, Haynes RB. The Cochrane collaboration-advances and challenges in improving evidence-based decision making. *Med Decis Making* 1998; 18: 2-9.

Kim P, Eng TR, Deering MJ, Maxfield A. Published criteria for evaluating health related web sites: review. *BMJ* 1999; 318: 96-100.

Sackett D, Richardson WS, Rosenberg W, Haynes RB. Evidence-based medicine: how to practice and teach EBM. London: Churchil Livingston, 1997. 특히, 제1장: How to ask clinical questions you can answer, 21-36쪽 참조.

BMJ 1998; **315**: 180-3

어떻게 의학논문을 읽을 것인가: 메드라인 데이터베이스

Trisha Greenhalgh

Department of Primary Care and Population Sciences, University College London Medical School/Royal Free Hospital School of Medicine, Whittington Hospital, London N19 5NF

서론

1928년 버트란드 러셀은 자신의 책 '회의론자의 수필(Sceptical Essays)'의 서론에서 "믿음의 근거라는 것이 실제로는 믿는 자들이 생각하는 수준에 훨씬 못 미친다"라고 말하였다. 의학적인 믿음과 이를 바탕으로 하는 임상적 행위 역시 이에 해당하는 적절한 예라고 할 수 있다. 과학적 증거만이 의학적 의사결정을 이끌어내는 전부인가에 대해서는 아직도 논란의 여지가 있지만, 임상행위에서 적절한 연구를 바탕으로 한 증거를 찾아내고 이해하는데 대한 필요성이 증가하고 있다는 점을 누구도 부인하지는 못할 것이다. 이 논문은 비숙련자가 의학문헌을 검색하고 찾은 논문의 가치를 평가하는 방법을 소개하는 연재물 중 첫 번째이다.

메드라인 데이터베이스

도서관 서가에는 1,000만이 넘는 의학 논문이 보관되어 있다. 이중 약 3분의 1은 미국 국립의학도서관에서 집계하는 방대한 메드라인 데이터베이스에 색인된다. 어느 회사의 것을 구매하든지 단지 명령어만이 소프트웨어마다 차이가 날뿐, 이용하는 데이터베이스 자체는 모두 메드라인 데이터베이스를 바탕으로 한다. 메드라인 온라인과 CD롬의 상업적 판매업체로는 오비드 테크놀로지(Ovid Technology)나 WinSPIRS를 제공하는 실버 플래터 인포메이션(Silver Platter Information) 등이 있다.

논문은 두 가지 방법으로 검색할 수 있다. 먼저 데이터베이스에 포함된 제목, 초록, 저자명, 연구기관명 등에 포함된 단어에 근거해 검색할 수 있으며, 의학주제표목어(medical subject heading, MeSH)라고 알려진 의학주제분류 검색을 통해 할 수도 있다.

메드라인을 이용하는 법을 보여주기 위해 다음의 몇 가지 흔히 마주치게 되는 검색상황을 설정하였다. 이제부터 설명하고자 하는 부분은 OVID 소프트웨어를 사용한다고 가정했을 때의 상황이다.

문제 1: 이미 알고 있는 특정 논문을 찾고자 할 때

해결 방법: 제목, 저자, 학술지명, 연구기관명 등의 분야접미사(field suffix)나 단어(textword)를 이용해 데이터베이스에서 찾는다.

먼저 해당 논문이 출판된 연도를 포함하는 데이터베이스를 연다. 이미 메드라인의 주메뉴를 알고 있다면 "database"(ALT-B)를 고른다. 만일 논문의 제목을 대략이나마 알고 있고 논문이 실린 학술지의 이름을 알고 있다면 제목 및 학술지 검색키를 이용할 수 있는데 이는 각각 분야접미사로서 **.ti** 및 **.jn**에 해당된다. 다음 글상자는 몇몇 유용한 분야접미사를 담고 있다.

탐색시 유용한 분야접미사(OVID)

명령어	의미	사용예
.ab	초록내 단어	epilepsy.ab
.au	저자	smith-r.au
.jn	학술지명	lancet.jn
.me	의학주제어표목(MeSH)내 단어	ulcer.me
.ti	제목내 단어	epilepsy.ti
.tw	제목 또는 초록내 단어	epilepsy.tw
.ui	고유 번호	91574637.ui
.yr	출판년도	1987.yr

수년 전 British Journal of General Practice에 실렸던 "confidentiality and patients' casenotes" 정도의 제목만 어렴풋이 기억나는 논문[1]을 찾는다고 가정하자. 먼저 다음과 같은 단어를 입력한다:

1. confidentiality.ti
2. british journal of general practice.jn
3. 1 and 2

핵심요약

모든 의학논문이 메드라인에 색인되는 것은 아니며, 색인되는 논문 중 많은 수가 잘못 분류되기도 한다.

단어로 검색하여 의학주제표목어 MeSH에 의한 검색을 보완할 수 있다.

검색의 민감도를 높이기 위해 "explode" 명령어를 이용하고 부주제어(subheading)의 사용을 피하라.

가장 타당하고 적절한 논문을 찾기 위해 소프트웨어에만 의존하지 말고 검색된 논문들의 제목을 쭉 훑어보는 것이 좋다.

이상의 세 단계를 단 하나의 단계로 줄일 수도 있는데, 다음과 같이 입력하면 된다:

1. confidentiality.ti and british journal of general practice.jn

이 단계는 연산자의 앞뒤 조건이 모두 담겨있는 논문을 검색하게 해주는 부울연산자(boolean operator)인 "and"의 용법을 보여준다. 반대로 "or"는 연산자 앞뒤의 두 조건을 단순히 더한 검색결과를 제공한다.

OVID 검색시 학술지명을 약어로 입력해서는 안 되나 1988년 학술지명을 BMJ로 바꾼 과거의 British Medical Journal과 JAMA로 바꾼 Journal of American Medical Association만은 예외이다. 논문을 찾는데 유용한 다른 분야접미사로서 저자(예: haines-ap.au)나 기관(예: manchester.in), 제목(예: evidence-based medicine.ti) 등이 있다.

문제 2: 특정 임상 문제에 대한 해답을 원할 때

해결 방법: 먼저 매 검색 항목을 넓게 잡은 후 이들을 통합하여 검색 범위를 좁힌다.

최근 나는 신경성 식욕부진증(anorexia nervosa)으로 월경이 멎어버린 딸을 둔 어머니에게서 뼈가 약해지는 것을 방지하기 위해 피임약을 주어야 하는지에 대한 질문을 받았다. 윤리적인 문제의 소지가 있기는 하지만 이는 충분히 나올 수 있는 질문이다. 과연 이런 상황에서 피임약이 골흡수를 예방한다는 증거가 존재하는가? 메드라인을 이용해 이 주제에 관해 찾아보기로 마음먹었다. 이 질문에 답하기 위해 먼저 각각이 모두 넓은 검색 범위를 가진 "anorexia nervosa", "osteoporosis", "oral contraceptives"를 입력할 필요가 있다. 1992년 이후의 데이터베이스에서 검색하기로 하였다. 먼저 다음과 같이 입력한다:

1 anorexia nervosa

.tw와 같은 분야접미사를 입력하지 않았을 경우, OVID 소프트웨어는 자동적으로 관련 MeSH에서 검색을 시작하나, 모든 검색 소프트웨어가 자동적으로 MeSH에서 검색을 시작하는 것은 아니다(예: Silver Platter사의 소프트웨어). 검색 결과 스크린에는 "eating disorder"와 "anorexia nervosa"라는 두 개의 단어가 제시된다. 이중 "anorexia nervosa"를 선택하자. 그러면 화면은 당신이 "restrict to focus"를 원하는지를 물을 것이다. "anorexia nervosa"를 주요 대상으로 한 논문을 원하는지 다만 내용 중에 잠깐 언급만 하고 지나간 논문들까지도 모두 원하는지에 따라 선택할 수 있다. "restrict to focus"를 원한다면 다음 화면에서 우리는 부주제어(subheadings)를 선택해야 한다. 그러나 잠시 이에 대한 설명은 뒤로 하고, 우선 "include all subheadings"를 선택해 보자 이상의 단계는 다음과 같이 한 줄의 명령어를 입

력함으로써 가능해진다:

2 *anorexia nervosa/

*는 이 단어가 논문의 주요 대상이란 의미이고 /는 MeSH를 의미하는 부호이다. 이 결과 약 750개의 논문이 검색되었다.

골다공증에 관한 검색도 의학주제어표목을 이용하여 입력한다:

3 osteoporosis/

그 결과 약 2,200개의 논문이 검색되었다. 이렇게 먼저 의학주제어표목을 알고 검색하면 단어 뒤에 미리 / 부호를 입력하여 검색 과정을 단축시킬 수 있다. 우리가 찾으려는 논문의 주요 대상에 골다공증이 포함되지 않을 수 있었기 때문에 이번에는 단어 앞에 *부호를 사용하지 않았다.

마지막으로 먹는 피임약을 입력해 보자. 피임약의 MeSH가 뭔지 잘 모르기 때문에 / 없이 그냥 입력하면 "contraceptives, oral"이란 단어가 화면에 제시된다. 미리 이 MeSH를 알고 있었다면 바로 다음과 같이 입력하면 된다:

4 contraceptives, oral/

그 결과 약 1,200개의 논문이 검색되었다. 2, 3, 4의 세 단계를 다음과 같이 바로 한 단계로 입력할 수도 있다:

5 *anorexia nervosa/and osteoporosis/and contraceptives, oral/

이상의 입력과정을 통해 약 4,000개에 달하는 논문을 검색할 수 있고 검색목적에 맞는 논문을 찾을 수 있었다.[2] 만일 원하는 문헌을 찾지 못하였다면 검색명령어를 다시 한번 유심히 살펴보고 재검색을 시도해본다.

문제 3: 정의된 특정 주제에 대한 전반적인 정보를 빨리 얻기

해결 방법: 부주제어를 이용하고/또는 "limit set" 명령을 이용한다.

부주제어는 메드라인 색인의 세부적인 구분을 담당한다. 부주제어를 통해 특정 MeSH에 해당하는 논문들을 원인, 예방, 치료 등으로 나눠 구분할 수 있다. 많이 사용되는 부주제어가 아래 글상자에 담겨있다. 나는 검색된 논문의 수가 감당하기 어려울 정도로 많지 않은 이상 가능하면 부주제어를 검색에 이용하지는 않는데, 이는 메드라인에 색인된

많이 사용되는 부주제어(OVID)

명령어	의미	사용예
/ae	부작용	thalidomide/ae
/co	합병증	measles/co
/ct	금기증	propranolol/ct
/di	진단	glioma/di
/dt	약물치료	depression/dt
/ed	교육	asthma/ed
/ep	역학	poliomyelitis/ep
/hi	역사	mastectomy/hi
/nu	간호	cerebral palsy/nu
/og	조직, 관리	health service/og
/pc	예방, 관리	influenza/pc
/px	심리학	diabetes/px
/th	치료	hypertension/th
/tu	치료목적의 약물요법	aspirin/tu

많이 사용되는 "limit set" 선택

AIM journals	Abstracts
Nursing journals	Local holdings
Dental journals	English language
Cancer journals	Male
Review articles	Human
Editorials	Publication year

논문 중 불충분하거나 부정확한 부주제어를 가진 경우가 50% 이상이기 때문이다. 실제로 50개 남짓한 논문만이 남을 때까지 검색범위를 좁히는 데 그리 오랜 시간이 걸리지 않는다. 하지만 논문 더미에서 최적의 논문을 찾는데 단지 기계적으로 "limit set"에만 너무 의존하는 것은 바람직하지 않다. 주요 "limit set" 명령어는 아래 글상자에 담겨 있다.

"AIM journal" 선택은 요약본 인덱스 메디쿠스(Abridged Index Medicus)에 색인된 학술지에 실린 논문, 즉 주류 학술지의 논문이란 의미이다. 마찬가지로 간호분야의 논문을 검색하기 원한다면 "nursing journals"을 선택하면 된다. 이와 같은 방법으로 검색 논문의 목록을 줄여나가는 것은 현재 소장중인 학술지를 의미하는 "local holdings"를 이용하는 것보다는 더 낫다고 말할 수 있다. 만일 본문이 외국어로 쓴 논문에 관심이 없다면 "English language"를 선택하면 되나 이 역시 체계적인 검색 목록의 축소라고 보기는 어려우며 실제로 편견이 개입될 소지가 크다.[3]

"limit set" 기능키를 이용하는 대신 다음과 같이 한 줄의 명령어를 입력할 수도 있다:

9 limit 4 to local holdings

10 limit 5 to human

문제 4: 많은 부적절한 논문이 당신의 검색 결과에 실릴 수 있다

문제 해결: 중간 검색 결과를 통해 당신의 검색을 개선시켜야 한다.

검색 결과 당신이 얻고자하는 논문과는 동떨어진 내용이 담긴 논문들이 검색되기도 한다. 이때 부울연산자 "not"이 도움이 될 수 있다. 최근 나는 대리종료점(surrogate endpoint)에 관한 임상 약물학 연구들을 파악하기 위한 작업에 착수했다. 그 결과 아무 관련이 없는 대리모(surrogate motherhood)에 대한 논문들도 수백 개가 포함되고 말았다. 원치 않는 논문을 검색 대상에 포함시키지 않는 명령어는 다음과 같다:

1 (surrogate not mother$).tw

연산자 "not"을 사용하기로 결정한 것은 어떻게 당신의 검색을 개선시키며 진행할 수 있는지에 대한 좋은 예이며, 당신의 머리에서 완벽한 검색식을 만들어내는 것보다 훨씬 쉽다. 위 검색식에서 사용한 절단기호인 $는 동일한 어근을 가진 단어 mother, mothers, motherhood 등을 모두 검색해 내라는 의미이다.

단어검색에서 이어진 단어 adjacent word라는 의미를 가진 연산자인 adj를 이용하여 부적절한 논문을 제외시키는 방법도 있다. 예를 들어 "home help"라는 단어로 검색을 하고 싶을 때 다음과 같이 입력한다:

1 home adj help.tw

문제 5: 검색 결과 기대했던 숫자에 못 미치거나 아예 하나도 없는 경우

해결 방법: 첫째, 부주제어나 "limit set"을 남용하지 말아야 한다. 둘째, 의학주제표목어 외에 단어 검색을 시도한다. 셋째, "explode" 명령어의 용법을 익혀 자주 이용한다.

중요한 논문들이 검색에서 누락되는 이유는 검색 전략을 잘못 세웠기 때문이라기보다는 잘못된 색인 체계에 너무 의지하였기 때문일 가능성이 크다. 이 때문에 MeSH만이 아닌 단어도 이용하는 이중의 안전대책을 세워야 한다. 결국 "diabetes", "diabetic", "psychology", "psychological"이란 단어를 언급하지 않은 채 당뇨의 심리학에 대해 대한 논문을 쓸 수는 없는 일이므로 공통 어근을 이용한 diabet$.tw 및 psychol$.tw로 검색하여 의학주제어표목 "diabetes mellitus"와 부주제어 "/px" (psychology)를 이용한 검색 결과를 보완해야 한다.

불완전한 검색을 예방할 수 있는 또 다른 중요한 전략의 하나로 "explode" 명령어의 사용을 들 수 있다. 의학주제어표목은 나무의 가지와 같아서 예를 들어 "천식 asthma"은 "소아천식 asthma in children"과 "직업성천식 occupational asthma" 등으로 세분할 수 있다. 메드라인 색인체계는 가장 구체적인 MeSH를 선정하여 논문을 색인하게 된다. 만일 당신이 단지 "asthma"만으로 논문을 검색한다면 아래 검색처럼 "explode" 명령어를 사용하지 않는 한 하부 가지에 해당하는 MeSH를 가진 논문들은 검색 결과에서 제외되고 만다:

```
1  exp asthma/
```

문제 6: 어디서부터 검색을 시작해야 할지 모를 때

해결 방법: "permuted index"를 이용하자.

"stress"에 대해 검색할 경우를 생각해보자. 매우 많은 논문이 검색될 테지만 특정 종류의 스트레스에 대해 찾기 위한 검색어로서는 부적절하거나 너무 초점의 폭이 넓을 수 있다. 그래서 먼저 어떤 종류의 스트레스들이 의학주제어표목에 색인되어 있는지를 먼저 찾아보고 이중에서 내가 찾고자하는 종류를 고를 수 있을 것이다. 이를 위해 명령어인 ptx를 입력해보자:

```
1  ptx stress
```

그 결과 화면에는 post-traumatic stress disorders, stress fracture, oxidative stress, stress incontinence 등의 많은 검색결과가 나타날 것이다.

문제 7: 검색된 논문의 분량을 축소시키는 과정에서 주요 논문이 누락될 수도 있고, 방법론이 빈약한 논문을 누락시키지 못한다

해결 방법: 근거중심 검색필터(evidence based quality filter, EBQF) 명령어를 이용한다.

검색 범위를 가능한 좁혀서 검색하였음에도 불구하고 검색 결과에 여전히 수백 개의 논문이 남아있고 이를 부주제어나 limit set를 이용해 선별하는 것이 중요한 논문을 누락시킬 우려가 있는 경우, 검색결과를 치료적 중재(therapeutic intervention), 원인(etiology), 진단적 수기(diagnostic procedures), 역학(epidemiology) 등 각각의 영역에서 논문의 질에 의거해 검색할 수 있는 문자열을 입력하는 것이 좋다. 대신 무작위 대조 임상시험(randomized controlled trial), 체계적 종설(systematic review), 메타 분석(meta-analysis) 등과 같은 출판 형태를 구분할 수 있는 검색 문자열을 넣을 수도 있다.

세계 최고의 의학 정보 분야 경험자들이 개발과 수정과정을 거쳐 만들어 낸 상당히 복잡한 검색식인 근거중심 검색필터는 부록 1에 수록되어 있다. 개인 컴퓨터에 이 검색식을 저장하였다가 주제 검색에 이용할 수 있다. 코호트연구, 환자-대조군연구 등에 이용할 수 있는 다른 검색식들도 영국 코크란센터(Cochrane Center; 연락처: general@cochrane.co.uk)에서 구할 수 있다.

문제 8: 메드라인을 샅샅이 검색해 보았지만 도움이 되지 않는다.

해결 방법: 다른 의학 및 준의학(paramedical) 데이터베이스를 활용해 보자.

메드라인 데이터베이스에 논문을 색인하는 과정에도 오류는 발생할 수 있다. 색인을 위해 핵심어를 선택하는 저자나 편집자가 잘못을 범할 수도 있고, 초록의 부주제어 및 종류에 따라 논문을 구분하는 도서관원의 잘못일 수도 있다. 또한 색인된 학술지의 일부분은 메드라인에 수록되지 않는 경우도 있다. 어느 한 추정에 따르면 메드라인에 등재되어야 하는 논문 중 약 40%에 대한 평가 과정에서 실제로는 눈으로 대강 훑는 과정만을 거쳤을 뿐이라는 보고도 있다. 더욱이 메드라인에 색인되지 않는 주요 의학, 준의학 학술지도 상당수 존재한다. 심리학, 의료사회학, 비임상 약리학 등은 메드라인이 포괄적인 참고문헌의 데이터베이스를 갖고 있지 못한 대표 분야라고 말할 수 있다.

만일 다른 데이터베이스를 참조하여 당신의 검색 영역을 확장하고 싶으면 다음과 같은 데이터베이스를 검색하는 것이 가능한지 도서관에 문의하기 바란다:

- AIDSLINE — 1980년 이후의 AIDS와 HIV에 대한 문헌을 수록하고 있다.
- Allied and Alternative Medicine — 보완, 대체의학 문헌에 대한 정보를 담고 있다.
- American Medical Association Journals — 1982년 이후 미국의사협회가 발간하는 JAMA외 10개 논문의 전문을 제공한다.
- ASSIA — 1987년 이후의 심리학, 사회학, 정치학, 경제학 데이터베이스를 제공하며, 모든 문헌은 초록이 있다.
- Cancer-CD — 1984년 이후의 Silver Platter의 CANCERLIT 및 EmBase의 암관련 자료를 모은 것으로 CD ROM 버전은 매년 4번 업데이트된다.
- CINAHL — 간호 및 유사 의료의 데이터베이스로 1983년 이후의 간호, 보건 교육, 작업 치료, 보건의료 분야의 사회사업 및 다른 관련 분야를 망라한다. CD ROM 버전은 매달 업데이트된다.
- Cochrane Library — Cochrane Controlled Trials Register (CCTR), Cochrane Database of Systematic Reviews (CDSR), Database of Abstracts of Review of Effectiveness (DARE), Cochrane Review of Methodology Database (CRMD)가 매년 4번 업데이트된다. CDSR의 체계적 종설 저자들은 정기적으로 자신의 기고를 업데이트한다.[4]
- Current Contents Search — 1990년 이후 갓 출판되었거나 출판 직전인 논문들을 색인하고 있다. 주제에 대한 최근의 결과를 찾아보는데 유용하며 매주 업데이트 된다.
- Current Research in Britain — 영국에서 진행중인 학술연구의 데이터베이스이다.
- DHData — 과거에 DHSS-Data라 불렸던 것으로 영국 보건성 Department of Health의 데이터베이스이다. 1983년 이후의 보건의료 서비스, 병원관리 분야의 논문을 색인하고 있다.
- EmBase — Excerpta Medica의 데이터베이스로 약물과 약리학에 초점을 맞추고 있으나 기타 생의학분야도 포함하고 있다. 메드라인보다 최신의 내용을 담고 있으며 주로 유럽대륙의 데이터에 충실하다. CD ROM 버전은 매달 업데이트된다.
- HELMIS — 영국 리즈에 위치한 Nuffield Institute of Health의 Health Management Information Service의 약자로 보건의료 서비스 관리분야의 논문을 색인하고 있다.
- Psychlit — 미국심리학회(America Psychological Association)가 만들며 심리학 관련 논문초록의 컴퓨터 검색 버전으로 심리학, 정신과학 및 관련 분야의 문헌을 담고 있다. 학술지는 1974년 이후, 책은 1987년 이후 자료가 수록되어 있으며 영어 문헌에 한한다.
- Science Citation Index — 논문에 인용된 참고문헌의 저자, 제목, 초록, 참고문헌이 인용된 다른 논문들을 색인하고 있다. 논문상의 연구 진행 경과나 저자의 연락처를 추적하는 데에도 유용하다.
- SHARE — 영구 보건성에서 기금을 지원하고 런던의 왕립 기금 도서관 King's Fund Library에 기반을 둔 데이터베이스로 흑인과 소수민족을 위한 보건과 보건의료 서비스에 대한 연구 결과들을 색인하고 있다.
- Toxline — 생물체에 대한 화학물질 및 약물의 독성에 대한 1981년 이후의 정보를 담고 있는 데이터베이스이다.
- UNICORN — 왕립 기금에 의해 운영되는 데이터베이스로 보건, 보건관리, 보건경제, 사회과학 등의 영역의 학술지의 데이터베이스를 운영한다. 특히 런던시민들의 보건 및 일차 보건의료에 강점을 가지고 있다.

감사의 글

이 장을 쓰는데 도움을 주신 레인하드 웬츠(Reinhard Wentz)씨와 제인 로우랜즈(Jane Rowlands)씨, 캐롤 르페브레(Carol Lefebvre)씨, 발레리 윌드릿지(Valerie Wildridge)씨에게 감사드립니다. 특히 부록 1의 근거중심 검색필터를 싣도록 허락해주신 영국 코크란센터의 캐롤 르페브레씨에게 감사드립니다.

참고문헌

1. Carmen D, Britten N. Confidentiality and medical records: the patient's perspective. *Brit J Gen Pract* 1995, 45: 485-8.
2. Seeman E, Szmukler GI, Formica C, et al. Osteoporosis in anorexia nervosa: the influence of peak bone density, bone loss, oral contraceptive use, and exercise. *J Bone Min Res* 1992; 7: 1467-74.
3. Moher D, Fortin P, Jadad AR, et al. Completeness of reporting of trials published in languages other than English: implications for conduct and reporting of systematic reviews. *Lancet* 1996; 347: 363-6.
4. Bero L, Rennie D. The Cochrane collaboration: preparing, maintaining, and disseminating systematic reviews of the effects of health care. *JAMA* 1995; 274: 1935-8.

부록 1. 근거중심 검색필터(EBQF)

(a) 치료적 중재(therpeutic interventions) — What works?

1. exp clinical trials
2. exp research design
3. randomized controlled trial.pt
4. clinical trial.pt
5. (single or double or treble or triple).tw
6. (mask$ or blind$).tw
7. 5 and 6
8. placebos/or placebo.tw
9. 1 or 2 or 3 or 4 or 7 or 8

(b) 원인(etiology) — What cause it? What are the risk factors?

1. exp causality
2. exp cohort studies
3. exp risk
4. 1 or 2 or 3

(c) 진단적 수기(diagnostic procedures)

1. exp sensitivity and specificity
2. exp diagnostic errors
3. exp mass screening
4. 1 or 2 or 3

(d) 역학(epidemiology)

1. sn.xs

("statistics", "epidemiology", "ethnology", "mortality"를 부주제어로 가진 모든 의학주제어표목이 색인된 모든 논문을 찾을 수 있다.)

부록 2. (주로 연구에 사용되는) 민감도가 높은 검색식

(a) 무작위 대조 임상시험(randomized controlled trial)을 위한 검색식

1. RANDOMIZED CONTROLLED TRIAL.pt
2. CONTROLLED CLINICAL TRIAL.pt
3. RANDOMIZED CONTROLLED TRIALS.sh
4. RANDOM ALLOCATION.sh
5. DOUBLE-BLIND METHOD.sh
6. SINGLE-BLIND METHOD.sh
7. or/1-6
8. ANIMALS.sh not HUMAN.sh
9. 7 not 8
10. CLINICAL TRIAL.pt
11. exp CLINICAL TRIALS
12. (clin$ adj25 trial$).ti,ab
13. ((single or double or treble or triple) adj25 (blind$ or mask$)).ti,ab
14. PLACEBOS.sh
15. placebo$.ti,ab
16. random$.ti,ab
17. RESEARCH DESIGN.sh
18. or/10-17
19. 18 not 8
20. 19 not 9
21. COMPARATIVE STUDY.sh
22. exp EVALUATION STUDIES/
23. FOLLOW UP STUDIES.sh
24. PROSPECTIVE STUDIES.sh
25. (control$ or prospectiv$ or volunteer$).ti,ab
26. or/21-25
27. 26 not 8
28. 27 not (9 or 20)
29. 9 or 20 or 28

이 예에서 대문자는 고정된 단어이며 소문자는 자유롭게 쓸 수 있는 단어를 의미한다. 8, 9, 19, 27번은 검색시간이 오래 소요될 경우 생략이 가능하다.

(b) 체계적 종설(systematic review)을 위한 검색식

1. REVIEW,ACADEMIC.pt
2. REVIEW,TUTORIAL.pt
3. META-ANALYSIS.pt
4. META-ANALYSIS.sh
5. systematic$ adj25 review$
6. systematic$ adj25 overview$
7. meta-analy$ or metaanaly$ or (meta analy$)
8. or/1-7
9. ANIMAL.sh not HUMAN.sh
10. 8 not 9

9, 10번은 검색시간이 오래 소요될 경우 생략이 가능하다.

BMJ 1998; **317**: 200-3

연구 결과를 진료에 적용하기
임상 효과에 대한 정보 발견하기

Julie Glanville,[a] Margaret Haines,[b] Ione Auston[c]

[a]NHS Centre for Reviews and Dissemination, University of York, York Y01 5DD, [b]Library and Information Commission, London W1V 4BH, [c]National Information Center on Health Services Research and Health Care Technology, National Library of Medicine, 8600 Rockville Pike, Bethesda, MD 20894, USA

이 논문은 연구와 진료 사이 간격을 분석한 시리즈 8편 중에서 3번째이다.

현재 의사들은 무작위 대조 연구, 무작위 대조 연구의 체계적 종설 같은 양질의 연구에서 나온 근거에 바탕을 둔 진료를 하도록 많은 압력을 받고 있다. 이들 압력은 여러 가지 경로를 통해 전달되고 있다. 근거중심의학 운동은 진료 내용에 의문을 갖도록 권장하고 있으며 자신의 진료를 돌아보도록 독려하고 있다. 따라서 연구에서 나온 근거에 대한 접근성이 필요해진다. 대부분의 정부는 근거중심의학 발전을 환영하고 있는데 그 이유는 효과적인 치료 방법을 확인함을 통해 보건의료 전달의 효능이 향상된다는 사실을 이해하기 시작했기 때문이다.[1,2] 또한 연구 근거나 임상 지침에 따라 법률적 결정이 바뀌기도 한다.[3,4] 정보에 밝은 소비자가 많아진다는 것도 의사들이 연구 결과를 알아야 할 이유가 된다. 임상가들은 진료의 질을 향상시키고 특정분야에 대한 정보를 알기 위해서도 정보에 잘 접근하여야 한다. 이들에서는 의사들이 이용할 수 있는 자원이 무엇인지, 정보를 찾고 여과시키는 전략이 무엇인지, 그리고 확산을 확장시키는 방법이 무엇인지 알아보았다.

요점

- 정보 단독으로는 진료에 변화를 가져오게 하는데 불충분하다.
- 중요한 연구 결과에 대한 국가적 전파 전략과 지역적 지원 기전을 결합하면 진료 내용을 변화시킬 수 있다.
- 모든 보건의료 결정자들은 연구를 질이라는 차원으로 여과시키는 방법과 연구 근거를 평가하는 방법을 알아야 한다.
- 임상 효과에 대한 광범위한 정보가 이미 존재하며 컴퓨터에 바탕을 둔 체계가 개발되고 있으며 필요할 때 의사들에게 근거에 바탕을 둔 정보를 제공할 수 있을 것이다.
- 훌륭한 도서관과 정보지원을 통해 의사들의 임상적 의사결정에 긍정적인 영향을 끼칠 수 있다.

근거에 기반한 정보는 이미 존재한다

1990년대 들어 연구에서 얻은 근거를 좀더 쉽게 접근할 수 있게 되었다. 그 이유 중 일부는 보건기술에 접근하는 프로그램이 개발되고 체계적 종설이 늘어났기 때문이다. 체계적 종설은 일차 근거를 평가하고 특정 개입의 효과를 평가한다. 체계적 종설은 코크란 라이브러리나 미국 연구와 보건정책청(Agency for Health Care Policy and Research, AHCPR) 그리고 영국 보건성의 보건기술 평가 프로그램(health technology assessment programme) 등에서 제공하고 있다. 아래 박스에 있는 출판물과 데이터베이스는 효과에 대한 근거를 제공하는 것을 모은 것이다. 이들은 때때로 요약된 형태로 정보를 제공하여 바쁜 임상의나 정책 결정자에게 적절하다. 하지만 어떤 정보가 이용가능한지 어떻게 알릴 것인지 그리고 정보가 필요할 때 임상가들에게 어떻게 제공할 것인가와 같은 중요한 문제는 여전히 존재한다.

수집된 체계적 종설과 일차 연구에 대하여 비판적으로 평가한 것들이 연구 평가의 중요한 자원이 된다. 이러한 자

추천 자원

코크란 라이브러리

NHS의 의학종설 및 배포센터가 질을 평가한 특정 체계적 종설에 대한 비평, 코크란 체계적 종설 데이터베이스 전문, 17만 무작위 대조 연구에 대한 간략한 개요 등을 포함한 데이터베이스 모음이다.

주소: Update Software, Summertown Pavilion, Middle Way, Summertown, Oxford, OX2 7LG, 혹은 http://www.medlib.com 그리고 http://www.hcn.net.au/

미국 AHCPR 지침

이것은 근거 평가에 기초해서 만든 임상 지침을 모아 놓은 것이다. 현재 AHCPR은 근거 보고(지침 개발에 기초가 되는 문헌 검토와 분석, 수행 평가, 질 향상 도구) 그리고 미국의사협회와 미국보건계획협회(American Association of Health Plans)와 함께 임상지침에 대한 온라인 임상지침 정보센터 개발에 집중하고 있다. 이 서비스는 사용자들에게 메일링리스트를 통해 임상지침을 전파하는 역할을 담당할 것이다.

주소: http://text.nlm.nih.gov/, http://www.ahcpr.gov: 80/news/press/ngc.html

CD ROM 형식의 Best Evidence Database

American College of Physicians Journal Club과 Evidence-Based Medicine에 출판된 종설과 일차 논문에 대한 초록을 싣고 있고 이에 대해 전문가들이 질을 평가하였다.

주소: BMJ Publishing, London WC1H 9JR 혹은 http://hiru.hirunet.mcmaster.ca/acpjc

Effective Health Care Bulletins

NHS 의학종설 및 배포센터에서 생성하는 체계적 종설을 읽기 쉽고 접근 가능한 형태로 보고한 것의 모음.

주소: Subscriptions Department, Pearson Professional, PO Box 77, Fourth Avenue, Harlow CM19 5BQ, 혹은 http://www.york.ac.uk/inst/crd

임상예방서비스 지침, 2판

예방서비스에 대한 근거에 바탕을 둔 권고안

책: US Preventive Services Task Force. Baltimore: Williams and Wilkins, 1996

주소: http://text.nlm.nih.gov/

캐나다 임상 예방 보건의료 지침

Ottawa: Health Canada, 1994

예방서비스에 대한 근거에 바탕을 둔 권고안

Bandolier

보건의료에 있어 치료 효과에 대한 핵심 근거를 독자들에게 제공하는 영국 신문

주소: http://www.jr2.ox.ac.uk/Bandolier

Drug and Therapeutics Bulletin

약물과 치료방법에 대해 독립적으로 평가하여 제공

주소: Consumers' Association, Castlemead, Gascoyne Way, Hertford, SG14 1LH

Effectiveness Matters

단일 주제에 대한 연구에 대한 요약을 제공한다. 효과에 대해 명확한 메시지를 전달한다.

주소: NHS Centre for Reviews and Dissemination, University of York, York Y01 5DD, 혹은 http://www.york.ac.uk/inst/crd

MeReC Bulletin

신약에 대해 효과, 안전성, 적절성, 수용성, 비용 등을 검토한 것으로 가정의를 위한 것이다.

주소: Medicines Resource Centre, Hamilton House, 24 Pall Mall, Liverpool L3 6AL

NHS 경제 평가 데이터베이스

NHS 의학종설 및 배포센터에서 만들며, 경제 평가 논문에 대해 비판적으로 평가한 것을 제공한다.

주소: NHS Centre for Reviews and Dissemination, University of York, York Y01 5DD, http://nhscrd.york.ac.uk/Welcome.html

료가 급증하면서 스스로 정보 폭증을 가져오는데 이것은 해결해야 할 심각한 문제이다. 이 박스에서 소개된 데이터베이스에 대한 단일의 인덱스가 없기 때문에 적절한 정보를 찾기 위해서는 종이 잡지와 전자 서비스에서 여러 차례 검색을 하여야 한다. 때로는 출판물에서 복사를 해야 하는 경우도 생긴다. 이런 방법으로 검색해 근거를 찾는 것은 너무 힘든 일이다. 하지만 정보기술이 아마도 월드와이드웹 기반 기술을 이용해서 질적으로 걸러진 근거 중심 정보에 대한 링크를 제공할 수 있을 것이며 전문에 대한 검색도 가능해 질 것이다. Biomednet이 이런 서비스의 한 전형이다. 이 서비스는 무료 메드라인 접근에서부터 논문의 전문 제공, 토론방, 가상모임방 등을 제공한다. Biomednet는 여러 차례 인용된, 전문가들에 의해 질이 평가된 중요한 논문을 부각시키는 서비스를 시작하려고 하고 있다.[5]

박스에 있는 사이트나 정보들은 수 없이 많은 문헌 정보에서 최선의 질을 가진 문헌을 찾게 해준다. 하지만 모든 질문에 대한 대답을 해주지는 못한다. 임상의들은 여전히 출판물에 대한 여러 인덱스나 요약을 찾아보아야 한다. 몇 년 동안 임상의들은 메드라인을 Grateful Med 같은 소프트웨어나 internet Grateful Med 같은 사이트에서 검색하였다. 메드라인은 매우 큰 규모의 동료 심사 논문으로 되어 있으나 이들 대부분은 질적으로 평가되어 있지 않다. 이중에서 임상 효과에 대한 높은 질의 연구 즉, 체계적 종설이나 무작위 대조 연구만을 검색할 수도 있다.[6,7] 원저논문이 검색되면 연구의 타당도와 엄격성을 평가할 수 있는 체크리스트도 있다.[8-10]

메드라인이 풍부한 자원임에는 틀림이 없지만 여기에는 중요한 자료들이 없는 경우가 많다. 미국 국립의학도서관과 미국병원협회는 최근 HealthSTAR 데이터베이스를 구축하였는데 이것은 비임상적인 정보(보건경영, 경제학, 기획 등)와 비 논문 정보(보고서, 초록집, 도서) 등의 정보도 제공한다. 미국 국립의학도서관은 최근 메드라인과 HealthSTAR을 internet Grateful Med 나 PubMed를 통해 무료로 제공하겠다고 발표했다.[11] 특정 분야, 특정 형태의 논문, 비영어권 논문에 대해서는 다른 데이터베이스도 이용해야 한다. 이런 데이터베이스에 접근하려면 PubMed처럼 단일 인터페이스로 다양한 검색 전략을 제공하는 도구가 필요해진다.

정보 발견과 선택 전략

문헌 정보를 검색하고 효과적으로 인터넷을 이용하기 위해서는 훈련과 연습이 필요하다. 하지만 의사들이 정보를 발견할 수 있도록 도와주는 다른 선택도 있다. 도서관 사서나 정보 전문가의 전형적인 역할은 종이 혹은 전자 출판물들에 대한 위치를 정하고 평가하고 검색하는 것이다. 도서관 사서는 임상가들이 특정 질문에 대한 대답을 찾을 수 있는 곳을 알려 줄 뿐만 아니라 여러 형태로 중요한 근거에 대해 선택하여 제공함을 통해 의사들이 최신지식을 알도록 해주는 역할도 담당한다.

도서관과 정보 지원이 가지는 역할에 대해서 미국과 유럽 모두에서 연구가 있었다. 훈련받은 도서관 사서는 논문의 질 평가와 여과를 의사보다 효과적으로 시행할 수 있었다.[12] 일부 미국 연구에서 이러한 도서관의 지원을 통해 입원수, 입원일수, 임상 수기를 줄여 환자 비용을 줄일 수 있었을 뿐만 아니라 환자교육, 효과적인 의사결정, 시간 절약 등으로 진료의 질이 향상되는 결과를 보고하였다.[13,14] 영국에서 이루어진 비슷한 연구에서 도서관 서비스는 병원 의사들의 연수 교육에 긍정적인 결과를 보였다.[15]

모든 의사들이 도서관을 방문할 시간이 있는 것이 아니어서 도서관에서 지원을 찾아가는 서비스 형태로 할 수도 있다.[16,17] 미국에서 미국 의학도서관 네트웍(National Network of Libraries of Medicine)에서는 일반의들에게 직접 찾아가는 서비스(outreach services)를 제공하고 있고(최근에는 보건전문가에게도 실시하고 있다), 영국에서는 영국 의사협회 도서관에서 회원들에게 전자 방문서비스를 실시하고 있다.[18,19] 또한 영국 옥스퍼드 PRISE (primary care sharing the evidence) 계획은 일반의사의 컴퓨터를 중앙 컴퓨터에 연결해서 여러 가지 데이터베이스에 연결하는 것으로 의사는 도서관 사서에게 특정 질문에 대한 정보를 요청할 수도 있다.[20] NHS 직원들에게 근거중심의학을 제공하는 코스에서 도서관 사서들이 정보 검색 기술을 강의하는 일이 많아졌다.

일차 진료에 기반한 서비스 개발은 도서관에는 커다란 도전이 되고 있다. 도서관 사서들은 광범위한 요청에 대해 평가하고 근거를 합성해서 혁신적인 전달 체계를 통해 선택된 정보를 제공해야 한다. "21세기 도서관 사서"로 알려진 옥스퍼드 보건 도서관 훈련 프로그램이 도서관 네트웍의 모형이 될 수 있다.[21] 비슷한 모형이 미국에서 개발되고 있는데 보건서비스 연구와 보건의료 기술에 대한 국립 정보 센터(National Information Center on Health Services Research and Health Care Technology), 웹에 올려진 다양한 교육자료(저작권이 없어서 마음대로 이용 및 변경할 수 있다)[22], 미국 국립의학도서관에서 후원하는 사서 훈련프로그램 같은 것들이 있다.

정보 보급의 향상

정보 접근성을 높이기 위해서 각 정보는 쉽게 확인하고 사용할 수 있도록 포장되고 적당한 포맷으로 출판되어야 한다. 근거에 바탕을 둔 정보를 찾기가 점점 쉬워지고 있다. 즉, 논문 속에 구조화된 요약이 있어서 연구 방법론을 파악하기 쉬워졌으며 신뢰성에 대한 파악도 쉬워졌다. BMJ에 있는 key message와 같은 것은 연구의 중요사항을 쉽게 알아보게 해준다. 잡지 편집인은 저자들이 정보가 충분한 요약을 제공하고 연구 결과에 의해 뒷받침되고 있는 연구 결론을 내리게 하는데 중요한 역할을 한다. 하지만 현재 많이 논의되고 있는 "효과적인", "근거에 바탕을 둔" 같은 단어들이 부정확하고 부적절하게 쓰이고 채택이 된다면 명확한 라벨링의 이점은 상당히 감소될 수밖에 없다.

정책에 대한 권고나 임상 지침을 생산하는 단체는 지침 자체가 더 철저하게 근거에 바탕을 둘 필요를 느끼고 있다. 이는 연구에서 얻은 근거를 지침 개발에 적용하는 것과 만들어진 지침이 기반을 두고 있는 근거 수준을 명백하게함으로써 이루어진다.[23,24] 개발 과정에서 예들 들어 출판된 지침 첫 페이지에 이 지침은 "코크란 종설에 기초한 것이다"라는 말을 쓰는 것과 같은 방식으로 사용된 근거 종류를 명백하게 기술하면 할수록 지침에 대한 접근이 용이해지고 신속해진다. 맥마스터 대학에서 하고 있는 지침 평가 프로젝트는 진료 의사들이 임상 지침을 확인하고 비판적으로 평가하도록 도와주려는 한 사례이다.[25]

연구에서 얻은 정보는 청중에 맞는 수준으로 제공해야 한다. 보건의료 정책과 연구청에서 만든 지침은 사용자에 따라 다르게 제공된다. 즉 연구자나 결정자에게는 전체 근거와 자세한 종설을 제공하고 임상의에게는 요약된 지침을 제공하고 환자에게는 환자교육자료를 제공한다. 영국에서 조산사 정보 자원 서비스(Midwives Information and Resource Service)에서는 임신부와 전문적 간병인을 대상으로 코크란 종설에서 얻은 근거를 사용하여 교육자료를 만들었다.[26]

단순히 연구 근거를 임상가에게 제공하는 것만으로는 실제 진료에 이용되게 하는데 불충분할 수 있다. 행정 명령(government directives)이나 지불 같은 직접적 보상을 통하면 보다 빠르게 전파할 수 있다. 때때로 강력한 연구 결과는 보다 직접적인 효과를 내기도 한다. 예들 들어 연구 결과에 따라 자는 자세를 바꾸었을 때 영아돌연사 증후군으로 인한 사망 위험이 줄어들었다.[27,28] 하지만 연구 결과를 잘 포장하고 요약하여 임상가에게 적절한 형태로 만드는 것만으로는 실제 시행에 불충분할 수 있고 추가적인 행동이 필요한 경우도 있다.

다양한 요인이 연구 결과 수용에 영향을 미치며 임상의들이 변하기 위해서는 다양한 보급 방법이 필요하다.[29] 효과적인 실행에 대한 연구가 다수 진행 중이다. 하지만 연구나 체계적 종설을 통해 얻은 중요한 근거를 전파하려는 국가적 전략을 통해 의료인들 사이에서 실행 정도가 향상할 수 있을 것이다. 연구에서 얻은 중요한 정보에 대한 정보패키

이 논문은 BMJ 출판사에서 발행하고 안드류 헤인즈, 아나 도날드 등이 편집한 "Getting research findings into practice"라는 책으로 묶여 출판되었다.

지, 요약집, 비디오테입 배포 등을 통한 국가적 캠페인을 통해 변화 속도가 빨라질 것이다. 이런 국가적 캠페인과 함께 여러 지역적 수준에서의 활동도 병행해야 한다.[30] 지역수준 활동에는 연수 강좌 프로그램, 환자 교육 프로그램, 도서관 방문 서비스 등이 있으며 이들을 통해 핵심적인 연구 근거가 접근 가능해 질뿐만 아니라 진료에 영향을 미치게 된다.

감사의 글

진심어린 충고를 해준 올슨 존, 수잔 모트램, 이안 와트, 트레보 셀돈, 안드류 존 그리고 이 논문을 심사해준 두 심사 위원에게 감사드린다.

연구기금 수혜: 없음

이해관계 충돌: 없음

참고문헌

1. NHS Executive. Priorities and planning guidance for the NHS: 1997/98. Leeds: Department of Health, 1996.
2. Glasziou PP. Support for trials of promising medications through the pharmaceutical benefits scheme: a proposal for a new authority category. *Med J Aust* 1995; 162: 33-36.
3. Stern K. Clinical guidelines and negligence liability. In: Deighan M, Hitch S, eds. Clinical effectiveness from guidelines to cost-effective practice. Brentwood: Earlybrave Publications, 1995.
4. Doctors in the dock. *Economist* 1995; Aug 19: 23-4.
5. Dickersin K, Scherer R, Lefebvre C. Identifying relevant studies for systematic reviews. *BMJ* 1994; 309: 1286-1291.
6. McKibbon KA, Wilczynski NL, Walker-Dilks CJ. How to search for and find evidence about therapy. *Evidence-Based Medicine* 1996; 1: 70-72.
7. Oxman AD. Checklists for review articles. *BMJ* 1994; 309: 648-651.
8. Hayward RS, Wilson MC, Tunis SR, Bass EB, Guyatt GH. How to use clinical practice guidelines. Part A. Are the recommendations valid? *JAMA* 1995; 274: 570-574.
9. Wilson MC, Hayward RS, Tunis SR, Bass EB, Guyatt GH. How to use clinical practice guidelines. Part B. What are the results and will they help me in caring for my patients? *JAMA* 1995; 274: 1630-1632.
10. Kuller AB, Wessel CB, Ginn DS, Martin TP. Quality filtering of the clinical literature by librarians and physicians. *Bull Med Libr Assoc* 1993; 81: 38-43.
11. Marshall JG. The impact of the hospital library on clinical decision-making: the Rochester study. *Bull Med Libr Assoc* 1992; 80: 169-178.
12. Klein MS, Ross FV, Adams DL, Gilbert CM. Effects of online literature searching on length of stay and patient care costs. *Acad Med* 1994; 69: 489-495.
13. Urquhart CJ, Hepworth JB. The value to clinical decision making of information supplied by NHS Library and Information Services. London: British Library, 1995(British Library research and development report no. 6205.)
14. Cimpl K. Clinical medical librarianship: a review of the literature. *Bull Med Libr Assoc* 1985; 73: 21-28.
15. Schatz CA, Whitehead SE. "Librarian for hire": contracting a librarian's services to external departments. *Bull Med Libr Assoc* 1995; 83: 469-472.
16. Wallingford KT, Ruffin AB, Ginter KA, Spann ML, Johnson FE, Dutcher GA, et al. Outreach activities of the National Library of Medicine: a five-year review. *Bull Med Libr Assoc* 1996; 84 (April suppl): 1-60.
17. Rowlands JK, Forrester WH, McSean T. British Medical Association library free Medline service: survey of members taking part in an initial pilot project. *Bull Med Libr Assoc* 1996; 84: 116-121.
18. Palmer J, Streatfield D. Good diagnosis for the twenty-first century. *Libr Assoc Rec* 1995; 97: 153-154.
19. Scottish intercollegiate guidelines network. Clinical guidelines: criteria for appraisal for national use. Edinburgh: SIGN, 1995.
20. NHS Executive. Improving outcomes in breast cancer: the research evidence. London: Department of Health, 1996.
21. Oliver S, Rajan L, Turner H, Oakley A. A pilot study of "Informed Choice" leaflets on positions in labour and routine ultrasound. York: NHS Centre for Reviews and Dissemination, 1996.
22. Spiers PS, Guntheroth WG. Recommendations to avoid the prone sleeping position and recent statistics for sudden infant death syndrome in the United States. *Arch Pediatr Adolesc Med* 1994; 148: 141-146.
23. Hilley CM, Morley CJ. Evaluation of government's campaign to reduce risk of cot death. *BMJ* 1994; 309: 703-704.
24. Deykin D, Haines A. Promoting the use of research findings. In: Peckham M, Smith R, eds. Scientific basis for health services. London: BMJ Publishing Group, 1996.
25. Davis DA, Thomson MA, Oxman AD, Haynes RB. Changing physician performance: a systematic review of the effect of continuing medical education strategies. *JAMA* 1995; 274: 700-705.

약물 시험에 관한 논문들 (치료에 관한 무작위 대조 임상시험)

4

배경

약물치료, 수술, 교육, 행동치료 등 여러 가지 중재의 검증을 위해 이중맹검법에 의한 무작위 대조 임상시험(randomized controlled trial, RCT)이 필요함은 이미 확립이 된 과정이다.

이 장의 목적

어떤 중재가 효과가 있었다(혹은 효과가 없었다)는 주장을 펴는 연구 논문이 있을 때, 해당 연구의 결과 및 결론이 타당한 것인지, 또한 연구의 결론을 실제 임상에 적용할 수 있는지, 그리고 논문의 결과들을 연구의 근거로 활용할 수 있는 지를 판단할 수 있는 능력을 배양한다.

학습목표

이 장을 통하여 다음과 같은 능력을 배양한다.

- 무작위 대조 임상시험의 결과를 보고한 논문에서 실제로 무작위 배정이 적절하게 수행되었는지 확인한다.
- 연구가 적절하고도 중요한 주제들을 다루고 있는지를 판단한다.
- 구조화된 목록을 사용하여 방법론적인 측면에서 무작위 대조 임상시험의 질적 수준을 평가한다.
- 연구의 득과 실을 정량화 하여 결과의 중요성을 평가한다.
- 연구 결과의 적용과 실행에 대해 비판적인 관점에서 논한다.

준비된 문헌

UK Prospective Diabetes Study Group. Tight blood pressure control and risk of macro-vascular and microvascular complications in type 2 diabetes: UKPD 38. BMJ 1999; 317: 703-13.

부가적 참고자료

Kunz R, Oxman AD. The unpredictability paradox: review of empirical comparisons of randomised and non-randomised clinical trials. BMJ 1998; 317: 1185-90.

임상 시나리오

10만 정도의 인구집단을 대상으로 당뇨병 환자를 위한 건강증진프로그램을 개발하는 팀이 있다. 팀은 다양한 분야의 사람들로 구성되어 있는데, 당뇨병전문의, 일반의, 공중보건전문가, 안과의사, 발관리전문가, 간호사, 당뇨병전문간호사, 가정 간호사, 약사, 임상 연구 관리자(clinical effectiveness coordinator), 그리고 환자 대표 2명 등이다. 환자 대표 중의 한 명은 자신의 주치의가 경구용 약물의 처방을 변경한 후부터 저혈당 증세를 느끼는 경우가 많아졌다고 하였으며, 다른 한 명의 환자대표는 별 증상을 느끼지 않고 있지만, 증상이 없어도 당뇨병은 문제를 일으킬 수 있다는 말을 들었다고 하였다.

그룹토의의 경우

논문을 읽은 후, 다음 중 한 가지 이상을 시도해 본다.

1. 그룹내 구성원이 다양한 보건의료 전문가들의 역할을 맡아 당뇨병환자의 치료목표를 결정하기 위한 역할극.
2. 의과대학 혹은 간호대학 졸업반 학생들에게 논문을 평가하라는 과제를 주고 가르치는 상황.
3. 당뇨병 환자나 가족을 위해 비전문인 신문기자에게 연구의 결과를 설명하는 인터뷰를 하는 상황

개인적인 학습의 경우

스스로를 II형 당뇨병 환자라고 가정한다. 마지막으로 검사한 HbA1c수치는 7.5%였고(정상치 3.5-5.5%), 혈압은 계속 164/94 정도였다. 의사는 혈당수치를 좀 더 엄격히 유지하고, 혈압약 복용과 운동, 그리고 식이요법 등을 권유한다. 당신은 이러한 의사의 지시를 전부 혹은 일부 이행할 경우 어떤 이익이 나타날 것인지를 알아봐야겠다고 생각한다.

당신은 친구에게 부탁하여 의학정보에 관한 검색 능력이 있는 의학전문사서를 소개 받았고 그에게서 몇 가지 참고문헌을 받았는데, 그 중의 하나가 여기에 실려 있는 UKPDS에 관한 연구논문이다. 만약 당신이 고혈압치료와 혈당조절 중의 하나만을 선택해야 한다면 어느 것을 선택하고 또 그 이유는 무엇인가? 그리고 당신은 그 선택에 대해서 의사에게는 무엇이라 설명할 것인가?

FUTHER READING

Greenhalgh T. How to read a paper: the basics of evidence-based medicine. London: BMJ Books, 1997. See in particular Chapter 3: Getting your bearings, page 34-52 and Chapter 6: Papers that report drug trials, pages 87-96.

Guyatt GH, Sackett DL, Cook DJ. Users' guides to the medical literature. II. How to use an article about therapy or prevention. A. Are the results of the study valid? JAMA 1993; 270: 2958-601.

Guyatt GH, Sackett DL, Cook DJ. Users' guides to the me야치 literature. II. How to use an article about therapy or prevention. B. What were the results and will they help me in caring for my patients? JAMA 1994; 271: 59-63.

<table>
<tr><th colspan="2">RCT에 관한 논문의 비판적 평가를 위한 점검표

각 평가 항목들은 바이어스, 교란변수, 통계 검정력 및 타당도 등에 관한 문제를 찾기위한 것임.</th></tr>
<tr><td>A. 임상시험의 결과는 타당한가?</td><td>예/아니오/모름</td></tr>
<tr><td>1. 임상시험은 다음 사항에 대해 명확하게 제시하고 있는가? (PIO)
• 연구대상인구(Population)
• 중재(Intervention)
• 질병결과(Outcome)</td><td></td></tr>
<tr><td>2. 대상 인구집단으로부터 무작위로 환자를 선택하였는가?</td><td></td></tr>
<tr><td>3. 환자군과 대조군에 대한 배정은 무작위로 시행되었는가?</td><td></td></tr>
<tr><td>4. 연구에 참여하는 환자나 연구원 모두가 연구 대상의 배정에 대해 알 수 없도록 이중맹검법을 시행하였는가?
• 그렇지 않다면, 단일 맹검법 (환자나 연구원 중 어느 한쪽만 모르는 상태)이 시행 되었는가? 이중맹검법의 시행은 불가능하였는가?
• 맹검법이 전혀 시행되지 않았다면, 맹검법(이중 혹은 단일)시행 자체가 불가능한 상황이었는가?</td><td></td></tr>
<tr><td>5. 중재의 시행 외에는 모두 동등한 조건에서 취급되었는가?</td><td></td></tr>
<tr><td>6. 연구가 효과를 입증하기에 충분한 검정력을 가졌는가?</td><td></td></tr>
<tr><td>7. 임상시험 참여 환자들에게서 다음이 가능하였는가?
• 완전한 추적관찰이 가능한 경우가 80% 이상인가?
• 각 집단의 환자들은 애초에 배정된 데로 분석되었는가?</td><td></td></tr>
<tr><td>B. 연구결과는 어떠한가?</td><td></td></tr>
<tr><td>8. 치료의 효과는 어느 정도인가?
• 어떠한 형태의 질병결과를 측정하였는가?</td><td></td></tr>
<tr><td>9. 치료효과의 추정은 얼마나 정확하였는가?
• 신뢰구간, p값</td><td></td></tr>
<tr><td>C. 연구결과가 적절한가?</td><td></td></tr>
<tr><td>10. 연구 결과를 적용하지 못할 만큼 연구 참여 환자군과 내 환자가 차이가 있는가?</td><td></td></tr>
</table>

BMJ 1998; **317**: 703-13

Tight blood pressure control and risk of macrovascular and microvascular complications in type 2 diabetes: UKPDS 38

UK Prospective Diabetes Study Group

Abstract

Objective: To determine whether tight control of blood pressure prevents macrovascular and microvascular complications in patients with type 2 diabetes.

Design: Randomised controlled trial comparing tight control of blood pressure aiming at a blood pressure of <150/85 mm Hg (with the use of an angiotensin converting enzyme inhibitor captopril or a β blocker atenolol as main treatment) with less tight control aiming at a blood pressure of <180/105 mm Hg.

Setting: 20 hospital based clinics in England, Scotland, and Northern Ireland.

Subjects: 1148 hypertensive patients with type 2 diabetes (mean age 56, mean blood pressure at entry 160/94 mm Hg); 758 patients were allocated to tight control of blood pressure and 390 patients to less tight control with a median follow up of 8.4 years.

Main outcome measures: Predefined clinical end points, fatal and non-fatal, related to diabetes, deaths related to diabetes, and all cause mortality. Surrogate measures of microvascular disease included urinary albumin excretion and retinal photography.

Results: Mean blood pressure during follow up was significantly reduced in the group assigned tight blood pressure control (144/82 mm Hg) compared with the group assigned to less tight control (154/87 mm Hg) (P<0.0001). Reductions in risk in the group assigned to tight control compared with that assigned to less tight control were 24% in diabetes related end points (95% confidence interval 8% to 38%) (P=0.0046), 32% in deaths related to diabetes (6% to 51%) (P=0.019), 44% in strokes (11% to 65%) (P=0.013), and 37% in microvascular end points (11% to 56%) (P=0.0092), predominantly owing to a reduced risk of retinal photocoagulation. There was a non-significant reduction in all cause mortality. After nine years of follow up the group assigned to tight blood pressure control also had a 34% reduction in risk in the proportion of patients with deterioration of retinopathy by two steps (99% confidence interval 11% to 50%) (P=0.0004) and a 47% reduced risk (7% to 70%) (P=0.004) of deterioration in visual acuity by three lines of the early treatment of diabetic retinopathy study (ETDRS) chart. After nine years of follow up 29% of patients in the group assigned to tight control required three or more treatments to lower blood pressure to achieve target blood pressures.

Conclusion: Tight blood pressure control in patients with hypertension and type 2 diabetes achieves a clinically important reduction in the risk of deaths related to diabetes, complications related to diabetes, progression of diabetic retinopathy, and deterioration in visual acuity.

Editorials by Orchard and Mogensen
Papers pp 713, 720

Members of the study group are given at the end of the paper.

This paper was prepared for publication by Robert Turner, Rury Holman, Irene Stratton, Carole Cull, Valeria Frighi, Susan Manley, David Matthews, Andrew Neil, Heather McElroy, Eva Kohner, Charles Fox, David Hadden, and David Wright.

Correspondence to: Professor R Turner, UK Prospective Diabetes Study Group, Diabetes Research Laboratories, Radcliffe Infirmary, Oxford OX2 6HE

BMJ 1998;317:703–13

Introduction

Type 2 diabetes and hypertension are commonly associated conditions, both of which carry an increased risk of cardiovascular and renal disease.[1-6] The prevalence of hypertension in type 2 diabetes is higher than that in the general population, especially in younger patients.[7-9] At the age of 45 around 40% of patients with type 2 diabetes are hypertensive, the proportion increasing to 60% by the age of 75.[7-9] Hypertension increases the already high risk of cardiovascular disease associated with type 2 diabetes[2 3 6 10] and is also a risk factor for the development of microalbuminuria[11 12] and retinopathy.[13]

In the general population treatment to lower blood pressure reduces the incidence of stroke and myocardial infarction,[14 15] particularly in elderly people.[16 17] In patients with type 1 diabetes who have microalbuminuria or overt nephropathy strict control of blood pressure reduces urinary albumin excretion and deterioration in renal function.[18 19] Lowering blood pressure also decreases albuminuria in type 2 diabetes,[20] but whether it also reduces the risk of end stage renal disease or of cardiac disease is not known.

We report results from the hypertension in diabetes study, a multicentre, randomised, controlled trial (embedded within the UK prospective diabetes study) designed to determine whether tight blood pressure control (aiming for a blood pressure of <150/85 mm Hg) reduces morbidity and mortality in hypertensive patients with type 2 diabetes.[21]

Subjects and methods

We studied hypertensive patients with type 2 diabetes who had been recruited to the UK prospective diabetes study.[22 23] General practitioners were asked to refer

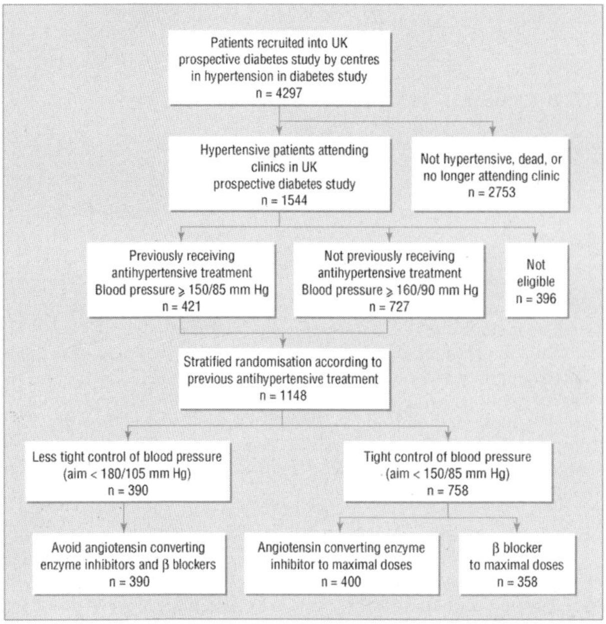

Fig 1 Selection and random allocation of patients to treatment in hypertension in diabetes study

patients aged 25-65 with newly diagnosed diabetes to 23 participating centres. A total of 5102 were recruited as they met the study's entry criterion (fasting plasma glucose concentration >6 mmol/l on two mornings), were willing to join, and did not meet the exclusion criteria for the study. Exclusion criteria were ketonuria >3 mmol/l; a history of myocardial infarction in the previous year; current angina or heart failure; more than one major vascular episode; serum creatinine concentration >175 μmol/l; retinopathy requiring laser treatment; malignant hypertension; an uncorrected endocrine abnormality; an occupation which would preclude insulin treatment (such as heavy goods vehicle driver); a severe concurrent illness likely to limit life or require extensive systemic treatment; or inadequate understanding or unwillingness to enter the study.[22 23] The patients were treated by diet alone for 3 months.[24] Patients who remained hyperglycaemic (fasting plasma glucose 6.1-15.0 mmol/l) without diabetic symptoms were randomly allocated conventional blood glucose control, primarily by diet, or intensive control (aiming for a fasting plasma glucose concentration <6.0 mmol/l) with additional sulphonylurea, insulin, or metformin treatment. Details of the protocol are published.[22 23]

Of the 4297 patients recruited to the 20 centres participating in the hypertension in diabetes study, 243 had either died or were lost to follow up before the start of the hypertension study in 1987 (fig 1). Of the remaining 4054 patients, 1544 (38%) had hypertension, defined in 727 patients as a systolic blood pressure ≥160 mm Hg and/or a diastolic blood pressure ≥90 mm Hg or in 421 patients receiving antihypertensive treatment as a systolic pressure of ≥150 mm Hg and/or a diastolic pressure ≥85 mm Hg (fig 1). Patients were enrolled on the basis of the mean of three blood pressure measurements taken at consecutive clinic visits. The exclusion criteria were a clinical requirement for strict blood pressure control (previous stroke, accelerated hypertension, cardiac failure, or renal failure) or β blockade (myocardial infarction in the previous year or current angina); severe vascular disease (more than one major vascular episode); a severe concurrent illness or contraindications to β blockers (asthma, intermittent claudication, foot ulcers, or amputations); pregnancy; or unwillingness to join the study. Of the 1544 hypertensive patients, 252 were excluded and 144 patients did not enter the study. A total of 1148 patients (637 men (55%)) with a mean age of 56.4 (SD 8.1) years entered the hypertension in diabetes study between 1987 and 1991.[21] Table 1 shows their characteristics at randomisation to blood pressure control policy.

Table 1 Characteristics of patients allocated to tight and less tight control of blood pressure. Values are numbers (percentages) of patients unless stated otherwise

	Tight (n=758)	Less tight (n=390)
Mean (SD) age (years)	56.4 (8.1)	56.5 (8.1)
Male sex	410 (54)	227 (58)
Ethnic group:		
White	651 (86)	344 (88)
Afro-Caribbean	62 (8)	25 (6)
Asian Indian	39 (5)	17 (4)
Other	6 (1)	4 (1)
Mean (SD) body mass index (kg/m^2)	29.8 (5.5)	29.3 (5.5)
Median (interquartile range) fasting plasma glucose (mmol/l)	7.4 (6.1 to 9.2)	7.4 (6.2 to 9.8)
Mean (SD) haemoglobin A_{1c} (%)	6.9 (1.7)	6.8 (1.5)
Mean (SD) blood pressure (mm Hg):		
Systolic	159 (20)	160 (18)
Diastolic	94 (10)	94 (9)
Receiving antihypertensive treatment	286 (36)	145 (37)
Smoking:		
No of patients	746	379
Non-smoker	281 (38)	142 (38)
Ex-smoker	294 (39)	152 (40)
Current smoker	171 (23)	85 (22)
Urinary albumin (mg/l)*:		
≥50	114 (18)	53 (16)
≥300	18 (3)	13 (4)
Retinopathy:		
No of patients	617	312
20 20 or worse	143 (23)	89 (29)
35 35 or worse	45 (7)	32 (10)
Mean (SD) cholesterol (mmol/l):		
Total	5.5 (1.1)	5.6 (1.1)
HDL	1.10 (0.27)	1.10 (0.28)
LDL	3.6 (1.1)	3.6 (1.1)
Geometric mean (1SD interval) triglyceride (mmol/l)	1.6 (0.9 to 2.6)	1.6 (0.9 to 2.8)
Median duration (interquartile range) of diabetes (years)	2.7 (1.0 to 4.2)	2.5 (1.0 to 4.4)
Treatment for diabetes:		
Diet	175 (29)	89 (29)
Sulphonylurea	200 (34)	103 (34)
Metformin	41 (8)	23 (7)
Combined oral hypoglycaemic agents	28 (5)	16 (5)
Insulin	144 (23)	70 (24)
Other	6 (1)	1 (1)

HDL=high density lipoprotein.
LDL=low density lipoprotein.
*Corrected to urinary creatinine concentration of 8 mmol/l.

Treatment protocol

Randomisation stratified for those with or without previous treatment for hypertension was performed by the coordinating centre. In all 758 patients were allocated tight control of blood pressure, aiming for a blood pressure <150/85 mm Hg (400 patients were given an angiotensin converting enzyme inhibitor (captopril) and 358 a β blocker (atenolol) as the main treatment); 390 patients were allocated a less tight control of blood pressure, aiming for a blood pressure <180/105 mm Hg but avoiding treatment with angiotensin converting enzyme inhibitors or β blockers (fig 1). Sealed opaque envelopes were used and checked as described for the UK prospective diabetes study.[23] The original blood pressure target of 200/105 mm Hg in the group assigned to less tight control was reduced in 1992 by the steering committee of the hypertension in diabetes study after publication of the results of studies in elderly, non-diabetic subjects during 1991-2.[16 25 26] Randomisation produced balanced numbers of patients allocated to the various glucose and blood pressure treatment combinations for the UK prospective diabetes study and hypertension in diabetes study.

Captopril was usually started at a dose of 25 mg twice daily, increasing to 50 mg twice daily, and atenolol at a daily dose of 50 mg, increasing to 100 mg if required. Other agents were added if the control criteria were not met in the group assigned to tight control despite maximum allocated treatment or in the group assigned to less tight control without drug treatment. The suggested sequence was frusemide 20 mg daily (maximum 40 mg twice daily), slow release nifedipine 10 mg (maximum 40 mg) twice daily, methyldopa 250 mg (maximum 500 mg) twice daily, and prazosin 1 mg (maximum 5 mg) thrice daily.

Clinic visits

Patients visited study clinics every 3-4 months. At each visit plasma glucose concentration, blood pressure, and body weight were measured, and treatments to control blood pressure and blood glucose concentration were noted and adjusted if target values were not met. If treatments and target blood pressures were not in accord with the protocol, the coordinating centre sent letters about affected patients to the clinical centres requesting appropriate action. A central record of all apparent protocol deviations was maintained. Symptoms including any drug side effects and clinical events were noted. Physicians recorded hypoglycaemic episodes as minor if the patient was able to treat the symptoms unaided and as major if third party or medical intervention was necessary.

Blood pressure measurements

Blood pressure (diastolic phase 5) while the patient was sitting and had rested for at least five minutes was measured by a trained nurse with a Copal UA-251 or a Takeda UA-751 electronic auscultatory blood pressure reading machine (Andrew Stephens, Brighouse, West Yorkshire) or with a Hawksley random zero sphygmomanometer (Hawksley, Lancing, Sussex) in patients with atrial fibrillation. The first reading was discarded and the mean of the next three consecutive readings with a coefficient of variation below 15% was used in the study, with additional readings if required. Monthly quality assurance measurements have shown the mean difference between Takeda and Hawksley machines to be 1 (4) mm Hg or less.

Clinical examination

At entry to the UK prospective diabetes study and subsequently every three years all patients had a clinical examination which included retinal colour photography, ophthalmoscopy, measurement of visual acuity, assessment of peripheral and autonomic neuropathy, chest radiography, electrocardiography, and measurement of brachial and posterior tibial blood pressure using Doppler techniques. Annual direct ophthalmoscopy was also carried out. Every year a fasting blood sample was taken to measure glycated haemoglobin (haemoglobin A_{1c}), plasma creatinine concentration, and concentrations of urea, immunoreactive insulin, and insulin antibodies; random urine samples were taken for measurement of albumin concentration.

Visual acuity was measured with Snellen charts until 1989, after which ETDRS (early treatment of diabetic retinopathy study) charts[22] were used to assess best corrected vision, with current refraction or through a pinhole. Retinal colour photographs of four standard 30° fields per eye (nasal, disc, macula, and temporal to macular fields) were taken plus stereophotographs of the macula. Repeat photography was arranged if the quality of the photograph was unsatisfactory. Retinal photographs were assessed at a central grading centre by two independent assessors for the presence or absence of diabetic retinopathy. Any fields with retinopathy were graded by two further senior independent assessors using a modified ETDRS final scale.[22] Neuropathy was assessed clinically by knee and ankle reflexes, and by biothesiometer (Biomedical Instruments, Newbury, Ohio) readings taken from the lateral malleoli and the end of the big toe.[22] A 12 lead electrocardiogram was recorded and given a Minnesota code,[22] and a chest *x* ray film was taken for measurement of cardiac diameter.

Biochemistry

Biochemical methods have been reported previously.[23 27] Urinary albumin concentration was measured by an immunoturbidimetric method with a normal reference range of 1.4 mg/l to 36.5 mg/l.[27] Microalbuminuria has been defined as a urinary albumin concentration of ≥50 mg/l[28] and clinical grade proteinuria as a urinary albumin concentration of ≥300 mg/l.

Clinical end points

Twenty one clinical end points were predefined in the study protocol.[22] All available clinical information was gathered for possible end points—for example, copies of admission notes, operation records, death certificates, and necropsy reports. Copies of these, without reference to the patient's allocated or actual treatment, were formally presented to two independent physicians who allocated an appropriate code from the ninth revision of the international classification of diseases (ICD-9) if the criteria for any particular clinical end point had been met. Any disagreement between the two assessors was discussed and the evidence reviewed. If agreement was not possible the information was submitted to a panel of two further independent assessors for final arbitration. The closing date for the study was 30 September 1997.

End points were aggregated for the main analyses. The three predefined primary outcome analyses were the time to the occurrence of (*a*) a first clinical end point related to diabetes (sudden death, death from hyperglycaemia or hypoglycaemia, fatal or non-fatal myocardial infarction, angina, heart failure, stroke, renal failure, amputation (of at least one digit), vitreous haemorrhage, retinal photocoagulation, blindness in one eye or cataract extraction); (*b*) death related to diabetes (death due to myocardial infarction, sudden death, stroke, peripheral vascular disease, renal disease, hyperglycaemia or hypoglycaemia); (*c*) death from all causes.

Secondary outcome analyses of four additional aggregates of clinical end points were used to assess the effect of treatments on different types of vascular disease. These were myocardial infarction (fatal or non-fatal myocardial infarction or sudden death), stroke (fatal or non-fatal stroke), amputation or death from peripheral vascular disease, and microvascular complications (retinopathy requiring photocoagulation, vitreous haemorrhage, and fatal or non-fatal renal failure).

Since a patient could in sequence have different end points, he or she could be included in more than one end point category.

Surrogate end points—Details of subclinical, surrogate variables have been published.[23]

Statistical analysis

Analysis was on an intention to treat basis, comparing patients allocated to tight and less tight blood pressure control. Patients allocated to tight control with angiotensin converting enzyme inhibitors or β blockers were pooled in this paper for analysis. They are compared in the accompanying paper.[29] Life table analyses were performed with log rank tests, and hazard ratios were obtained from Cox's proportional hazards models and used to estimate relative risks. Survival function estimates were calculated using the product limit (Kaplan-Meier) method. In the text relative risks are quoted as risk reductions and significance tests were two sided. For aggregate end points 95% confidence intervals are quoted, whereas for single end points 99% confidence intervals are quoted to allow for potential type 1 errors. Similarly, 99% confidence intervals were used to assess surrogate end points that were measured at triennial visits. Mean (SD), geometric mean (1 SD interval), or median (interquartile range) values are quoted for the biometric and biochemical variables, with values from Wilcoxon, *t*, or χ^2 tests for comparisons. Risk reductions for surrogate end points were derived from frequency tables. The overall values for blood pressure during a period were assessed for each patient as the mean during that period and for each allocation as the mean of patients with data in the allocation. Control of blood pressure was assessed in patients allocated to the two groups who had data at nine years of follow up.

Hypoglycaemia was determined from the number of patients allocated to a treatment and continuing with it who had one or more minor or major hypoglycaemic episodes each year. Urinary albumin concentration was measured in mg/l. Change in diabetic retinopathy was defined as a change of two steps (one step in both eyes or two or more steps in one eye) with a scale from the worse eye to the better eye that included retinal photocoagulation or vitreous haemorrhage as the most serious grade. Visual loss was defined as the best vision in either eye, deteriorating by three lines on an ETDRS chart.

Both the UK prospective diabetes study and hypertension in diabetes study received ethical approval from the appropriate committee in each centre and conformed with the guidelines of the Declarations of Helsinki (1975 and 1983). All patients gave informed consent.

Data monitoring and ethics committee

The data monitoring and ethics committee examined the end points every six months to consider halting or modifying the study according to predetermined guidelines. These included a difference of three or more standard deviations by log rank test in the rate of deaths related to diabetes or deaths related to diabetes and major illness between the group assigned to tight control and that assigned to less tight control or between the group given captopril and that given atenolol.[22] One of the stopping criteria was attained immediately before the scheduled end of the study.

Results

Follow up

The median follow up to death, the last known date at which vital status was known, or to the end of the trial was 8.4 years. The vital status was known at the end of the trial in all patients except 14 (1%) who had emigrated and a further 33 patients (3%) who could not be contacted in the last year of the study for assessment of clinical end points.

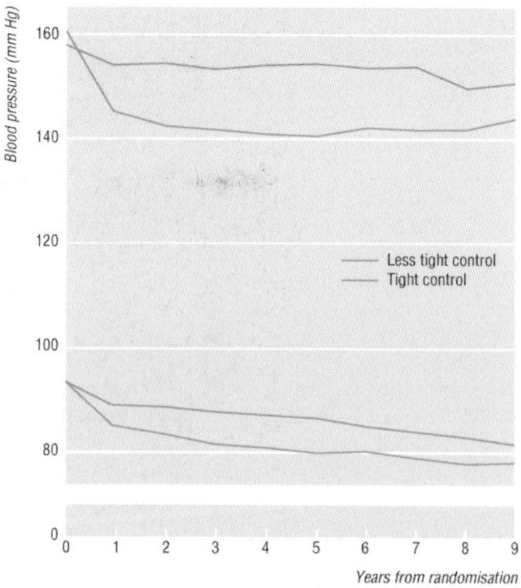

Fig 2 Mean systolic and diastolic blood pressures over nine years in 297 patients in group assigned to tight control of blood pressure and 156 in group assigned to less tight control

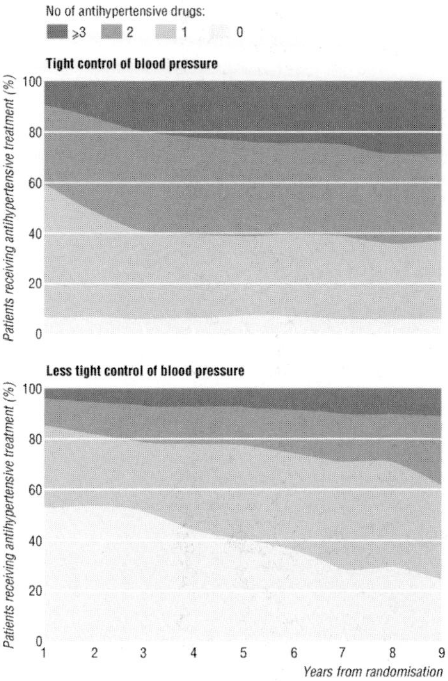

Fig 3 Proportion of patients over nine years who required no drugs, one drug, two drugs, or three or more drugs for treating hypertension to attain target blood pressure

Control of blood pressure

The mean (SD) blood pressure in the two groups was similar at randomisation (table 1). Mean blood pressure in patients over nine years of follow up was 144 (14)/82 (7) mm Hg in the 297 patients under tight control and 154 (16)/87 (7) mm Hg in the 156 assigned to less tight control (P<0.0001 in both cases) (fig 2). The mean differences in systolic and diastolic pressures were 10 (95% confidence interval 9 to 12) mm Hg and 5 (4 to 6) mm Hg respectively. Cross sectional blood pressure in patients with data at each year were similar to the data in patients with nine years of follow up. At nine years the proportion of patients with both a systolic blood pressure of <150 mm Hg and a diastolic blood pressure of <85 mm Hg was 56% in the group assigned to tight control and 37% in the group assigned to less tight control. The proportion of patients who had a mean blood pressure of <180/105 mm Hg was 96% and 91% respectively.

Compliance with allocated treatment

In the group assigned to tight control of blood pressure patients took their allocated treatment for 77% of the total person years and did not take antihypertensive treatments for 6% of the total person years. In the other group patients did not take any antihypertensive treatments for 43% of the total person years; they took an angiotensin converting enzyme inhibitor for 11% of the total person years and a β blocker for 9%.

Figure 3 shows the increasing number of antihypertensive agents required to maintain blood pressure lower than target levels. At nine years 29% of those assigned to tight blood pressure control required three or more agents in comparison with 11% of patients in the other group. The proportion of patients taking nifedipine was 32% in the group assigned to less tight blood pressure control and 31% and 40% in the group assigned to tight blood pressure control taking captopril and atenolol respectively.

Control of blood glucose

Haemoglobin A_{1c} in the groups assigned to tight and less tight blood pressure control over 1-4 years was 7.2% and 7.2% respectively and over 5-8 years 8.3% and 8.2% respectively.

Aggregate clinical end points

Any clinical end point related to diabetes

Patients allocated to tight compared with less tight control of blood pressure had a 24% reduction in risk of developing any end point related to diabetes, (P=0.0046) (figs 4 and 5).

Clinical end point	Patients with aggregate end points: Tight control (n=758)	Less tight control (n=390)	Absolute risk (events per 1000 patient years): Tight control	Less tight control	P value	Relative risk for tight control (95% CI)
Any diabetes related end point	259	170	50.9	67.4	0.0046	0.76 (0.62 to 0.92)
Deaths related to diabetes	82	62	13.7	20.3	0.019	0.68 (0.49 to 0.94)
All cause mortality	134	83	22.4	27.2	0.17	0.82 (0.63 to 1.08)
Myocardial infarction	107	69	18.6	23.5	0.13	0.79 (0.59 to 1.07)
Stroke	38	34	6.5	11.6	0.013	0.56 (0.35 to 0.89)
Peripheral vascular disease	8	8	1.4	2.7	0.17	0.51 (0.19 to 1.37)
Microvascular disease	68	54	12.0	19.2	0.0092	0.63 (0.44 to 0.89)

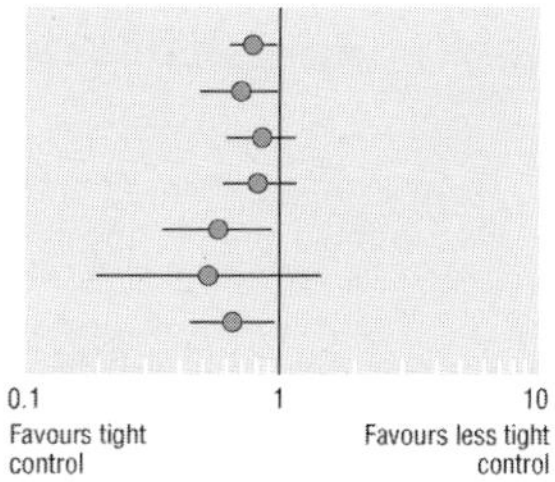

Fig 4 Numbers of patients who attained one or more clinical end points in aggregates representing specific types of clinical complications, with relative risks comparing tight control of blood pressure with less tight control

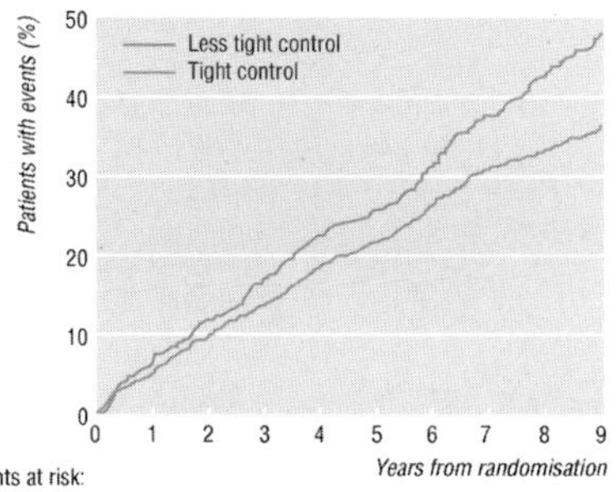

No of patients at risk:

Less tight control	390	321	247	106
Tight control	758	640	494	235

Reduction in risk with tight control 24% (95% CI 8% to 38%)(P = 0.0046)

Fig 5 Kaplan-Meier plots of proportions of patients with any clinical end point, fatal or non-fatal, related to diabetes

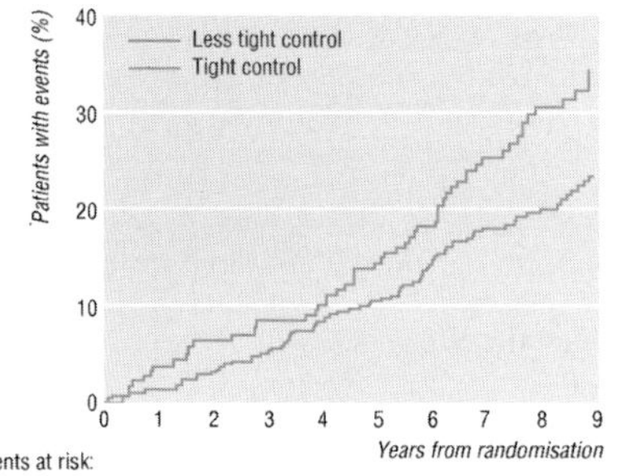

No of patients at risk:

Less tight control	390	370	323	161
Tight control	758	728	630	325

Reduction in risk with tight control 32% (95% CI 6% to 51%)(P = 0.019)

Fig 6 Kaplan-Meier plots of proportions of patients who die of disease related to diabetes (myocardial infarction, sudden death, stroke, peripheral vascular disease, and renal failure)

Deaths related to diabetes and all cause mortality

Patients in the group assigned to tight blood pressure control compared with those in the other group had a 32% reduction in risk of mortality from diseases substantially increased by diabetes (P=0.019), two thirds of which were cardiovascular diseases. The reduction in all cause mortality was not significant (fig 4). The trend to protection against microvascular disease and death related to diabetes became evident within the first three years of allocation to tight control (figs 4-7).

Myocardial infarction, stroke and peripheral vascular disease

The group assigned to tight blood pressure control had a non-significant reduction in risk of 21% in the aggregate end point for myocardial infarction (table 2 and fig 7). This group also had a 44% reduction in risk of stroke, fatal and non-fatal, compared with the group assigned to less tight blood pressure control (P=0.013). Amputations were not significantly reduced, with a trend to reductions in risk of 49%. One patient in each group died of peripheral vascular disease.

When all macrovascular diseases were combined, including myocardial infarction, sudden death, stroke, and peripheral vascular disease, the group assigned to tight blood pressure control had a 34% reduction in risk compared with the group assigned to less tight control (P=0.019).

Microvascular disease

The group assigned to tight blood pressure control had a 37% reduction in risk of microvascular disease compared with the less tight group (P=0.0092) (figs 4 and 7).

Numbers needed to treat

The number of patients who needed to be treated over 10 years to prevent one patient developing any complication was 6.1 (95% confidence interval 2.6 to 9.5) and to prevent death from a cause related to diabetes 15.0 (12.1 to 17.9).

Single clinical end points

There was a 56% reduction in risk of heart failure (P=0.0043) (fig 8) in the tight control group compared with the less tight control group. There was a 35% reduction in risk of retinal photocoagulation

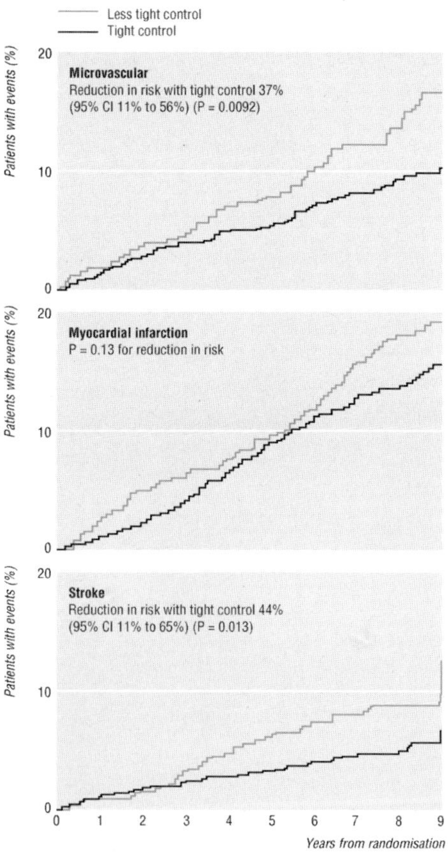

Fig 7 Kaplan-Meier plots of proportions of patients who developed microvascular end points (mostly retinal photocoagulation), fatal or non-fatal myocardial infarction or sudden death, and fatal or non-fatal strokes

Clinical end point	Patients with clinical end points: Tight control (n=758)	Patients with clinical end points: Less tight control (n=390)	Absolute risk (events per 1000 patient years): Tight control	Absolute risk (events per 1000 patient years): Less tight control	P value	Relative risk for tight control (99% CI)
Fatal myocardial infarction	59	42	9.8	13.8	0.10	0.72 (0.43 to 1.21)
Non-fatal myocardial infarction	51	29	8.9	9.9	0.63	0.90 (0.49 to 1.63)
Sudden death	11	4	1.8	1.3	0.57	1.39 (0.31 to 6.26)
Heart failure	21	24	3.6	8.1	0.0043	0.44 (0.20 to 0.94)
Angina	45	22	7.9	7.5	0.84	1.05 (0.54 to 2.06)
Fatal stroke	9	11	1.5	3.6	0.044	0.42 (0.13 to 1.33)
Non-fatal stroke	29	26	5.0	8.9	0.029	0.56 (0.28 to 1.12)
Death from peripheral vascular disease	1	1	0.2	0.3	0.63	0.51 (0.01 to 19.64)
Amputation	8	8	1.4	2.7	0.17	0.51 (0.14 to 1.86)
Death from renal failure	2	3	0.3	1.0	0.23	0.35 (0.03 to 3.66)
Renal failure	8	7	1.4	2.3	0.29	0.58 (0.15 to 2.21)
Retinal photocoagulation	61	47	10.2	16.6	0.023	0.65 (0.39 to 1.06)
Vitreous haemorrhage	3	5	0.5	1.7	0.76	0.76 (0.07 to 7.95)
Blindness in one eye	18	13	3.1	4.4	0.34	0.71 (0.28 to 1.81)
Cataract extraction	36	14	6.2	4.7	0.35	1.34 (0.60 to 3.02)
Death from hyperglycaemia	0	0	0.0	0.0		
Death from hypoglycaemia	0	1	0.0	0.3		
Fatal accident	1	1	0.2	0.3	0.63	0.51 (0.01 to 19.44)
Death from cancer	29	9	4.8	3.0	0.19	1.64 (0.62 to 4.39)
Death from any other specified cause	18	10	3.0	3.3	0.82	0.92 (0.33 to 2.53)
Death from unknown cause	4	1	0.7	0.3	0.52	2.03 (0.11 to 36.13)

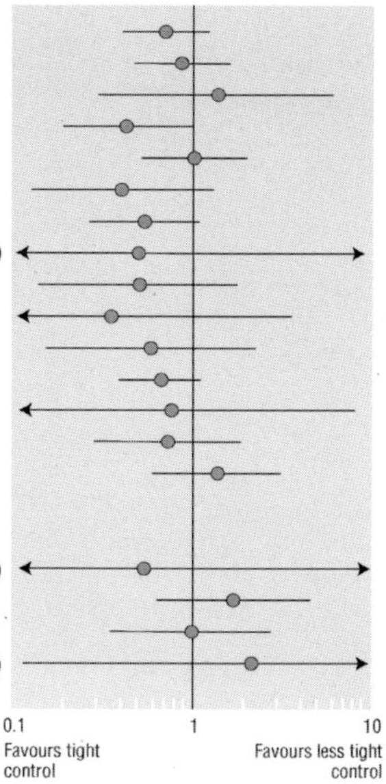

Fig 8 Numbers of patients who attained individual end points, with relative risks comparing tight control of blood pressure with less tight control

(P = 0.023) (fig 8). The trend for reduced risk of fatal and non-fatal renal failure was non-significant (fig 8). There was no significant difference in the incidence of death from accidents, cancer, other specified causes or unknown causes.

Analyses of surrogate end points

Retinopathy and visual acuity—From median 4.5 years of follow up a smaller proportion of patients in the group assigned to tight blood pressure control showed deterioration in retinopathy from baseline by two or more steps (fig 9), with a 34% reduction in risk by median 7.5 years (P = 0.004). This was partly because fewer patients required retinal photocoagulation, but the risk was still significantly reduced when retinal photocoagulation was excluded (data not shown). At nine years of follow up the group assigned to tight blood pressure control had a 47% reduction in risk of a decrease in vision by three or more lines in both eyes measured with an ETDRS chart (P = 0.004) (fig 9). There was no significant difference in the proportion of patients with impaired vision preventing driving (visual acuity < 6/12 Snellen or ETDRS chart > 0.3), although the trend was for a 28% reduction in risk in the group assigned to tight control (32/371, 8.6%) compared with the group assigned to less tight control (24/201, 11.9%) (P = 0.20).

Microalbuminuria and proteinuria—By six years a smaller proportion of patients in the group under tight blood pressure control had a urinary albumin concentration of ≥50 mg/l, a 29% reduction in risk (P = 0.009), with a non-significant 39% reduction in risk for proteinuria ≥300 mg/l (P = 0.061) (fig 9). The reduction in risk for both a urinary albumin concentration of ≥50 mg/l and proteinuria at nine years of follow up was not significant. There was no significant difference in plasma creatinine concentra-

Table 2 Comparison of results of hypertension in diabetes study with those of systolic hypertension in elderly programme[29]

	Hypertension in diabetes study	Systolic hypertension in elderly programme
No of subjects	1148	583
Mean (SD) age (years)	56 (8)	70 (6)
Proportion of men (%)	55	50
Blood pressure on entry (mm Hg)	160/94	170/76
Proportion receiving antihypertensive drugs (%)	36	42
Diabetes entry criterion	Fasting plasma glucose >6 mmol/l on 2 occasions	Known diabetes or fasting plasma glucose ≥7.8 mmol/l
Hypoglycaemic treatment	Diet, oral hypoglycaemic agents, insulin	Diet, oral hypoglycaemic agents
Duration of trial (years)	9	5
Intervention in active group	Captopril or atenolol	Chlorthalidone with or without atenolol or reserpine
Blood pressure (mm Hg):		
Tight control group	144/82	145/71
Less tight control group	154/87	155/69
Difference	10/5	10/2
Outcome (relative risk (95% CI)):		
Death related to diabetes	0.68 (0.49 to 0.94)	Not reported
Myocardial infarction, fatal or non-fatal, and sudden death	0.79 (0.59 to 1.07)	0.46 (0.24 to 0.88)
Stroke, fatal or non-fatal	0.56 (0.35 to 0.89)	0.78 (0.45 to 1.34)
Microvascular disease	0.64 (0.44 to 0.91)	Not assessed

Surrogate end point	No of patients		No of patients with progression		% of patients with progression		P value	Relative risk for tight control (99% CI)
	Tight control	Less tight control	Tight control	Less tight control	Tight control	Less tight control		
Progression of retinopathy by ≥2 steps								
Median 1.5 years	461	243	93	56	20.2	23.1	0.38	0.88 (0.60 to 1.29)
Median 4.5 years	411	207	113	76	27.5	36.7	0.019	0.75 (0.55 to 1.02)
Median 7.5 years	300	152	102	78	34.0	51.3	0.0038	0.66 (0.50 to 0.89)
Deterioration in vision by ≥3 ETDRS lines								
Median 1.5 years	575	293	31	20	5.4	6.8	0.39	0.79 (0.39 to 1.62)
Median 4.5 years	523	257	39	23	7.5	8.9	0.47	0.83 (0.44 to 1.59)
Median 7.5 years	332	180	34	35	10.2	19.4	0.0036	0.53 (0.30 to 0.93)
Urinary albumin ≥50 mg/l								
3 years	618	317	113	75	18.3	23.7	0.052	0.77 (0.55 to 1.09)
6 years	543	274	110	78	20.3	28.5	0.0085	0.71 (0.51 to 0.99)
9 years	299	166	86	55	28.8	33.1	0.33	0.87 (0.60 to 1.26)
Urinary albumin ≥300 mg/l								
3 years	618	317	20	18	3.2	5.7	0.073	0.57 (0.25 to 1.29)
6 years	543	274	29	24	5.3	8.6	0.061	0.61 (0.31 to 1.21)
9 years	299	166	21	11	7.0	6.6	0.87	1.06 (0.42 to 2.67)
Abnormal Q, ST, or T waves in electrocardiogram								
Median 1.5 years	695	350	45	27	6.5	7.7	0.46	0.84 (0.46 to 1.54)
Median 4.5 years	597	297	58	29	9.7	9.8	0.98	1.00 (0.57 to 1.74)
Median 7.5 years	370	199	29	30	7.8	15.1	0.0069	0.52 (0.28 to 0.98)
Abnormal Q waves in electrocardiogram								
Median 1.5 years	695	350	221	121	31.8	34.6	0.37	0.92 (0.73 to 1.17)
Median 4.5 years	597	297	206	136	34.5	45.8	0.0011	0.75 (0.61 to 0.94)
Median 7.5 years	370	199	133	90	35.9	45.2	0.031	0.80 (0.61 to 1.04)

ETDRS = early treatment of diabetic retinopathy study

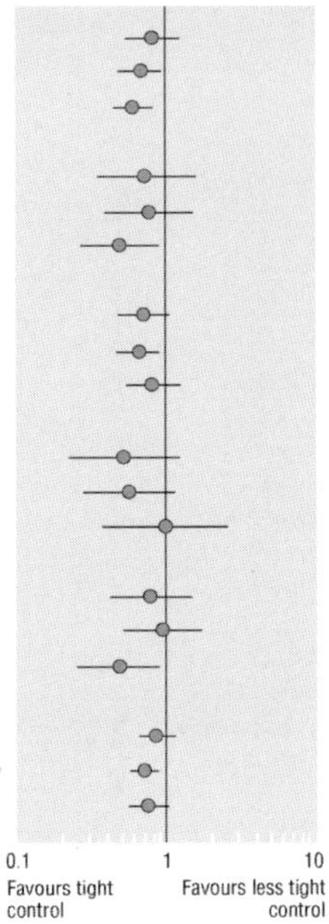

Fig 9 Numbers of patients who attained surrogate end points, with relative risks comparing tight control of blood pressure with less tight control

tion or in the proportion of patients who had a twofold increase in plasma creatinine concentration between the two groups.

Neuropathy—The surrogate indices of neuropathy and autonomic neuropathy were not significantly different between the two groups.

ECG abnormality—By median 7.5 years the tight control group had a lower proportion of Q wave ECG abnormalities than the less tight control group, 29/370 and 30/199 (7.8% and 15.1%, P=0.007) respectively, a 48% risk reduction. ST and T wave abnormalities were also reduced in the tight control group (fig 9). There was no difference between the allocations for other surrogate indices of macrovascular disease.

There was no significant difference between the groups in the proportion of patients who developed surrogate indices for macrovascular disease.

Side effects

Hypoglycaemia—There was no significant difference in the cumulative incidence of hypoglycaemia in the groups assigned to tight and less tight blood pressure control, with 6.1% and 4.4% respectively having a major hypoglycaemic attack. The cause of death in one patient in the group assigned to less tight control of blood pressure was attibuted to hypoglycaemia.

Weight gain—Mean weight gain was similar in the two groups (1.3 kg in the group assigned to less tight control and 2.0 kg in the tight control; P=0.13).

Discussion

This paper reports that patients with hypertension and type 2 diabetes assigned to tight control of blood pressure achieved a significant reduction in risk of 24% for any end points related to diabetes, 32% for death related to diabetes, 44% for stroke, and 37% for microvascular disease. In addition there was a 56% reduction in risk of heart failure. The mean blood pressure over nine years was 144/82mm Hg on tight control compared with a less tight control mean of 154/87mm Hg. In comparison, intensive blood glucose control in the UK prospective diabetes study decreased the risk of any diabetes related end point by 12% (P=0.029) and microvascular disease by 25% (P=0.0099).[23]

Comparison of cardiovascular results with other studies—The risk reduction for strokes is similar to results from a meta-analysis of clinical trials of improved blood pressure control in the general population, which showed risk reductions of 42% for strokes and 12% for myocardial infarction.[14] The reduction in cardiovascular end points is in accord with the results of the Systolic Hypertension in the Elderly Program for the 568 patients with non-insulin treated type 2 diabetes whose mean age was 70 and mean blood pressure 170/76mm Hg at baseline (table 2).[30] The Hypertension Optimal Treatment study showed a reduction in cardiovascular mortality for 1501 diabetic patients randomly allocated a target diastolic blood pressure of ≤80mm Hg,[31] although the blood pressures acheived have not been published. Intensive blood pressure control in the diabetic subgroup of the Hypertension Detection and Follw-up Program showed no effect on all cause mortality.[32]

Retinopathy—The was a 34% reduction in the rate of progression of retinopathy by two or more steps using the modified ETDRS final scale. The 47% reduction in the deterioration of visual acuity by three lines using the ETDRS chart (equivalent to a change from 6/6 to 6/12 or 6/9 to 6/18 on the Snellen chart) suggests that tight blood pressure control also prevented the development of diabetic maculopathy, which is the main cause of visual impairment in type 2 diabetes.[33] In the UK prospective diabetes study diabetic maculopathy occurred in 78% of patients requiring retinal photocoagulation. As diabetic maculopathy responds less well to laser retinal photocoagulation than proliferative retinopathy,[34 35] reducing the risk of maculopathy by tight blood pressure control might provide a major clinical benefit in reducing the risk of blindness. To our knowledge this is the first report in patients with type 2 diabetes to show that tight blood pressure control reduces the risk of clinical complications from diabetic eye disease.

Renal disease—The proportion of patients in the group assigned to tight blood pressure control who had a urinary albumin concentration of >50 mg/l at six years of follow up was only significantly lower than in the group assigned to less tight control at six years follow-up. Good control of blood pressure in patients with renal failure prevents progression of established renal failure in type 1 diabetes.[18 19 36] Ravid et al also showed in 49 normotensive subjects with type 2 diabetes and microalbuminuria (mean 143 mg/24 h (range 30-290)) that improved blood pressure control with enalapril prevented an increase in urine albumin excretion and gave a slower decline in renal function.[37] Previous epidemiological studies have shown an association between hypertension and albuminuria in patients with type 2 diabetes who do not have renal failure.[11 12]

High blood pressure in type 2 diabetes—Hypertension remains underrecognised and undertreated in the diabetic as well as in the general population. In the 1995 health survey for England 40% of the general population with hypertension (World Health Organisation criteria: >160 mm Hg systolic, >95 mm Hg diastolic) were not treated and one third of the treated subjects still had a blood pressure greater than 160/95 mm Hg. The mean blood pressure in the group assigned to less tight control of blood pressure in the hypertension in diabetes study over nine years of follow up from a mean age of 56 at recruitment was 154/87 mm Hg. In the second national health and nutrition survey of 1976-80 in the United States 28% of hypertensive diabetic patients had blood pressures of ≥160 mm Hg or ≥95 mm Hg.[9]

In this study the mean blood pressure in the group assigned to tight blood pressure control was 144/82 mm Hg which is lower than the blood pressures often achieved in hypertensive subjects with or without diabetes. Advisory groups have recommended that the goals for blood pressure in diabetic patients should be <140/90 mm Hg,[38–40] <140/85 mm Hg,[41] or <130/85 mm Hg.[42 43] These recommendations are based on studies in the general population[14] and in patients with type 1 diabetes with microalbuminuria or established nephropathy.[18 19] Guidelines were formulated on the assumption that data relating to hypertensive non-diabetic subjects and relatively young patients with type 1 diabetes also applied to those with type 2 diabetes. The prevention of both macrovascular and microvascular disease observed in this study provides evidence for the necessity of tight blood pressure control in type 2 diabetes. The recommendations for the less strict "fair" or "acceptable" blood pressure control targets by some of the advisory groups of ≤160/95 mm Hg,[38] <160/90 mm Hg,[40 41] or <150/90 mm Hg[39] need to be reviewed in the light of the results of our study.

Key messages

- This study showed that tight control of blood pressure based on captopril or atenolol as first agents and aiming for both a systolic blood pressure <150 mm Hg and diastolic pressure <85 mm Hg achieved a mean 144/82 mm Hg compared with 154/87 mm Hg in a control group
- 29% of patients in the tight control group required three or more hypotensive treatments
- Tight control of blood pressure reduced the risk of any non-fatal or fatal diabetic complications and of death related to diabetes; deterioration in visual acuity was also reduced
- Reducing blood pressure needs to have high priority in caring for patients with type 2 diabetes

Conclusion

Hypertension is common in patients with type 2 diabetes, with a prevalence of 40-60% over the age range of 45 to 75. This study, embedded within the UK prospective diabetes study, shows that treatment with an angiotensin converting enzyme inhibitor or β blocker aiming for a blood pressure of <150/85 mm Hg substantially reduces the risk of death and complications due to diabetes. The management of blood pressure should have a high priority in the treatment of type 2 diabetes.

We appreciate the cooperation of the patients and many NHS and non-NHS staff at the centres. We thank Philip Bassett for editorial assistance, and Caroline Wood, Kathy Waring, and Lorraine Mallia for typing the manuscripts.

Contributors: Clinical centres of the hypertension in diabetes study: M R Stearne, S L Palmer, M S Hammersley, S L Franklin, R S Spivey, J C Levy, C R Tidy, N J Bell, J Steemson, B A Barrow, R Coster, K Waring, L Nolan, E Truscott, N Walravens, L Cook, H Lampard, C Merle, P Parker, J McVittie, I Draisey (Radcliffe Infirmary, Oxford); L E Murchison, A H E Brunt, M J Williams, D W Pearson, X M P Petrie, M E J Lean, D Walmsley, F Lyall, E Christie, J Church, E Thomson, A Farrow, J M Stowers, M Stowers, K McHardy, N Patterson (Royal Infirmary, Aberdeen); A D Wright, N A Levi, A C I Shearer, R J W Thompson, G Taylor, S Rayton, M Bradbury, A Glover, A Smyth-Osbourne, C Parkes, J Graham, P England, S Gyde, C Eagle, B Chakrabarti, J Smith, J Sherwell (Birmingham General Hospital); E M Kohner, A Dornhorst, M C Doddridge, M Dumskyj, S Walji, P Sharp, M Sleightholm, G Vanterpool, C Rose, G Frost, M Roseblade, S Elliott, S Forrester, M Foster, K Myers, R Chapman (Hammersmith Hospital, London); J R Hayes, R W Henry, M S Featherston, G P R Archbold, M Copeland, R Harper, I Richardson, S Martin, M Foster, H A Davison, (City Hospital, Belfast); D R Hadden, L Kennedy, A B Atkinson, A M Culbert, C Hegan, H Tennet, N Webb, I Robinson, J Holmes, M Foster, P M Bell, D R McCance, J Rutherford, S Nesbitt (Royal Victoria Hospital, Belfast); A S Spathis, S Hyer, M E Nanson, L M James, J M Tyrell, C Davis, P Strugnell, M Booth, H Petrie, D Clark, B Rice, S Hulland, J L Barron (St Helier Hospital, Carshalton); J S Yudkin, B J Gould, J Singer, A Badenock, S Walji, M Eckert, K Alibhai, E Marriot, C Cox, R Price, M Fernandez, A Ryle, S Clarke, G Wallace, E Mehmed, S MacFarlane (Whittington Hospital, London); R H Greenwood, J Wilson, M J Denholm, R C Temple, K Whitfield, F Johnson, C Munroe, S Gorick, E Duckworth, M Flatman, S Rainbow (Norfolk and Norwich Hospital, Norwich); L J Borthwick, D J Wheatcroft, R J Seaman, R A Christie, W Wheatcroft, P Musk, J White, S McDougal, M Bond, P Raniga (Lister Hospital, Stevenage); R W Newton, R T Jung, C Roxburgh, B Kilgallon, L Dick, M Foster, N Waugh, S Kilby, A Ellingford, J Burns (Ninewells Hospital, Dundee); C V Fox, M C Holloway, H M Coghill, N Hein, A Fox, W Cowan, M Richard, K Quested, S J Evans (Northampton Hospital); R B Paisey, N P R Brown, A J Tucker, R Paisey, F Garrett, J Hogg, P Park, K Williams, P Harvey, R Wilcocks, S Mason, J Frost, C Warren, P Rocket, L Bower (Torbay Hospital); J M Roland, D J Brown, J Youens, K Stanton-King, H Mungall, V Ball, W Maddison, D Donnelly, S King, P Griffin, S Smith, S Church, G Dunn, A Wilson, K Palmer (Peterborough General Hospital); P M Brown, D Humphriss, A J M Davidson, R Rose, L Armistead, S Townsend, P Poon (Scarborough Hospital); I D A Peacock, N J C Culverwell, M H Charlton, B P S Connolly, J Peacock, J Barrett, J Wain, W Beeston, G King, P G Hill (Derbyshire Royal Infirmary, Derby); A J M Boulton, A M Robertson, V Katoulis, A Olukoga, H McDonald, S Kumar, F Abouaesha, B Abuaisha, E A Knowles, S Higgins, J Booker, J Sunter, K Breislin, R Parker, P Raval, J Curwell, H Davenport, G Shawcross, A Prest, J Grey, H Cole, C Sereviratne (Manchester Royal Infirmary); R J Young, T L Dornan, J R Clyne, M Gibson, I O'Connell, L M Wong, S J Wilson, K L Wright, C Wallace, D McDowell (Hope Hospital, Salford); A C Burden, E M Sellen, R Gregory, M Roshan, N Vaghela, M Burden, C Sherriff, J Clarke, J Grenfell (Leicester General Hospital); J E Tooke, K MacLeod, C Searnark, M Rammell, C Pym, J Stockman, C Yeo, J Piper, L Leighton, E Green, M Hoyle, K Jones, A Hudson, A J James, A Shore, A Higham, B Martin (Royal Devon and Exeter Hospital, Exeter).

Coordinating centre: R C Turner, R R Holman (chief investigators); D R Matthews, H A W Neil (additional investigators); I M Stratton, C A Cull, H J McElroy, Z Mehta (statisticians); S E Manley (biochemist); V Frighi (research associate); R Peto (consultant statistician); A I Adler (epidemiologist); P A Bassett (administrator); D R Matthews (Oxford), A D Wright (Birmingham), T L Doman (Salford) (end point assessors); E M Kohner, S Aldington, H Lipinski, R Collum, K I Harrison, C Macintyre, S Skinner, A Mortemore, D Nelson, S Cockley, S Levien, L Bodsworth, R Willox, T Biggs, S Dove, E Beattie, M Gradwell, S Staples, R Lam, F Taylor, L Leung (retinal photography grading); M J Payne, R D Carter, S M Brownlee, K E Fisher, K Islam, R Jelfs, P A Williams, F A Williams, P J Sutton, A Ayres, L J Logie, M A Evans, L A Stowell (laboratory staff); E A Eeley (Oxford) (dietitian); I Ross (Aberdeen) (consultant biochemist); I A Kennedy (applications programmer); D Croft, E A Harris (database clerks); A H Keen, C Rose (Guy's Hospital) (electrocardiographic coding); M Raikou, A M Gray, A J McGuire, P Fenn (Oxford) (health economists); Z Mehta (Oxford), A E Fletcher, C Bulpitt, C Battersby (Hammersmith), J S Yudkin (Whittington) (quality of life questionnaire); R Stevens (Oxford) (mathematical modeller).

Previous participants: S F Oakes (administrator); J I Mann (epidemiologist); A Smith, Z Nugent (statisticians).

Committees: C A Cull, V Frighi, R R Holman, S E Manley, D R Matthews, H A W Neil, I M Stratton, R C Turner (United Kingdom prospective diabetes study data committee); W J H Butterfield, W R S Doll, R Eastman, F R Ferris, R R Holman, N Kurinij, R Peto, K McPherson, R F Mahler, T W Meade, G Shafer, R C Turner, P J Watkins, D Siegel (previous member) (Data monitoring and ethics committee). C V Fox, D R Hadden, R R Holman, D R Matthews, R C Turner, A D Wright, J S Yudkin (Policy Advisory Group). A B Atkinson, R R Holman, J G G Ledingham, L E Ramsay, R C Turner, A E G Raine (previous member) (Steering Committee for Hypertension in Diabetes Study). D J Betteridge, R D Cohen, D Currie, J Darbyshire, J V Forrester, T Guppy, R R Holman, D G Johnston, A McGuire, M Murphy, A M el-Nahas, B Pentecost, D Spiegelhalter, R C Turner (Medical Research Council and British Diabetic Association steering committee).

Guarantor: R C Turner.

Funding: The UK prospective diabetes study and the hypertension in diabetes study was funded by grants from the Medical Research Council, British Diabetic Association, Department of Health, the United States National Eye Institute and the United States National Institute of Diabetes, Digestive and Kidney Disease in the National Institutes of Health, the British Heart Foundation, the Charles Wolfson Charitable Trust, the Clothworkers' Foundation, the Health Promotion Research Trust, the Alan and Babette Sainsbury Trust, the Oxford University Medical Research Fund Committee, and pharmaceutical companies, including Novo-Nordisk, Bayer, Bristol-Myers Squibb, Hoechst, Lilly, Lipha, and Farmitalia Carlo Erba. GlaxoWellcome, Smith-Kline Beecham, Pfizer, Zeneca, Pharmacia and Upjohn, and Roche provided grants for health economics and epidemiological studies. Boehringer Mannheim, Becton Dickinson, Owen Mumford, Securicor, Kodak, and Cortecs Diagnostics gave additional help.

Conflict of interest: None.

1 Garcia MJ, McNamara PM, Gordon T, Kannell WB. Morbidity and mortality in diabetics in the Framingham population. Sixteen year follow-up. *Diabetes* 1974;23:105-11.
2 Stamler J, Vaccaro O, Neaton JD, Wentworth D. Diabetes, other risk factors, and 12 year cardiovascular mortality for men screened in the multiple risk factor intervention trial. *Diabetes Care* 1993;16:434-44.
3 Manson JAE, Colditz GA, Stampfer MJ, Willett WC, Krolewski AS, Rosner B, et al. A prospective study of maturity-onset diabetes mellitus and risk of coronary heart disease and stroke in women. *Arch Intern Med* 1991;151:1141-7.
4 Perneger TV, Brancati FL, Whelton PK, Klag MJ. End-stage renal disease attributable to diabetes mellitus. *Ann Intern Med* 1994;121:912-8.
5 Klag MJ, Whelton PK, Randall BL, Neaton JD, Brancati FL, Ford CE, et al. Blood pressure and end stage renal disease in men. *N Engl J Med* 1996;334:13-8.
6 United Kingdom Prospective Diabetes Study Group. UK Prospective Diabetes Study 23: risk factors for coronary artery disease in non-insulin dependent diabetes. *BMJ* 1998;316:823-8.
7 Hypertension in Diabetes Study Group. HDS 1: Prevalence of hypertension in newly presenting type 2 diabetic patients and the association with risk factors for cardio-vascular and diabetic complications. *J Hypertens* 1993;11:309-17.
8 Prescott-Clarke P, Primatesta P, eds. *Health survey for England 1995*. London: HMSO, 1997.
9 Harris MI, Cowie CC, Stern MP, Boyko EJ, Reiber GE, Bennett PH, eds. *Diabetes in America*. 2nd ed. Washington, DC: National Institutes of Health, National Institute of Diabetes and Digestive and Kidney Diseases, 1995.
10 Hypertension in Diabetes Study Group. HDS 2: Increased risk of cardio-vascular complications in hypertensive type 2 diabetic patients. *J Hypertens* 1993;11:319-25.
11 United Kingdom Prospective Diabetes Study Group. UK Prospective Diabetes Study X: urinary albumin excretion over 3 years in diet-treated type 2 (non-insulin-dependent) diabetic patients, and association with hypertension, hyperglycaemia and hypertriglyceridaemia. *Diabetologia* 1993;36:1021-9.
12 Nelson RG, Bennett PH, Beck GJ, Tan M, Knowler WC, Mitch WE, et al. Development and progression of renal disease in Pima Indians with non-insulin-dependent diabetes mellitus. *N Engl J Med* 1996;335:1636-42.
13 United Kingdom Prospective Diabetes Study Group. UK Prospective Diabetes Study 30: diabetic retinopathy at diagnosis of type 2 diabetes and associated risk factors. *Arch Ophthalmol* 1998;116:297-303.
14 Collins R, MacMahon S. Blood pressure, antihypertensive drug treatment and the risks of stroke and of coronary heart disease. *Br Med Bull* 1994;50:272-98.
15 Collins R, Peto R, MacMahon S, Herbert P, Fiebach NH, Eberlein KA, et al. Blood pressure, stroke, and coronary heart disease. Part 2. Short-term reductions in blood pressure: overview of randomised drug trials in their epidemiological context. *Lancet* 1990;335:827-38.
16 Medical Research Council Working Party. MRC trial of treatment of hypertension in older adults: principal results. *BMJ* 1992;304:405-12.
17 Sanderson S. Hypertension in the elderly: pressure to treat? *Health Trends* 1996;28: 4:117-21.
18 Parving HH, Andersen M, Smidt UH, Hommel E, Mathiesen ER, Svendsen PA. Effect of antihypertensive treatment on kidney function in diabetic nephropathy. *BMJ* 1987;294:1443-7.
19 Mogensen C, Keane W, Bennett P, Jerums G, Parving H, Passa P, et al. Prevention of diabetic renal disease with special reference to microalbuminuria. *Lancet* 1995;346:1080-4.
20 Mogensen CE. Systemic blood pressure and glomerular leakage with particular reference to diabetes and hypertension. *J Intern Med* 1994;235:297-316.
21 Hypertension in Diabetes Study Group. HDS 3: Prospective study of therapy in type 2 diabetic patients—efficacy of ACE inhibitor and β-blocker. *Diabet Med* 1994;11:773-82.
22 United Kingdom Prospective Diabetes Study Group. UK prospective diabetes study VIII: study design, progress and performance. *Diabetologia* 1991;34:877-90.

23 United Kingdom Prospective Diabetes Study Group. UK prospective diabetes study 33: intensive blood glucose control with sulphonylureas or insulin compared with conventional treatment and risk of complications in patients with type 2 diabetes *Lancet* 1998;352:837-53.
24 British Diabetic Association. Dietary recommendations for diabetics for the 1980s. *Hum Nutr Appl Nutr* 1982;36:378-94.
25 Systolic Hypertension in the Elderly Program Cooperative Research Group. Prevention of stroke by antihypertensive drug treatment in older persons with isolated systolic hypertension. Final results of the systolic hypertension in the elderly program (SHEP). *JAMA* 1991;265:3255-64.
26 Dahlof B, Lindholm L, Hansson L, Scheriten B, Ekbom T, Wester PO. Morbidity and mortality in the Swedish trial in old patients with hypertension (STOP-Hypertension). *Lancet* 1991;338:1281-5.
27 United Kingdom Prospective Diabetes Study Group. UK Prospective Diabetes Study XI: biochemical risk factors in type 2 diabetic patients at diagnosis compared witn age-matched normal subjects. *Diabet Med* 1994;11:534-44.
28 Manley SE, Burton ME, Fisher KE, Cull CA, Turner RC. Decreases in albumin/creatinine and N-acetylglucosaminidase/creatinine ratios in urine samples stored at −20°C. *Clin Chem* 1992;38:2294-9.
29 UK Prospective Diabetes Study Group. Efficacy of atenolol and captopril in reducing risk of macrovascular and microvascular complications in type 2 diabetes: UKPDS 39. *BMJ* 1998;317:713-20.
30 Curb JD, Pressel SL, Cutler JA, Savage P, Applegate WB, Black H, et al. Effect of diuretic-based antihypertensive treatment on cardiovascular disease risk in older diabetic patients with isolated systolic hypertension. Systolic Hypertension in the Elderly Program Cooperative Research Group. *JAMA* 1996;276:1886-92.
31 Hansson L, Zanchetti A, Carruthers SG, Dahlf B, Elmfeldt D, Julius S, et al. Effect of intensive blood-pressure lowering and low-dose aspirin in patients with hypertension: principal results of the hypertension optimal treatment (HOT) randomised trial. *Lancet* 1998;351:1755-62.
32 Hypertension Detection and Follow-up Program Cooperative Group. Mortality findings for stepped-care and referred-care participants in the Hypertension Detection and Follow-up Program, stratified by other risk factors. *Prev Med* 1985;14:312-35.
33 Klein R, Moss SE, Klein BE, Davis MD, DeMets DL. The Wisconsin Epidemiologic Study of Diabetic Retinopathy. XI. The incidence of macular edema. *Ophthalmology* 1989;96:1501-10.
34 Davies EG, Petty RG, Kohner EM. Long term effectiveness of photocoagulation for diabetic maculopathy. *Eye* 1989;3:764-7.
35 British Multicentre Group. Photocoagulation for proliferative diabetic retinopathy: a randomised controlled clinical trial using the xenon-arc. *Diabetologia* 1984;26:109-15.
36 Parving HH, Hommel E, Smidt UM. Protection of kidney function and decrease in albuminuria by captopril in insulin dependent diabetics with nephropathy. *BMJ* 1987;297:1086-91.
37 Ravid M, Savin H, Jutrin I, Bental T, Lang R, Lishner M. Long-term effect of ACE inhibition on development of nephropathy in diabetes mellitus type II. *Kidney Int* 1994;45(suppl):S161-4.
38 Alberti KGMM, Gries FA, Jervell J, Krans HM. A desktop guide for the management of non-insulin-dependent diabetes mellitus (NIDDM): an update. *Diabetic Med* 1994;11:899-909.
39 Canadian Diabetes Advisory Board. Clinical practice guidelines. *Can Med Assoc J* 1992;147:697-712.
40 Bauduceau B, Chatellier G, Cordonnier D, Marre M, Mimran A, Monnier L, et al. Hypertension arterielle et diabète. Membres des conseils d'administration et scientifiques de l'ALFEDIAM. *Diabetes Metab* 1996;22:64-76.
41 RR Associates. *Blood pressure and diabetes: everyone's concern*. London: British Diabetic Association, 1994.
42 American Diabetes Association. Standards of medical care for patients with diabetes mellitus. *Diabetes Care* 1998;21(suppl):S23-31.
43 Joint National Committee on Prevention, Detection, Evaluation and Treatment of High Blood Pressure. Sixth report. *Arch Intern Med* 1997;157:2413-46.

(Accepted 17 August 1998)

BMJ 1998; **317**: 1185-90

The unpredictability paradox: review of empirical comparisons of randomised and non-randomised clinical trials

Regina Kunz, Andrew D Oxman

Abstract

Objective To summarise comparisons of randomised clinical trials and non-randomised clinical trials, trials with adequately concealed random allocation versus inadequately concealed random allocation, and high quality trials versus low quality trials where the effect of randomisation could not be separated from the effects of other methodological manoeuvres.

Design Systematic review.

Selection criteria Cohorts or meta-analyses of clinical trials that included an empirical assessment of the relation between randomisation and estimates of effect.

Data sources Cochrane Review Methodology Database, Medline, SciSearch, bibliographies, hand searching of journals, personal communication with methodologists, and the reference lists of relevant articles.

Main outcome measures Relation between randomisation and estimates of effect.

Results Eleven studies that compared randomised controlled trials with non-randomised controlled trials (eight for evaluations of the same intervention and three across different interventions), two studies that compared trials with adequately concealed random allocation and inadequately concealed random allocation, and five studies that assessed the relation between quality scores and estimates of treatment effects, were identified. Failure to use random allocation and concealment of allocation were associated with relative increases in estimates of effects of 150% or more, relative decreases of up to 90%, inversion of the estimated effect and, in some cases, no difference. On average, failure to use randomisation or adequate concealment of allocation resulted in larger estimates of effect due to a poorer prognosis in non-randomly selected control groups compared with randomly selected control groups.

Conclusions Failure to use adequately concealed random allocation can distort the apparent effects of care in either direction, causing the effects to seem either larger or smaller than they really are. The size of these distortions can be as large as or larger than the size of the effects that are to be detected.

Introduction

> Observational evidence is clearly better than opinion, but it is thoroughly unsatisfactory. All research on the effectiveness of therapy was in this unfortunate state until the early 1950s. The only exceptions were the drugs whose effect on immediate mortality were so obvious that no trials were necessary, such as insulin, sulphonamide, and penicillin.[1]

"The basic idea, like most good things, is very simple."[1] Randomisation is the only means of controlling for unknown and unmeasured differences between comparison groups as well as those that are known and measured. Random assignment removes the potential of bias in the assignment of patients to one intervention or another by introducing unpredictability. When alternation or any other preset plan (such as time of admission) is used, it is possible to arrange to enter a patient into a study at an opportune moment. With randomisation, however, each patient's treatment is assigned according to the play of chance. It is a paradox that unpredictability is introduced into the design of clinical trials by using random allocation to protect against the unpredictability of the extent of bias in the results of non-randomised clinical trials.

Despite this simple logic, and many examples of harm being done because of delays in conducting randomised trials, there are limitations to the use of randomised trials, both real and imagined, and scepticism about the value of randomisation.[2-5] We believe this scepticism is healthy. It is important to question assumptions about research methods, and to test these assumptions empirically, just as it is important to test assumptions about the effects of health care. In this paper we have attempted systematically to summarise empirical studies of the relation between randomisation and estimates of effect.

Methods

We included four types of comparisons in our review: randomised clinical trials versus non-randomised clinical trials of the same intervention, randomised clinical trials versus non-randomised clinical trials across different interventions, adequately concealed random allocation versus inadequately concealed random allocation in trials, and high quality trials versus low quality trials in which the specific effect of randomisation or allocation concealment could not be separated from the effect of other methodological manoeuvres such as double blinding. Both descriptive and analytical assessments of the relation between the use of random allocation and estimates of effect are included, based on cohorts or meta-analyses of clinical trials.

We identified studies from the Cochrane Review Methodology Database,[6] other methodological bibliographies, Medline, and SciSearch, and by hand searching journals, personal communication with methodologists, and checking the reference lists of relevant articles. These searches were conducted up to July 1998. Potentially relevant citations were retrieved and assessed for inclusion independently by both authors. Disagreements were resolved by discussion.

We used the following criteria to appraise the methodological quality of included studies: Were explicit criteria used to select the trials? Did two or more investigators agree regarding the selection of

Department of Nephrology, Charité, Berlin, Germany
Regina Kunz, *registrar*

Health Services Research Unit, National Institute of Public Health, Oslo, Norway
Andrew D Oxman, *director*

Correspondence to: Dr Oxman andrew.oxman@labmed.uio.no

BMJ 1998;317:1185–90

trials? Was there a consecutive or complete sample of clinical trials? Did the study control for other methodological differences such as double blinding and complete follow up? Did the study control for clinical differences in the participants and interventions in the included trials? Were similar outcome measures used in the included trials? The overall quality of each study was summarised as: no important flaws, possibly important flaws, or major flaws.

For each study one of us (RK) extracted information about the sample of clinical trials, the comparison that was made, the type of analysis undertaken, and the results, and the other checked the extracted data against the published article. The reported relation between randomisation and estimates of effect was recorded and, if possible, converted to the relative overestimation or underestimation of the relative risk reduction. We prepared tables for each type of comparison to facilitate a qualitative analysis of the extent to which the included studies yielded similar results, and heterogeneity in the included studies was explored both within and across comparisons.

In summarising the results we have assumed that evidence from randomised trials is the reference standard to which estimates from non-randomised trials are compared. However, as with other gold standards, randomised trials are not without flaws, and this assumption is not intended to imply that the true effect is known, or that estimates derived from randomised trials are always closer to the truth than estimates from non-randomised trials.

Results

We have identified 18 cohorts or meta-analyses that met our inclusion criteria, totalling 1211 clinical trials.[7-24] Efforts to develop an efficient electronic search strategy using Medline have thus far not been successful due to poor indexing. Searches for studies that cited Colditz and colleagues,[15] Miller and colleagues,[16] Chalmers and colleagues,[18] or Schulz and colleagues[19] using SciSearch yielded seven additional studies. Searches using SciSearch for studies that cited the other studies meeting our inclusion criteria did not yield any other additional studies. Exploratory hand searching of three methodological journals (*Controlled Clinical Trials*, *Statistics in Medicine*, and the *Journal of Clinical Epidemiology*) for four years (1970, 1980, 1990, and 1995) yielded a single relevant study published in 1990. The 18 included studies were published in 14 different journals. The majority of studies were identified through personal communication with methodologists and through bibliographies and reference lists.

Table 1 Randomised controlled trials (RCTs) compared with non-randomised controlled trials (non-RCTs) of the same intervention

Study	Sample (search strategy)	Comparison	Results	Direction of bias
Chalmers 1977[7]	32 controlled studies of anticoagulation in acute myocardial infarction (systematic)	RCTs with CCTs and HCTs on case fatality rate, rate of thromboembolism, and haemorrhages	Relative risk reduction for mortality overestimated by 35% in HCTs and 6% in CCTs compared with RCTs. Case fatality rate highest in HCTs (38.3%) compared with RCTs (19.6%) and CCTs (29.2%). Similar pattern for thromboembolism	Overestimation of effect
Sacks 1982[8]	Sample of 50 RCTs and 56 HCTs, assessing 6 interventions (treatment of oesophageal varices, coronary artery surgery, anticoagulation in myocardial infarction, chemotherapy for colon cancer and melanoma, and diethylstilboestrol for recurrent miscarriage) (at hand)	RCTs with HCTs on frequency of detecting statistically significant results ($P \leq 0.05$) of primary outcome and reduction of mortality	20% of the RCTs found a statistically significant benefit from the new treatment compared with 79% of the HCTs. Relative risk reduction of mortality in HCTs *v* RCTs was 0.49/0.27 (1.8) for cirrhosis, 0.68/0.26 (2.6) for coronary artery surgery at 3 years, 0.49/0.22 (2.2) for anticoagulation in myocardial infarction, and 0.67/–0.02 for diethylstilboestrol in recurrent miscarriage. Outcomes in treatment groups were similar in both designs, but outcomes in control groups were worse among historical controls	Overestimation of effect
Diehl 1986[9]	19 RCTs and 17 HCTs for 6 types of cancer (breast, colon, stomach, lung cancer, melanoma, soft tissue sarcoma) (reference lists of two textbooks)	Matching of randomised and historical controls for disease, stage, and follow up, and comparison on survival and relapse free survival	18 of 43 matched control groups (42%) varied by >10% (absolute difference in either outcome), 9 (21%) by >20%, and 2 (5%) by >30%. Survival or relapse free survival was better in RCTs compared with HCTs in 17/18 matches	Overestimation of effect
Reimold 1992[10]	6 RCTs and 6 CCTs of chinidine in atrial fibrillation (systematic)	RCTs and CCTs on maintenance of sinus rhythm 3, 6, and 12 months after cardioversion	At 3 months, beneficial effect of maintaining sinus rhythm with chinidine was 54% less in non-RCTs compared with RCTs, and was 76% less at 12 months	Underestimation of effect
Recurrent Miscarriage Immunotherapy Trialists Group 1994[11]	9 RCTs and 6 CCTs (with self selected treatment) of allogenic leucocyte immunotherapy for recurrent miscarriage (systematic)	RCTs and CCTs on live birth rate	Beneficial effect of immunotherapy on birth rate among pregnant women was 9% larger in CCTs compared with RCTs, but was 63% lower in CCTs when all women were considered	Underestimation of effect when all women considered, similar effect for pregnant women
Watson 1994[12]	4 RCTs and 6 CCTs/HCTs of oil soluble contrast media during hysterosalpingography in infertile couples (systematic)	RCTs and CCTs/HCTs on pregnancy rate	RCTs and CCTs/HCTs detected similar increases in pregnancy rates: odds ratio for RCTs 1.92 (95% CI, 1.33 to 2.68) and for CCTs/HCTs 1.92 (1.55 to 2.38)	Similar effect
Pyörälä 1995[13]	11 RCTs and 22 (not further specified) non-RCTs on hormonal therapy in cryptorchidism (systematic)	RCTs and non-RCTs on the descent of testes after therapy with luteinising hormone releasing hormone or human chorionic gonadotrophin	Success rate of descent of testes after therapy with luteinising hormone releasing hormone was 2.3 times larger in non-RCTs than in RCTs and 1.7 times larger after therapy with human chorionic gonadotrophin	Overestimation of effect
Carroll 1996[14]	17 RCTs and 19 non-RCTs (including HCTs or trials with inadequate randomisation procedures) on transcutaneous electrical nerve stimulation (systematic)	RCTs and non-RCTs on control of postoperative pain	Transcutaneous electrical nerve stimulation judged ineffective at improving postoperative pain in 85% of RCTs, while 89% of non-RCTs concluded that it did improve postoperative pain	Overestimation of effect

CCT=concurrently controlled trial; HCT=historically controlled trial.

Table 2 Randomised controlled trials (RCTs) compared with non-randomised controlled trials (non-RCTs) across different interventions

Study	Sample (search strategy)	Comparison	Results	Direction of bias
Colditz 1989[15]	113 studies published in 1980 comparing new interventions with old, identified in leading cardiology, neurology, psychiatry, and respiratory journals (systematic)	36 parallel RCTs, 29 randomised COTs, 46 non-randomised COTs, 3 CCTs, 5 ECTs, 9 observational studies compared for "treatment gain" (Mann-Whitney statistic), and relation between quality score and "treatment gain" assessed	All but one design achieved similar "treatment gains" (0.56-0.65). Overall, 89% of new treatments were rated as improvements, but only non-randomised COTs detected a significantly higher "treatment gain" from the new treatment compared with RCTs (P=0.004). Within RCTs, there was no correlation between quality score and "treatment gain" (P=0.18)	Inconclusive
Miller 1989[16]	188 studies comparing new surgical interventions with old, published in 1983 and identified in leading surgical journals (systematic)	81 RCTs, 15 CCTs, 27 HCTs, 91 observational studies, 7 BASs compared on "treatment gain" (Mann-Whitney), and association between treatment success and study design and the relation between quality score and treatment gains assessed	Non-significant trend towards larger "treatment gains" for new treatments on the principal disease in non-RCTs (0.56 to 0.78) than in RCTs (0.56). For treatment of complications the "treatment gain" was similar across all study designs (0.54 to 0.55) except in BASs (0.90). Within RCTs, there was no correlation between quality scores and treatment gains (P=0.7)	Inconclusive
Ottenbacher 1992[17]	Sample of 30 RCTs and 30 trials with non-random process of allocation, eg matching or HCTs (systematic search of *N Engl J Med* and *JAMA* across several medical specialties)	RCTs and non-RCTs on treatment effects as measured by standardised mean differences	No difference in treatment effect found between non-RCTs (0.23) and RCTs (0.21)	Similar effects

COT=Crossover trial; CCT=concurrently controlled trial; ECT=external control study; BAS=before and after study; HCT=historically controlled trial.

Randomised trials versus non-randomised trials of the same intervention

Table 1 summarises the eight studies comparing randomised clinical trials and non-randomised clinical trials of the same intervention. In five of the eight studies, estimates of effect were larger in non-randomised trials. Outcomes in the randomised treatment groups and non-randomised treatment groups were frequently similar, but worse outcomes among historical controls spuriously increased the estimated treatment effects. One study found comparable results for both allocation procedures, and two studies reported smaller treatment effects in non-randomised studies. In one study the smaller estimate of effect was due to a poorer prognosis for patients in the non-randomised treatment groups. The deviation of the estimates of effect for non-randomised trials compared with randomised trials ranged from an underestimation of effect of 76% to an overestimation of effect of 160%.

Randomised trials versus non-randomised trials across different interventions

The evidence from comparisons across different interventions and various study designs (randomised controlled trials and non-randomised controlled trials, crossover designs, and observational studies) is less clear (table 2). In all three studies several study designs and clinical conditions were combined and their diverse outcomes converted to a standardised effect size. There was substantial clinical heterogeneity, and there were many other factors that could distort or mask a possible association between randomisation and estimates of effect. No consistent relation between study design or quality and the magnitude of the estimates of effect was detected.

Adequately concealed allocation versus inadequately concealed allocation

Concealed random allocation to treatment—that is, blinding of the randomisation schedule to prevent subversion by the investigators or trial participants—should ensure protection against biased allocation. Chalmers and colleagues found that within randomised controlled trials failure adequately to conceal allocation was associated with larger imbalances in prognostic factors and larger treatment effects (table 3).[18] They reported a more than sevenfold overestimation of the treatment effect in trials with inadequately concealed allocation. They did not, however, control for other methodological factors in their descriptive analysis.[18] Schulz and colleagues conducted a multivariate analysis that controlled for blinding and completeness of follow up, which yielded similar results.[19] They found that inadequately concealed random allocation (for example, alternation) compared with adequately concealed random allocation (for example, assignment by a central office) resulted in

Table 3 Trials with adequately concealed allocation compared with inadequately concealed allocation

Study	Sample (search strategy)	Comparison	Results	Direction of bias
Chalmers 1983[18]	145 controlled trials of treatment for acute myocardial infarction (systematic)	Studies with different allocation schemes (non-random, non-concealed random, and concealed random allocation) on maldistribution of prognostic variables, frequency of significant outcomes, and case fatality rates	In non-RCTs, non-concealed RCTs, and RCTs with concealed allocation, the maldistribution of prognostic factors was 34%, 7%, and 3.5% respectively, frequency of significant outcomes was 25%, 11%, and 5% respectively, average relative risk reduction for mortality was 33%, 23%, and 3% respectively. Case fatality rate for control groups was 32%, 23%, and 16% and for treatment groups was 21%, 18%, and 16% respectively	Overestimation of effect
Schulz 1995[19]	250 RCTs from 33 meta-analyses (Cochrane Pregnancy and Childbirth Database)	Association between methodological features of controlled trials (allocation concealment, double blinding, and follow up), and treatment effect (odds ratio)	Treatment effect overestimated by 41% in RCTs with inadequate concealment and by 30% in RCTs with unclear adequacy of concealment compared with those with adequate concealment ($P \leq 0.001$) after adjustment for other methodological features. Studies with no double blinding overestimated treatment effect by 17% compared with double blinded studies (P =0.01). Lack of complete follow up had no influence on treatment effect (7%, P=0.32)	Overestimation of effect

RCT=Randomised controlled trial.

Table 4 Studies of high quality trials compared with low quality trials

Study	Sample (search strategy)	Comparison	Results	Direction of bias
Emerson 1990[20]	Sample of 7 meta-analyses with 107 primary studies where full information about quality scores was available (at hand)	Assessment of relation between quality score and (a) observed treatment difference and (b) variation of observed treatment difference	No correlation detected between either quality score and treatment difference or variation of treatment difference within each meta-analysis or in combined analysis (P=0.29)	Similar effects
Imperiale 1990[21]	Meta-analysis of 11 RCTs of steroids in alcoholic hepatitis (systematic)	Short term mortality in studies with high and low methodological quality	In studies with low quality, relative risk reduction on mortality was 86% smaller than the reduction observed in high quality studies. In studies with low quality and hepatic encephalopathy no effect was observed, while the relative risk reduction of mortality in high quality studies was 55%	Underestimation of effect
Nurmohamed 1992[22]	Meta-analysis of 35 surgical and orthopaedic RCTs on low molecular weight heparin as thromboprophylaxis (systematic)	Relative risk reduction for deep vein thrombosis and pulmonary embolism in studies of high and low methodological quality	In studies with low quality, relative risk reduction for venous thrombosis in surgical trials was 2.6 times larger, and in orthopaedic trials 1.4 times larger, than studies with high quality. Relative risk reduction for pulmonary embolus in surgical trials was 1.7 times larger, and in orthopaedic trials 2.8 times larger, than studies with high quality	Overestimation of effect
Khan 1996[23]	Meta-analysis of 9 RCTs (parallel or crossover design) evaluating the effect of anti-oestrogen treatment in male infertility (systematic)	Pregancy rates in studies with high and low methodological quality	In studies of low quality, pregnancy rate increased under treatment (odds ratio 2.6), but declined under treatment in high quality studies (0.5)	Reversal of effect
Ortiz 1998[24]	Meta-analysis of 7 RCTs on the effect of folic or folinic acid *v* placebo (systematic)	Frequency of gastrointestinal side effects in studies with high and low methodological quality	In studies with low quality there was a 43% reduction in the odds ratio of side effects (0.57) compared with a 70% reduction in studies with high quality (0.3)	Underestimation of effect

RCT=Randomised controlled trial.

estimates of effect (odds ratios) that were on average 40% larger.

High quality trials versus low quality trials

Considerable differences in the observed treatment effect were detected when the results of high quality studies were compared with those of low quality studies in the context of systematic reviews of specific health care (table 4). In these studies the estimates of effect were distorted in both directions and even caused the alarming situation of a harmful intervention associated with a reduction in pregnancies (odds ratio 0.5, on the basis of high quality studies) seeming beneficial in low quality studies (odds ratio 2.6, on the basis of low quality studies). In two meta-analyses, low quality studies consistently underestimated the beneficial effect of the intervention being evaluated by 27% to 100%, and an effective treatment could have been discarded based on the results of low quality studies.

Methodological quality

The methodological quality of the studies included in this review varied. Four studies met all of our criteria.[19 21-23] Three of these assessed the impact of bias on the effect of a specific healthcare intervention as part of a systematic review, and the analysis was performed as part of a subgroup analysis to test the robustness of the overall finding.[21-23] The other 14 studies had one or more methodological flaws including not controlling for other methodological manoeuvres[16 18 22 27] or clinical differences.[7 13-17 20 24]

Discussion

It has proved difficult to develop efficient search strategies for locating empirical methodological studies such as the ones included in this review. Although we believe it is unlikely that there are many published methodological studies such as the ones by Sacks and colleagues,[8] Schulz and colleagues,[19] Chalmers and colleagues,[18] and Emerson and colleagues[20] that we have not identified, there may be unpublished or ongoing studies like these that we have not identified, and it is likely that there are many meta-analyses that meet the inclusion criteria for this review that we have not identified. The Cochrane Library contains 428 completed reviews and 397 protocols, and there are over 1700 entries in the database of abstracts of reviews of effectiveness.[26] We have not systematically gone through all of these meta-analyses. An expanded version of this review will be published in the Cochrane Library and kept up to date through the Cochrane Empirical Methodological Studies Methods Group.[27] Additional studies will be added to the review, and any errors that are identified will be corrected.

We have not included comparisons between randomised controlled trials and cohort studies,[28] case-control studies,[29 30] or evaluations of effectiveness using large healthcare administrative databases,[3] although some of the studies in this review included observational studies. Observational studies often provide valuable information that is complementary to the results of clinical trials. For example, case-control studies may be the best available study design for evaluating rare adverse effects, and large database studies may provide important information about the extent to which effects that are expected based on randomised clinical trials are achieved in routine practice. However, it is important to remember that it is only possible to control for confounders that are known and measured in observational studies, and we should be wary of hubris and its consequences in assuming that we know all there is to know about any disease.

As with any review the quality of the data is limited by the quality of the studies that we have reviewed. Most of the studies included in the review had one or more methodological flaws. In many of the included comparisons, particularly those between randomised controlled trials and historically controlled trials, methodological differences other than randomisation may account for some of the observed differences in estimates of effect.[7-9 13 18]

Four of the studies met all of our criteria for assessing methodological quality,[19 21-23] and one study in particular provided strong support for the conclusion that clinical trials that lack adequately concealed random allocation produce estimates of effect that are on average 40% larger than clinical trials with adequately concealed random allocation, but that the degree and the direction of this bias varies widely.[19] This study also shows the potential contribution that systematic reviews, and notably the Cochrane Database of Systematic Reviews, can make towards developing an empirical basis for methodological decisions in evaluations of health care. Currently this empirical basis is lacking, and many methodological debates rely more on logic or rhetoric than evidence. Analyses such as the one undertaken by Schulz and colleagues, in which methodological comparisons are made among trials of the same intervention, are likely to yield more reliable results than comparisons that are made across different interventions which, not surprisingly, tend to be inconclusive.[15–17]

We have assumed that, in general, differences between randomised trials and non-randomised trials or between trials with adequately concealed random allocation and inadequately concealed random allocation are best explained by bias in the non-randomised controlled trials and inadequately concealed trials. This assumption is supported by findings of large imbalances in prognostic factors as well. However, it is possible that randomised controlled trials can sometimes underestimate the effectiveness of an intervention in routine practice by forcing healthcare professionals and patients to acknowledge their uncertainty and thereby reduce the strength of placebo effects.[4 25 31] It is also possible that publication bias can partly explain some of the differences in results observed in studies such as the one by Sacks and colleagues.[8] This would be the case if randomised trials are more likely to be published regardless of the effect size, than historically controlled trials. However, we are not aware of any evidence that supports this hypothesis, and the available evidence shows consistently that randomised trials, like other research, are also more likely to be published if they have results that are considered significant.[32–35]

Several explanations for discrepancies between estimates of effect derived from randomised trials and non-randomised trials are possible. For example, it can be argued that estimates of effect might be larger in randomised trials if the care provided in the context of trials is better than that in routine practice, assuming this is the case for the treatment group and not the control group. Similarly, strict eligibility criteria might select people with a higher capacity to benefit from a treatment, resulting in larger estimates of effect in randomised trials than non-randomised trials with less strict eligibility criteria. If, for some reason, patients with a poor prognosis were more likely to be allocated to the treatment group in non-randomised trials then this would also result in larger estimates of effect in randomised trials. Conversely, if patients with a poor prognosis were more likely to be allocated to the control group in non-randomised trials, as often seems to be the case based on the results of this review, this would result in larger estimates of effect in the non-randomised trials.

Key messages

- Empirical studies support using random allocation in clinical trials and ensuring that the allocation process is concealed—that is, that assignment is impervious to any influence by the people making the allocation
- The effect of not using concealed random allocation can be as large or larger than the effects of worthwhile interventions
- On average, failure to use concealed random allocation results in overestimates of effect due to a poorer prognosis in non-randomly selected control groups compared with randomly selected control groups, but it can result in underestimates of effect, reverse the direction of effect, mask an effect, or give similar estimates of effect
- The adequacy of allocation concealment may be a more sensitive measure of bias in clinical trials than scales used to assess the quality of clinical trials
- It is a paradox that the unpredictability of randomisation is the best protection against the unpredictability of the extent and direction of bias in clinical trials that are not properly randomised

Conclusion

Overall, this review supports using random allocation in clinical trials and ensuring that the randomisation schedule is adequately concealed. The effect of not using random allocation with adequate concealment can be as large or larger than the effects of worthwhile interventions. On average, non-randomised trials and randomised trials with inadequately concealed allocation result in overestimates of effect. This bias, however, can go in either direction, can reverse the direction of effect, or can mask an effect.

For those undertaking clinical trials this review provides support for using randomisation to assemble comparison groups.[25] For those undertaking systematic reviews of clinical trials, this review provides support for considering sensitivity analyses based on the adequacy of allocation concealment in addition to or instead of on the basis of overall quality scores, which may be less sensitive measures of bias.

As Cochrane stated: "The [randomised controlled trial] is a very beautiful technique, of wide applicability, but as with everything else there are snags."[1] Those making decisions on the basis of clinical trials need to be cautious of small trials (even when they are properly randomised) and systematic reviews of small trials both because of chance effects and the risk of biased reporting.[36 37] It is also possible to introduce bias into a trial despite allocation concealment.[19 38] Finally, even when the risk of error due to either bias or chance is small, judgments must be made about the applicability of the results to individual patients[39 40] and about the relative value of the probable benefits, harms, and costs.[41 42]

We thank Alex Jadad, Steve Halpern, and David Cowan for help in locating studies, Dave Sackett and Iain Chalmers for encouragement and advice, Mike Clarke for reviewing the manuscript,

Annie Britton and other colleagues for provision of their bibliographies on research methodology, and the investigators who conducted the studies we reviewed.

Contributors: RK and ADO contributed to the preparation of the protocol and the final manuscript and assessed the relevance and methodological quality of retrieved reports. RK prepared the first drafts of the protocol and the paper, undertook the majority of the searches with help from David Cowan, Steve Halpern, Alex Jadad, and collected data from the included studies. ADO checked the collected data against the original reports. Both authors will act as guarantors for the paper.

Funding: Norwegian Ministry of Health and Social Affairs.

Competing interests: None declared.

1 Cochrane AL. *Effectiveness and efficiency: random reflections on health services.* London: Nuffield Provincial Hospitals Trust, 1972:20-5.
2 Committee for Evaluating Medical Technologies in Clinical Use. *Assessing medical technologies.* Washington DC: National Academy Press, 1985:76-8.
3 US Congress, Office of Technology Assessment. *Identifying health technologies that work: searching for evidence,* OTA-H-608. Washington DC: US Government Printing Office, 1994:41-51.
4 Black N. Why we need observational studies to evaluate the effectiveness of health care. *BMJ* 1996;312:1215-8.
5 Weiss CH. Evaluation. *Methods for studying programs and policies.* 2nd ed. Upper Saddle River: Prentice Hall, 1998:229-33.
6 Clarke M, Carling C, Oxman AD, eds. Cochrane Review Methodology Database. *The Cochrane Library.* Oxford: Update Software, 1998. Issue 3.
7 Chalmers TC, Matta RJ, Smith H Jr, Kunzler AM. Evidence favoring the use of anticoagulants in the hospital phase of acute myocardial infarction. *N Engl J Med* 1977:297:1091-6.
8 Sacks H, Chalmers TC, Smith H Jr. Randomized versus historical controls for clinical trials. *Am J Med* 1982;72:233-40.
9 Diehl LF, Perry DJ. A comparison of randomized concurrent control groups with matched historical control groups: are historical controls valid? *J Clin Oncol* 1986;4:1114-20.
10 Reimold SC, Chalmers TC, Berlin JA, Antman EM. Assessment of the efficacy and safety of antiarrhythmic therapy for chronic atrial fibrillation: observations on the role of trial design and implications of drug related mortality. *Am Heart J* 1992;124:924-32.
11 Recurrent Miscarriage Immunotherapy Trialists Group. Worldwide collaborative observational study and meta analysis on allogenic leukocyte immunotherapy for recurrent spontaneous abortion. *Am J Reprod Immunol* 1994;32:55-72.
12 Watson A, Vandekerckhove P, Lilford R, Vail A, Brosens I, Hughes E. A meta-analysis of the therapeutic role of oil soluble contrast media at hysterosalpingography: a surprising result? *Fertil Steril* 1994;61:470-7.
13 Pyorala S, Huttunen NP, Uhari M. A review and meta-analysis of hormonal treatment of cryptorchidism. *J Clin Endocrinol Metab* 1995;80:2795-9.
14 Carroll D, Tramer M, McQuay H, Nye B, Moore A. Randomization is important in studies with pain outcomes: systematic review of transcutaneous electrical nerve stimulation in acute postoperative pain. *Br J Anaesth* 1996;77:798-803.
15 Colditz GA, Miller JN, Mosteller F. How study design affects outcomes in comparisons of therapy. I: medical. *Stat Med* 1989;8:441-54.
16 Miller JN, Colditz GA, Mosteller F. How study design affects outcomes in comparisons of therapy. II: surgical. *Stat Med* 1989;8:455-66.
17 Ottenbacher K. Impact of random assignment on study outcome: an empirical examination. *Control Clin Trials* 1992;13:50-61.
18 Chalmers TC, Celano P, Sacks HS, Smith H Jr. Bias in treatment assignment in controlled clinical trials. *N Engl J Med* 1983;309:1358-61.
19 Schulz KF, Chalmers I, Hayes RJ, Altman DG. Empirical evidence of bias. Dimensions of methodological quality associated with estimates of treatment effects in controlled trials. *JAMA* 1995;273:408-12.
20 Emerson JD, Burdick E, Hoaglin DC, Mosteller F, Chalmers TC. An empirical study of the possible relation of treatment differences to quality scores in controlled randomized clinical trials. *Control Clin Trials* 1990;11:339-52.
21 Imperiale TF, McCullough AJ. Do corticosteroids reduce mortality from alcoholic hepatitis? A meta analysis of the randomized trials. *Ann Intern Med* 1990;113:299-307.
22 Nurmohamed MT, Rosendaal FR, Buller HR, Dekker E, Hommes DW, Vandenbroucke JP, et al. Low molecular weight heparin versus standard heparin in general and orthopaedic surgery: a meta-analysis. *Lancet* 1992;340:152-6.
23 Khan KS, Daya S, Jadad A. The importance of quality of primary studies in producing unbiased systematic reviews. *Arch Intern Med* 1996;156:661-6.
24 Ortiz Z, Shea B, Suarez Almazor ME, Moher D, Wells GA, Tugwell P. The efficacy of folic acid and folinic acid in reducing methotrexate gastrointestinal toxicity in rheumatoid arthritis. A meta-analysis of randomized controlled trials. *J Rheumatol* 1998;25:36-43.
25 Chalmers I. Assembling comparison groups to assess the effects of health care. *J R Soc Med* 1997;90:379-86.
26 NHS Centre for Reviews and Dissemination. Database of abstracts of reviews of effectiveness. *The Cochrane Library.* Oxford: Update Software, 1998. Issue 3.
27 Cochrane Empirical Methodological Studies Methods Group. *The Cochrane Library.* Oxford: Update Software, 1998. Issue 3.
28 Forgie MA, Wells PS, Laupacis A, Fergusson D. Preoperative autologous donation decreases allogeneic transfusion but increases exposure to all red blood cell transfusion: results of a meta-analysis. *Arch Intern Med* 1998;158:610-6.
29 Colditz GA, Brewer TF, Berkey CS, Wilson ME, Burdick E, Fineberg HV, et al. Efficacy of BCG vaccine in the prevention of tuberculosis. Meta analysis of the published literature. *JAMA* 1994;271:698-702.
30 Stieb D, Frayha HH, Oxman AD, Shannon HS, Hutchison BG, Crombie F. The effectiveness and usefulness of Haemophilus influenzae type b vaccines: a systematic overview (meta-analysis). *Can Med Assoc J 1990;142:719-32.*
31 Kleijnen J, Gøtzsche P, Kunz RH, Oxman AD, Chalmers I. So what's so special about randomisation? In: Maynard A, Chalmers I, eds. *Non-random reflections on health services research: on the 25th anniversary of Archie Cochrane's effectiveness and efficiency.* London: BMJ Publishing Group, 1997:93-106.
32 Dicksersin K, Min YI. NIH clinical trials and publication bias. *Online J Curr Clin Trials* [serial online] 1993; document No 50.
33 Dickersin K. How important is publication bias? A synthesis of available data. *AIDS Education and Prevention* 1997;9(suppl A):15-21.
34 Stern JM, Simes RJ. Publication bias: evidence of delayed publication of clinical research projects. *BMJ* 1997;315:640-5.
35 Ioannidis JPA. Effect of the statistical significance of results on the time to completion and publication of randomized efficacy trials. *JAMA* 1998;279:281-6.
36 Counsell CE, Clarke MJ, Slattery J, Sandercock PAG. The miracle of DICE therapy for acute stroke: fact or fictional product of subgroup analysis? *BMJ* 1994;309:1677-81.
37 Egger M, Davey SG, Schneider M, Minder C. Bias in meta-analysis detected by a simple, graphical test. *BMJ* 1997;315:629-34.
38 Guyatt GH, Sackett DL, Cook DJ, for the Evidence-Based Working Group. Users' guides to the medical literature, II: how to use an article about therapy or prevention, A: are the results of the study valid? *JAMA* 1993;270:2598-601.
39 Dans AL, Dans LF, Guyatt GH, Richardson S. Users' guides to the medical literature: XIV. How to decide on the applicability of clinical trial results to your patient. *JAMA* 1998;279:545-9.
40 Cochrane Methods Working Group on Applicability and Recommendations. *The Cochrane Library.* Oxford: Update Software, 1998. Issue 3.
41 Guyatt GH, Sackett DL, Cook DJ, for the Evidence-Based Working Group. Users' guides to the medical literature, II: how to use an article about therapy or prevention, B: what were the results and will they help me in caring for my patients? *JAMA* 1994;270:59-63.
42 Oxman AD, Flottorp S. An overview of strategies to promote implementation of evidence based health care. In: Silagy C, Haines A, eds. *Evidence based practice.* London: BMJ Books, 1998:91-109.

(Accepted 29 September 1998)

5 치료평가 필요수, 교차비, 신뢰구간

배경

여러 사람들이 모여 학습하는 경우 어떤 사람들은 많이 이해하고 있지만 그렇지 못한 사람들도 있을 것이다. 혼자 학습하는 경우라면 이 장이 가장 어렵거나 아니면 가장 쉬운 단원의 둘 중의 하나일 것이다. 수학적 추론의 여러 개념에 대한 이해나 계산 능력이 부족한 사람들은 이 단원을 점진적으로 학습하며 추후에도 반복하는 것이 좋을 것이다. 여기에 나온 개념들은 반복해서 학습함에 따라 점점 명확해 진다(그리고 매우 중요한 개념들이다!). 다른 사람들이 자신보다 많이 알고 있다고 해서 쉽사리 낙담해서는 안 될 것이다.

이 장의 목적

치료에 따르는 이득과 손실의 크기를 정확하게 추정하는 통계학적 방법을 이해한다.

학습목표

이 장을 통하여 참가자들은 다음과 같은 능력을 배양한다:

- 이분된 질병결과(예/아니오)를 가지는 치료에 대해 치료평가 필요수(number needed to treat, NNT)와 유해평가 필요수(number needed to harm, NNH)를 계산하고, 그 의미를 설명할 수 있다.
- 상대 위험도, 위험비, 교차비 등을 계산하고 그 의미를 설명할 수 있다.
- 위에 나열된 측정치의 신뢰구간을 구하고, 그 의미를 설명할 수 있다.

준비된 문헌

1. Sackett DL. On some clinically useful measures of the effects of treatment. Evidence Based Med 1996; 1: 37-8.
2. Sackett DL, Deeks JJ, Altman DG. Down with odds ratios! Evidence Based Med 1996; 1: 164-6.

사례: 최초의 무작위대조임상시험

(상세한 내용은 참고문헌 목록을 참고)

배경: 합리적 판단

스트렙토마이신은 1944년 미국에서 발견되어 결핵의 획기적인 새로운 치료제로 각광받았다. 그러나 이차대전 중 영국의 파운드화는 달러화에 비하여 그 가치가 폭락한 상태였으며, 그로 인한 예산상의 어려움으로 영국 의학연구위원회의 Austin Bradford Hill경은 스트렙토마이신을 단지 50명 치료분을 확보할 수 있었다. 그는 이렇게 한정된 양밖에 확보못한 약물을 이용하여 임상연구를 할 수 있는 최선의 윤리적인 방법은 무작위대조임상시험이라고 판단하였다. 즉, 연구의 치료군과 대조군을 무작위로 선정해서 맹검법으로 연구를 수행해야 한다고 생각했다.

임상적 질문

급성폐결핵에서 기존의 치료법(침상안정)과 비교할 때 스트렙토마이신 치료의 효과는 어떠한가?

연구 설계

무작위대조임상시험

중재

양측성 급성폐결핵이 있는 성인 환자 100명을 대상으로 무작위로 스트렙토마이신을 투약하며 침상안정을 병행하는 그룹과 침상안정 단독요법을 시행하는 그룹을 배정하였다.

중요 질병결과 측정

6개월의 추적관찰 기간 동안의 사망률 및 심각한 약제 부작용

결과

107명 중, 52명에게는 침상안정 단독요법을 시행하였고("대조군"), 55명에게는 침상안정과 함께 스트렙토마이신을 투여하였다("실험군"). 사망수는 대조군에서 14였고 실험군에서는 4로 나왔다. 이 결과는 2×2테이블에 다음과 같이 표시할 수 있다.

	결핵으로 인한 사망				합계
	예			아니오	
실험군(스트렙토마이신투약)	4	a	b	51	55
대조군(침상안정 단독)	14	c	d	38	52

약제의 중요한 부작용은 영구적 청력소실을 초래하는 8번 뇌신경의 손상이었다. 그 부작용은 실험군 중 36명에게서 발생했고, 대조군에서는 발생하지 않았다.

연습

아래 공식을 이용하여 다음을 계산해 보시오.

1. 대조군에서의 사망 사건 발생률(control event rate, CER)
2. 실험군에서의 사망 사건 발생률(experimental event rate, EER)

3. 스트렙토마이신에 의한 절대위험도 감소(absolute risk reduction, ARR)
4. 스트렙토마이신에 의한 상대위험도 감소(relativel risk reduction, RRR)
5. 사망을 막기 위한 스트렙토마이신의 사용 시 치료평가 필요수(NNT)
6. 치료군과 대조군의 사망 사건에 대한 위험도(risk)
7. 실험군과 대조군의 사망 사건에 대한 대응비(odds)
8. 대조군과 비교한 실험군에서의 사망 사건에 대한 위험비(상대위험도)
9. 대조군과 비교한 실험군에서의 사망 사건에 대한 교차비
10. 스트렙토마이신 치료에 의한 8번 뇌신경 손상의 유해평가 필요수(NNH)

확률과 대응비의 차이

특정 사건이 발생할 확률이란 그 사건이 발생할 수 있는 모든 가능한 횟수 중에서 실제로 발생하리라고 믿는 횟수를 말한다.

특정 사건이 발생할 대응비란 그 사건이 발생하지 않을 것이라고 믿는 모든 가능한 횟수 중에서 실제로 발생하리라고 믿는 횟수를 말한다.

신생아에게 이 수치들을 적용하면, 남아일 확률은(근사치임!) 2명 중 1명, 즉, 50% 혹은 0.5이다. 신생아의 남아에 대한 대응비는 1: 1 혹은 1.0, 즉, 남아가 아닐 경우와 남아일 경우가 사실상 같다.

공식

	결과 변수		합계
	예	아니오	
실험군	a	b	a + b
대조군	c	d	c + d

CER = c/(c+d)

EER = a/(a+b)

RRR = (CER-EER)/CER

ARR = CER-EER

NNT = 1/(CER-EER)

relative risk (risk ratio) for death = (a/a+b)/(c/c+d)
relative odds (odds ratio) for death = (a/b)/(c/d) = ad/bc

해답은 170쪽에 나와 있음.

신뢰구간에 관하여

중요 질병 결과의 절대 위험도의 20% 차이는, 치료평가 필요수 5에 해당하며, 상당히 의미 있는 수치이다. 그러나 이 차이가 우연히 발생할 수 있다면? 물론 더 큰 절대위험도의 차이도 우연히 발생할 수 있기는 하다. 예산과 시간이 충분하다면 최대한의 노력을 기울여서 저자들은 같은 연구를 수없이 되풀이할 수 있으며, 그렇게 하여 나온 결과들을 평균하여 두 치료법에 차이가 있음이 "참"이라고 결정할 수 있다.

그러나 같은 연구를 정확히 같이 반복하기란 거의 불가능하므로 진실한 차이를 알기란 사실상 불가능하다. 그러므로, 우리는 한 번의 실험으로 나온 실제 결과를 효과 크기의 점 추정치라고 하고, 두 치료법의 진실한 차이가 놓여 있을 수 있는 구간을 계산하여 이를 신뢰구간이라 부른다.

신뢰구간이 90%, 95%, 99%라는 말은 각각 그 확률로 참된 결과가 해당 구간에 속해 있을 것이라는 의미이다. 특정 결과에 대한 90% 신뢰구간은 99% 신뢰구간보다 넓다. 어떤 %의 신뢰구간이든 선택할 수 있지만, 통상적으로 95% (경우에 따라서는 99%) 신뢰구간을 가장 흔히 사용한다.

표본의 크기가 클수록, 신뢰구간이 좁아진다고 생각할 수 있다(즉, 연구 결과로 알아낸 점 추정치가 두 집단 사이에서 나타난 차이의"참"에 가깝다고 생각할 수 있다). 그리고 인구집단 내에서 질병결과의 변이가 심한 경우 변이가 적은 경우보다 신뢰구간이 더 넓다고 생각할 수 있다. 통계학에서, 특정 결과에 대한 신뢰구간을 구하기 위해서는 다음 세 가지를 먼저 알아야 한다. 즉, 표본의 크기, 인구집단 내에서 그 변수의 평균과 표준편차, 그리고 실험 결과 나온 차이 등 세 가지다. 만약 결과변수가 사건이라면 평균과 표준편차보다는 두 집단 내에서 사건이 발생한 %가 필요하다.

통계학에서는 미리 설정되어 있는 공식대로 컴퓨터나 계산기가 구해 주지만, 구하는 원칙을 알고자 한다면, 95% 신뢰구간일 경우 공식은 다음과 같다.

평균의 차이 ± 1.96 × 평균차이의 표준오차, 또는
비율의 차이 ± 1.96 × 비율차이의 표준오차
* 1.96은 95% 신뢰구간을 구하기 위해 필요한 숫자이다. 만약 99% 신뢰구간이 필요하면 2.58로 대체하면 된다.

평균의 차이의 표준오차(standard error)는 아래의 공식으로 구할 수 있다.

$$\sqrt{\sigma^2 \times [1/n_1 + 1/n_2]}$$

n_1과 n_2는 양 그룹의 표본 크기가 된다.

그러나 σ^2은 각 그룹의 표준편차로부터 구할 수 있으며 아래와 같다.

$$\{(n_1 - 1) \times SD_1^2 + (n_2 - 1) \times SD_2^2\} \ / \ (n_1 + n_2 - 2)$$

이제 당신은 왜 통계학자들이 프로그램된 계산기를 선호하는지 깨달았을 것이다!

FURTHER READING

Bland M. An introduction to medical statistics. Oxford: Oxford Medical Publications, 1987.

Bradford Hill A. Streptomycin in pulmonary tuberculosis. BMJ 1948: ii: 790-791. Available on the Internet on http://www.bmj.com/cgi/content/full/317/7167/1248.

Greenhalgh T. How to read a paper: the basics of evidence-based medicine. London: BMJ Books, 1997. See in particular chapter 5: Statistics for the non-statistician, pages 69-86.

Sackett DL, Cook RJ. The number needed to treat: a clinically useful measure of treatment effect. *BMJ* 1995; 310: 452-454.

Smeeth L, Haines A, Ebrahim S. Numbers needed to treat derived from meta-analyses-sometimes informative, usually misleading. *BMJ* 1999; 318: 1548-1550.

EBM 1996; **1**: 37-8

근거중심의학
EBM 노트

임상적으로 유용한 치료 효과 측정에 대하여

David L. Sackett
NHS Centre for Evidence-Based Medicine Oxford, England, UK

효과적인 치료법에 관해 본 학술지에 실린 몇몇 초록들에서는 이러한 치료법들의 임상적인 효능을 요약하여 표현하는 수적 개념들을 다루고 있다. 여기에는 치료평가 필요수(하나의 유해한 질병결과를 막기 위해 치료해야 하는 환자의 수, NNT), 치료에 의한 절대 위험도 감소(ARR), 상대 위험도 감소(RRR) 등이 포함된다. 이번 EBM 노트에서는 이런 개념들에 대해 설명하겠다.

Evidence-Based Medicine 첫 호에서 신경병증의 발병과 진행에 미치는 집중적인 당뇨치료의 효과에 관한 당뇨조절과 합병증에 관한 임상시험(diabetes control and complications trial, DCCT)[1]의 결과를 제시한 바 있다. 일상적인 치료군(고혈당 증상을 막을 정도로 하루에 1-2회의 인슐린 주사를 받음; 대조군에 해당)에서 9.6%의 신경병증 발병률을 보인데 비해 집중 치료군(인슐린 펌프를 달거나 하루에 3회 이상의 인슐린 주사를 맞음; 실험군에 해당)에서는 2.8%의 환자들만이 신경병증을 경험하였다. 이러한 차이는 통계적으로 유의하였다. 그러나 이러한 치료 효과의 차이를 어떻게 표현하는 것이 임상적으로 적절할 것인가? 전통적인 방법은 상대 위험도 감소(RRR)를 이용하는 것이다. 그리고 그 값은 [(대조군 사건 발생률 − 실험군 사건 발생률)/대조군 사건발생률)을 계산하여 구한다. DCCT에서 상대 위험도 감소는 71%이다; 즉 집중적인 치료가 신경병증의 발생을 71% 감소시킨다.

임상시험 결과의 임상적인 의미를 표현하는데 있어 상대위험도 감소만으로는 부족하다고 생각하는 이유는 무엇일까? 이는 상대 위험도 감소만으로는 절대적인 치료 효과의 차이를 나타낼 수 없기 때문이다. 예를 들어 신경병증의 발병률이 전술한 임상 시험보다 10배 높다고 가정하자. 따라서 대조군의 96%, 치료군의 28%가 신경병증을 경험하게 되지만 상대 위험도 감소는 변화가 없어 71% 그대로 이다. 반대로 대조군의 0.00096%, 치료군의 0.00028%에서 신경병증이 발생하더라도 상대 위험도 감소는 71%로 변화가 없다. 이는 상대 위험도 감소가 임상시험에 참여하는 환자들의 병에 대한 감수성을 무시하는 개념이기 때문이다. 결과적으로 상대 위험도 감소는 위험도의 절대치의 차이를 구별하지 못한다.

상대 위험도 감소와는 대조적으로 대조군과 실험군에서 신경병증 발생률의 절대적인 차이, 즉 (대조군 사건 발생률 − 치료군 사건 발생률) 값은 이러한 차이를 분명하게 보여줄 수 있으며 이를 절대 위험도 감소(ARR)라고 부른다. DCCT에서 절대 위험도 감소는 6.8%이고 전술한 가상례에서 중 전자에서는 절대위험도 감소가 68%, 후자에서는 0.00068%가 된다. 이처럼 절대 위험도 감소에서는 연구 대상의 질병에 대한 감수성이라는 개념이 내포되어 있으며 상대 위험도 감소보다는 더 구체적인 정보를 제공한다. 그러나 상대 위험도 감소는 정수로 쉽게 기억되는데 비해 절대 위험도 감소는 소수점 아래가 포함되어 기억하기도 힘들고 따라서 실제 환자나 보호자 앞에서 쉽게 입밖에 나오지 않는다는 약점을 지닌다.

그러나 절대 위험도 감소의 역수를 취하면 매우 유용한 숫자를 얻을 수 있는데 이것이 치료평가 필요수(number needed to treat, NNT) 이다. DCCT에서 한 명의 신경병증 발생을 막기위해서 집중적 치료를 해야 되는 환자의 수가 치료평가 필요수가 되고 계산해 보면 1/6.7% 이므로 14.7

이다(보통 반올림하여 15로 표시한다). 따라서 15명의 당뇨 환자를 집중 치료할 때 한 명의 신경병증 환자 발생을 막을 수 있다고 이야기 할 수 있다.

열다섯 명이라는 숫자가 과연 한 명의 신경병증 환자 발생을 막기 위해 치료해야 하는 환자의 숫자로 많은 것일까 적은 것일까? 의학의 다른 대부분의 문제와 마찬가지로 이는 통계의 문제라기보다는 임상적인 고려가 필요한 문제이다. 치료평가 최소수 15라는 것이 가상례 중 후자에서의 147,000 (1/ARR = 1/0.00068%) 보다는 분명히 작은 수이긴 하지만 치료평가 최소수 147,000이 너무 커서 치료의 효과 판정에 있어 논란의 여지가 없는 점과는 또한 다르다. 이때 유용한 방법이 치료평가 최소수 15를 우리가 익숙한 다른 중재와 비교해 보는 것이다. 그리고 이를 위해서는 치료의 기간에 대한 정보가 필요하다. DCCT에서 치료기간은 평균 6.5년이었고 이는 곧 한 명의 신경병증 발생을 막기 위해서는 15명의 당뇨병 환자를 6.5년간 집중적으로 치료해야 한다는 결론에 이른다. 이를 치료 기간이 상이한 다른 치료법과 어떻게 비교할 것인가?

낙관적인 예로는 흉통을 호소하는 심장마비 환자 20명에게 5주 동안 아스피린과 스트렙토키나제(streptokinase)를 투여할 때 한 명의 생명을 구할 수 있다는 사실이 있다. 다른 한편으로는 70명의 노인 환자들에게 5년간 고혈압 약을 투여해야 한 명의 생명을 구할 수 있으며, 관상동맥질환의 증거가 없는 100명의 남자에게 5년간 아스피린을 투여해야 한 명에게서 심장발작을 막을 수 있고, 10명의 증상을 나타내는 중등도에서 중증의 경동맥 환자를 수술해야 2년 동안 1명의 뇌졸중을 막을 수 있다는 사실들을 생각해 볼 수 있다.

치료평가 필요수는 우리와 우리의 환자들이 질병의 원치 않은 결과를 피하기 위해 지불해야할 우리의 노력을 평가하는데 있어 매우 유용한 수단이다. 따라서 가능하면 항상 논문 초록의 주요 결과에 치료평가 필요수를 싣는다. 보통은 이와 함께 실제 사건 발생률과 P값, 그리고 상대 위험도 감소를 같이 싣는다.

더욱이 이 글에서 우리는 치료가 실제는 효과가 없는데도 효과가 있다는 결론을 내릴 가능성에 대한 걱정보다는 치료 효과의 크기를 평가하는데 더 초점을 가지기 때문에 치료평가 필요수와 95% 신뢰구간에 중점을 두게 되는 것은 당연하다. 치료평가 필요수의 95% 신뢰구간은 '진짜' 치료평가 필요수가 존재할 것으로 생각되는 (적어도 95%의 확률로) 한계를 명확히 표시한 것이다. 신뢰구간에 대해 복습을 원하는 독자들은 ACP Journal Club[2]에 실린 논설을 참고하기 바라며 추후 EBM 노트에서도 다룰 예정이다.

치료평가 필요수의 또 다른 장점은 매우 간단한 산술식을 통해 이를 개개 환자의 개별적인 값으로 전환할 수 있다는 점이다. 물론 이러한 일을 원하는 모든 이는 임상시험에서의 평균적인 대조군과 비교한 자신의 환자의 상대적인 질병 감수성(기초 위험도라고도 한다)을 추정해야 하며 이를 소수로 표현되는 F값으로 나타낸다(만약 자신의 환자가 임상 시험의 대조군에 비해 2배 감수성이 높다고 판단했다면 F값은 2가 되고 절반이라고 판단했다면 F값은 0.5가 된다. 자신의 환자와 임상 시험의 대조군이 질병 감수성이 같다고 판단한다면 F값은 1이 된다).[3] 만약 질병 감수성의 차이에 관계없이 치료에 의한 상대 위험도 감소가 일정하다고 가정한다면 자신의 환자의 치료평가 필요수는 임상 시험에서 보고된 치료평가 최소수를 F값으로 나눈 값이 된다. DCCT로 돌아가서 생각해 보면 자신의 환자의 질병 감수성이 임상 시험 대조군의 절반이라고 할 때, F=0.5가 되고 NNT/F=15/0.5=30이 된다. 따라서 이 경우에는 30명을 6.5년 치료해야 1명에게서 신경병증의 발생을 막을 수 있다. 발표된 연구결과로부터 개별적인 환자들에 대해 추론해 가는 이러한 과정은 아직은 설익은 단계이다. 우리는 이제야 흔히 부딪히는 질병 감수성의 범위 내에서 상대 위험도 감소의 균일성을 추정할 수 있는 경우(약물 치료)와 아닌 경우(수술적 치료)를 구별하는 법을 배우기 시작했다. 그리고 이러한 정보를 다른 임상소견과 결합하여 임상적인 결정에 이르는 방법 또한 아직 걸음마 단계이다. 이러한 진보가 임상시험으로부터 개별적인 환자로 추론해 나가는 우리 능력의 향상으로 연결될 때 다시 한번 지면을 빌어 이야기하겠다.

참고문헌

1. Intensive glycarmic control prevented or delayed diabetic neuropathy (Abstract). EBM. 1995 Nov-Dec: 1: 9. Abstract of: The Diabetes Control and Complications Trial Group. The effect of intensive diabetes therapy on the development and progression of neuropathy. *Ann Intern Med.* 1995; 122: 561-8.
2. Altman DG. Confidence intervals in research evaluation (Editorial). 1992 Mar-Aper. A28 (Ann Intern Med. vol 116, supple 2).
3. Cook RJ, Sackett DL. The number needed to treat: a clinically useful measure of treatment effect *BMJ* 1995; 310: 452-4.

EBM 1996; **1**: 164-6

근거중심의학
EBM 노트

교차비에 대한 이해

David L. Sackett,[a] Jonatban J. Deeks,[b] Douglas G. Altman[b]

[a]NHS Centre for Evidence-Based Medicine Oxford, England, UK; [b]Centre for Statistics in Medicine Oxford, England, UK

앞선 EBM 노트와 용어사전에서 언급했듯이 본 학술지에서는 개별적인 무작위 임상시험의 결과를 상대 위험도 감소로 표현한다[(CER-EER)/CER = RRR]. 똑같은 결과를 가지고 우리는 또한 치료평가 필요수나 이를 계산하기 위한 공식인 1/(RRR×CER)을 논문에 싣기도 한다. 표 1의 예에서 상대 위험도 감소는 89%, 치료평가 필요수는 4이다.

그러나 우리는 또한 다수의 무작위 임상시험 결과를 정리하여 논문으로 싣기도 하며 이때 연구 결과는 상대 위험도 감소가 아닌 교차비로 제시하기도 한다. 이러한 차이가 발생하는 데에는 이유가 있다. 우리는 여기에서 교차비에 대해 설명하고 이를 개별적인 환자에게 적용하는데 실질적인 도움을 제시할 것이다.

임상시험에 대한 개관을 요약할 때, 교차비는 대조군비해

표 1. 간경화증에서 trimethoprim-sulfamethoxazole 예방법*

그룹	부작용(감염성 합병증)		합계
	발생함	발생하지 않음	
치료군 (예방함)	1 a	29 b	30 a+b
대조군(예방 하지 않음)	c 9	d 21	30 c+d
합계	10 a+c	b+d 50	a+b+c+d 60

* 참고문헌 2 참조.
CER = c/(c+d) = 0.30
EER = a/(a+b) = 0.033
RRR = (CER-EER)/CER =89%
NNT = 1/(CER-EER) = 4, 또는 =1/(RRR×CER) = 4
상대 위험도 = EER/CER = 0.11, 또는 = 1 - RRR = 0.11
상대 대응비 = 교차비 = OR = (a/b)/(c/d) =ad/bc = 0.08

실험군에서 원치 않는 사건이 발생할 상대적인 대응비로 설명할 수 있다. 대응비는 연구대상 중 사건이 발생한 환자의 수를 발생하지 않은 환자의 수로 나누면 구할 수 있다. 따라서 표 1의 대조군에서의 대응비는 c/d=9/21=0.43이고 위험도는 c/(c+d)=9/30=0.30이다. 만약 대응비를 위험도로 해석한다면 위험도를 과장하는 실수를 범하는 것이고 특히 상대적으로 빈발하는 사건일수록 그 정도는 심하다.

교차비는 실험군에서의 대응비를 대조군에서의 대응비로 나눈 값이다 — (a/b)/(c/d) — 또는 표 1에서 각각 대각선으로 곱한 값들의 비로도 구할 수 있다 — ad/bc. 그리고 교차비가 1 미만이면 이는 상대 위험도(실험군 사건 발생률/대조군 사건 발생률)가 1미만인 것 과 유사한 의미를 지닌다. [즉 치료가 효과적이라는 의미이다. 일반적으로는 상대 위험도보다는 상대 위험도 감소(1-상대 위험도)가 더 유용한 개념이기는 하다. 그러나 교차비와의 비교를 위해서는 상대 위험도의 개념을 잘 기억해 둘 필요가 있다.]

교차비와 관련된 혼돈을 일으키기 쉬운 내용을 제일 먼저 이야기한 이유는 무엇일까? 교차비는 흡연과 같은 독성 물질이나 위험인자에 대한 노출, 혹은 약물의 부작용에 관한 환자-대조군 연구에서 유래한 개념이다. 환자-대조군 연구에서 상대 위험도를 직접 구하는 것은 부작용의 유병률이 너무 낮기 때문에 일반적으로 가능하지 않다. 그러나 이러한 상황에서도 교차비의 계산은 가능하다. 먼저 환자군과 대조군의 부작용에 관한 대응비로부터 계산이 가능하다. 즉 (a/b)/(c/d)=ad/bc이다; 또는 환자군과 대조군의 노출에 대한 대응비를 비교하여 구할 수 도 있다. 즉 (a/c)/(b/d)=ad/bc이다. 어떤 방식으로 계산하던지 결과는 같다. 따라서 교차비는 대부분의 환자-대조군 연구에서 그러하듯이, 사

건의 유병률을 모르는 상태에서도 계산이 가능하다. 더욱이 전형적인 환자-대조군 연구에서 보는 것처럼 충분히 드문 사건일 경우 교차비를 상대 위험도 처럼 해석함에 따른 사실의 왜곡은 무시할 수 있을 정도이다.

교차비를 사용할 때 이제까지 하위집단 분석과 하위집단 분석 결과를 결합하여 하나의 전체 추정값을 얻기 위해 개발된 (그리고 교란변수로 인한 하위집단 사이에 불균형이 존재하는 경우에도 사용 가능한) 각종 강력한 통계학적 방법론(Nathan Mantel과 William Haenszel이 개발한 방법이 대표적이다)의 사용이 가능해 진다. 근자에 이르러서는 여러 개의 임상시험 결과를 개관하고 효과적으로 결합하는 방법을 찾게 되면서 환자-대조군 연구에서 하부집단 분석시 사용하던 방법론적인 틀을 다시 인식하게 되었으며 Mantel-Haenszel 방법도 새롭게 사용되고 있다(Richard Peto가 Mantel-Haenszel 방법에 근거하여 치료효과가 작고 임상시험이 충분히 크고 균형 잡혀 있을 때 사용할 수 있는 간단한 계산법을 개발하였고 쉽게 교차비의 근사치를 산출하여 준다[4]). 이러한 이유 때문에 최근 교차비는 결과변수를 이원화 할 수 있는 임상시험들의 결과를 개괄적으로 분석하고 그 결과를 표현할 때 흔히 사용된다.

그러나 교차비는 임상에 적용하는데 있어 다음과 같은 다섯 가지 약점을 지닌다. 첫째, 대응비와 교차비를 다루는데 익숙한 임상의사가 매우 적기 때문에 교차비는 그대로 임상에서 사용하기에는 그리 유용하지 않다. 둘째, 대다수 임상시험은 비교적 흔한 질병결과를 다루기 때문에 교차비를 상대 위험도의 의미로 해석하는 데에서 생기는 오차가 크다. 따라서 교차비를 상대 위험도로 해석하게 되면 치료의 효과나 부작용 모두를 과장하게 되는 결과를 낳는다. 그리고 이러한 오차는 치료대상이 되는 질병이 더 중하고 따라서 대조군 사건 발생률이 높을수록 더 증가한다.

셋째, 앞서와 마찬가지 이유로 교차비는 상대 위험도 감소를 구하는데 이용할 수 없고 따라서 관심이 되는 치료의 효과 추정을 위해 치료평가 필요수를 계산할 수 없다. 서로 다른 환자 예측 사건 발생률(PEER)을 가진 임상시험으로부터 합당한 추론을 하기 위해서는 임상의사는 각각의 환자 예측 사건 발생률로부터 치료평가 필요수를 구하는 복잡한 계산을 해야 한다. 비록 상대 위험도 감소가 일정하다면 환자 예측 사건 발생률이 증가하면 치료평가 필요수가 감소하리라고 예측할 수는 있으나 교차비의 경우는 이 예측이 사실이 아닐 수도 있다. 표 2의 세로행을 보면 교차비

표 2. 교차비에서 치료평가 필요수 구하기*

환자 예측 사건 발생률	교차비								
	0.9	0.85	0.8	0.75	0.7	0.65	0.6	0.55	0.5
0.05	209†	139	104	83	69	59	52	46	44‡
0.10	110	73	54	43	36	31	27	24	21
0.20	61	40	30	24	20	17	14	13	11
0.30	46	30	22	18	14	12	10	9	8
0.40	40	26	19	15	12	10	9	8	7
0.50§	38	25	18	14	11	9	8	7	6
0.70	44	28	20	16	13	10	9	7	6
0.90	101¶	64	46	34	27	22	18	15	12‖

* 표의 숫자들은 특정 교차비와 특정 환자 예측 사건 발생률에 해당하는 치료평가 필요수이다.

NNT = {1-[PEER × (1-OR)]}/[PEER × (1-OR) × (1-PEER)]

† RRR = 10%

‡ RRR = 49%

§ 교차비가 몇이든 간에 PEER이 0.5일 때 NNT가 가장 작다.

¶ RRR = 1%

‖ RRR = 9%

가 고정되어있을 때 환자 예측 사건 발생률이 증가함에 따라 치료평가 필요수가 처음에는 감소하다가 환자 예측 사건 발생률이 0.5를 넘어서면 증가하는 것을 관찰할 수 있다. 우리의 직관에 반대되는 이러한 결과는 사건 발생률이 증가함에 따라 교차비와 상대 위험도의 차이가 더욱 벌어지면서 발생하는 것이다.

넷째, 치료에 따른 상대 위험도 감소가 대조군 사건 발생률의 변이에 관계없이 일정하더라도(고혈압 약의 경우 경도나 중증의 고혈압 환자에게서 뇌졸중 발생에 대한 상대 위험도 감소 효과는 같다), 교차비는 일정하지 않다(그리고 그 역도 사실이다). 마지막으로 임상의사가 가능한 치료법들을 효과 순서대로 나열한 표를 작성할 때 대상이 되는 질환의 정도가 서로 다르고 따라서 대조군 사건 발생률이 다르다면 상대 위험도 감소에 따른 순서와 교차비에 따른 순서도 서로 다를 수 있다는 것이다. 해결책은 있다. 메타 분석의 경우 교차비를 사용하지 않을 수 있고, 비록 모든 경우에 사용할 수 있는 것은 아니지만, 현재 상대 위험도와 절대 위험도 차이를 결합하는 통계적인 방법이 개발되어 있다. 이러한 방법론을 체계적 종설에서 무작위 임상시험의 결과를 통합하는데 사용할 수 있을 지에 대한 타당성 검증 작업이 진행 중이다.

개괄적 분석의 결과를 나타내는 좀 더 임상적으로 친숙한 대안이 가능해 지면 바로 'Evidence-Based Medicine'에 실을 것이다. 그때까지는 표 2를 권말의 용어 해설에 붙일 것이고 이를 이용하면 독자들은 좀 더 손쉽게 환자 예측 사건 발생률과 교차비를 알 때 치료평가 필요수를 구할 수 있을 것이다. 독자 자신의 환자의 환자 예측 사건 발생률에 제일 가까운 수치를 선택하고 체계적 종설 등에 보고된 적당한 교차비를 선택하면 원하는 치료평가 필요수를 구할 수 있다. 직접 계산을 원하는 독자를 위해 계산식을 표 2의 말미에 첨부하였다.

참고문헌

1. Sackett DL. On some clinically useful merasures of the effects of treatment [EBM note]. *Evidence-Based Medicine* 1996 Jan-Feb; 1: 37-8.
2. Singh N, Gayowski T, Yu VL, Wagener MM. Trimethoprim-sulfamethoxazole for the prevention of spontaneous bacterial peritonitis in cirrhosis: a randomized trial. *Ann Interm Med* 1995; 122: 595-8.
3. Rothman KJ. Modern Epidemiology. Boston: Little, Brown and Co.; 1986: 177-236.
4. Yusuf S, Peto R, Lewis J, Collins R, Sleight P. Beta blockade during and after myocardial infarction: overview of the randomized trials. *Prog Cardiovasc Dis* 1985; 27: 335-71.
5. Greenland S, Salvan A. Bias in the onestep method for pooling study results. *Stat Med* 1990; 9: 247-52.
6. Sinclair JC, Bracken MB. Clinically useful measures of effect in binary analyses of randomized trials. *J Clin Epidemiol* 1994; 47: 881-90.
7. Greenland S, Robins JM. Estimation of a common effect parameter from sparse follow-up data. *Biometrics* 1985; 41: 55- 68.

6

예후나 부작용에 관계된 논문(코호트 연구)

배경

코호트 연구란 특정한 하나 혹은 그 이상의 인구집단을 대상으로 그들에게서 나타나는 현상을 추적 관찰하는 연구이다. 예후관찰 연구(코호트 연구의 한 종류)에는 하나의 코호트 집단-질병의 초기단계에 있는 인구집단(예를 들면, 자궁세포진검사로 발견된 CIN 1단계의 자궁경부암 환자에서)만 있으면 가능하다. 치료행위(약물이나 수술과 같은)의 합리적 평가를 위해서는 치료를 받지 않았을 때 나타나는 질병결과를 바탕으로 하여야 하므로 예후 연구는 매우 중요하다. 반면, 비교 코호트 연구(이 책에 재수록된 논문과 같은)에서는 두 코호트 집단이 필요하다 — 한 집단은 부작용이 나타날 수 있는 인자에 폭로된 사람들이고 (이 경우는 경구용 피임약), 다른 집단은 폭로되지 않은 사람들이다.

이 장의 목적

이 장을 공부하는 이들에게 질병의 자연경과와 예후에 대한 연구 논문의 결론이 타당하고 임상에 적용 가능한 지에 대해 판단할 수 있는 능력을 갖추도록 한다.

학습목표

이 장을 통하여 다음과 같은 능력을 배양한다.

- 코호트 연구에 관한 연구 논문에서 코호트 집단이 명확히 정의되고 초기부터 적절하게 추적 관찰이 이루어졌는지를 판단한다.
- 구조화된 목록을 이용하여 방법론적인 측면에서 연구의 질적 수준을 평가한다.

- 이득과 손실을 정량화하고 그 관점에서 연구의 결과가 가지는 의미를 평가한다.
- 연구 결과의 적용과 실행에 대해 비판적으로 평가한다.

준비된 문헌

Beral V, Herman C, Kay C, Hannaford P, Darby S, Reeves G. Mortality associated with oral contraceptive use: 25-year follow up of cohort of 46000 women from the Royal College of General Practitioners' oral contraception study. BMJ 1999; 318: 96-100.

임상 시나리오

19세 학생인 Ravina Patel은, 피임법에 대한 조언을 얻고자 가족계획 크리닉을 찾았다. 그녀는 한 잡지책에서, 35세된 흡연자가 2세대 경구용 피임약을 복용하다 치명적인 폐색전증에 걸렸다는 글을 읽은 적이 있다. 그녀는 자신에게도 그러한 부작용이 나타나지 않을까 우려하고 있으면서도 콘돔 등의 다른 물리적인 피임법은 원하지 않았다.

그룹토의의 경우

논문을 읽은 후, 다음 중 한 가지 이상을 시도해 본다.

1. 논문에서 제시된 제반 수치들과 이에 이르는 과정을 이해한다.
2. 가족계획 담당 간호사가 되어 Ravina에게 가능한 여러 피임 방법과 각각의 차이점을 설명하고 그녀가 스스로 다양한 피임방법의 선택과 관련된 결정수 decision tree를 그릴 수 있게 도와주는 역할극.
3. 의과대학생이나 간호대학생들에게 수업 중 기말 시험에 출제할 것임을 밝히고 이 논문을 다루는 강의를 가상해 본다.

개인적인 학습의 경우

피임법의 선택은 모든 사람들이 살아가면서 언젠가는 부딪히는 문제이며, 환자들은 종종 의사나 간호사에게 "당신은 어떤 방법으로 피임하고 있습니까?"라고 질문을 한다. Ravina가 당신의 누이동생, 애인, 딸(혹은 당신 자신이라고)이라고 가정하고, 이 논문을 평가하기 전에 그녀가 경구용 피임약의 장점과 단점에 관해 알고 싶어 할 것이라 생각되는 관심 항목들을 만들어 본다. 그 다음 비판적 분석을 위한 점검 목록을 작성하고 나서, 먼저 작성한 관심 항목들로 돌아간다. 논문에 대한 당신의 검토가 당신이 관심 항목에 열거된 각 항목의 답을 구하는데 얼마나 도움이 되는지를 살펴보고, 부족한 답을 구하려면 어떠한 연구가 추가적으로 필요한지에 대해 생각해 본다.

FURTHER READING

Donald A, Greenhalgh T. A hands-on guide to evidence-based health care: practice and implementation. Oxford: Blackwell Science, 1999.

Greenhalgh T. How to read a paper: the basis of evidence based medicine. London: BMJ Books, 1997. See in particular Chapter 3: Getting your bearings, pages 34-52 and Chapter 4: Assessing methodological quality, page 53-68.

Laupacis A, Wells G, Richardson WS, Tugwell P. Users' guide to medical literature. V. How to use an article about prognosis. *JAMA* 1994; 271: 234-7.

코호트 연구를 수행한 논문의 비판적 평가를 위한 점검표

각 평가 항목들은 바이어스, 교란변수, 통계 검정력 및 타당도 등에 관한 문제를 찾기위한 것임.

A. 연구 결과는 타당하며 바이어스는 최소화되었는가?	예/아니오/모름
1. 임상시험은 명확한 질문을 다루었는가? (PEO) • 연구대상인구(Population) • 특정 기간 동안의 위험인자에의 폭로(Exposure) • 질병결과(Outcome)	
2. 코호트 연구가 후향적이 아닌 전향적인 방법으로 수행되었는가?	
3. 연구의 시작 시점에 두 집단(대조군과 폭로군)이 가진 요인들(성별, 연령, 사회계층, 흡연 등)이 유사하였는가?	
4. 연구에 참여한 모든 대상이 분석에 포함되었는가? • 추적관찰률이 80%를 넘었나? 그렇지 않다면 그 것이 결과에 영향을 미쳤을 가능성은? • 연구대상은 처음에 할당된 대로 분류되어 분석되었는가?	
B. 결과에 대하여	
5. 폭로에 의한 효과의 크기는? • 어떤 질병결과를 측정하였는가? (위험도의 측정, 즉, 교차비, 상대위험도, 절대위험도 등의 감소 혹은 증가)	
6. 폭로 효과의 추정치는 얼마나 정확한가? • 신뢰 한계는(혹은 p값은)?	
C. 결과가 가지는 적절성	
7. 연구 결과를 적용하지 못할 만큼 연구 참여 환자군과 내 환자가 차이가 있는가?	

BMJ 1999; **318**: 96-100

Mortality associated with oral contraceptive use: 25 year follow up of cohort of 46 000 women from Royal College of General Practitioners' oral contraception study

Valerie Beral, Carol Hermon, Clifford Kay, Philip Hannaford, Sarah Darby, Gillian Reeves

Editorial by Skegg

Imperial Cancer Research Fund, Cancer Epidemiology Unit, Radcliffe Infirmary, Oxford OX2 6HE

Valerie Beral, *professor*

Carol Hermon, *scientific officer*

Sarah Darby, *professor*

Gillian Reeves, *statistician*

Royal College of General Practitioners, Manchester Research Unit, Parkway House, Manchester M22 4DB

Clifford Kay, *director*

Philip Hannaford, *professor*

Correspondence to: Professor Beral beral@icrf.icnet.uk

BMJ 1999;318:96–100

Abstract

Objective To describe the long term effects of the use of oral contraceptives on mortality.
Design Cohort study with 25 year follow up. Details of oral contraceptive use and of morbidity and mortality were reported six monthly by general practitioners. 75% of the original cohort was "flagged" on the NHS central registers.
Setting 1400 general practices throughout Britain.
Subjects 46 000 women, half of whom were using oral contraceptives at recruitment in 1968-9. Median age at end of follow up was 49 years.
Main outcome measures Relative risks of death adjusted for age, parity, social class, and smoking.
Results Over the 25 year follow up 1599 deaths were reported. Over the entire period of follow up the risk of death from all causes was similar in ever users and never users of oral contraceptives (relative risk = 1.0, 95% confidence interval 0.9 to 1.1; P = 0.7) and the risk of death for most specific causes did not differ significantly in the two groups. However, among current and recent (within 10 years) users the relative risk of death from ovarian cancer was 0.2 (0.1 to 0.8; P = 0.01), from cervical cancer 2.5 (1.1 to 6.1; P = 0.04), and from cerebrovascular disease 1.9 (1.2 to 3.1, P = 0.009). By contrast, for women who had stopped use ≥10 years previously there were no significant excesses or deficits either overall or for any specific cause of death.
Conclusion Oral contraceptives seem to have their main effect on mortality while they are being used and in the 10 years after use ceases. Ten or more years after use ceases mortality in past users is similar to that in never users.

Introduction

Oral contraceptives have been available for 40 years and, although their short term effects on health have been studied in detail,[1 2] comparatively little is known about whether these effects persist after use stops. The Royal College of General Practitioners' oral contraception study was set up in 1968 to monitor the health of women who had used oral contraceptives. We present the results of a 25 year follow up of that population examining the effect of use of oral contraceptives on mortality in the long term.

Subjects and methods

Over 14 months from May 1968, 1400 general practitioners throughout the United Kingdom recruited 23 000 women who were using oral contraceptives and a similar number who had never used them into the oral contraception study.[1] Most women (98%) were white and all were married or living as married. General practitioners were asked to provide information on oral contraceptives prescribed, pregnancies, new illness, or death for each subject every six months. During the early years of the study some general practitioners withdrew their patients and some women moved and left the study. In 1976-7 an attempt was made to "flag" the cohort on the NHS central registers in Southport and Edinburgh to provide information on death and cause of death for women who were no longer being followed regularly by their general practitioner. About 75% of the original cohort was successfully flagged, and these women have been followed for death and emigration since then. The remaining 25% could not be flagged because they or their general practitioners had left the study before the flagging procedure could be instigated and the personal details required for flagging were not available to the investigators. The mortality of the women who were followed regularly by their general practitioner was similar to that of women who left the study.[3]

This analysis includes deaths up to 31 December 1993. We obtained a copy of the death certificate for all women who had died, and CK or PH coded the cause of death according to ICD-8 (international classification of diseases, eighth revision),[4] occasionally supplementing information from the death certificate with details provided by general practitioners.[5] Person-years of follow up were calculated from the date of recruitment up to the date of death for the 1599 women who had died, up to the date of last contact with the general practitioner for 10 958 women who were not flagged on the NHS registers, or up to 31 December 1993 for 33 554 women who were flagged on the NHS registers and alive on that date.[3] For women who were no longer being followed by their general practitioner before 1 January 1977 but were flagged no person-years were included for the period between the date of last contact with their general practitioner and 1 January 1977 because the ascertainment of deaths during that period may have been incomplete.[3]

Person-years were categorised by age (16-19, 20-24...70-79), parity (0, 1-2, ≥3, not known), social class at recruitment (I-II, III, IV-V, other), and cigarette smoking at recruitment (0, 1-14/day, ≥15/day, not known) with a standard computer program.[6] Person-years were further subdivided according to whether the women had taken oral contraceptives and, where appropriate, by duration of use and time since first and last use. At recruitment half (23 000) of the subjects were using oral contraceptives, but by 31 December 1993, 63% had used them at some time. Women who started using oral contraceptives after recruitment contributed person-years to the "never user" category up to the date that they began using them. For women who were flagged on the NHS registers but no longer regularly followed up by their general practitioner, we assumed that past users and never users who were over the age of 40 at the date of last contact did not subsequently take oral contraceptives. For current users and women aged under 40 at the time of last contact with their general practitioners, we assumed that use continued for two years as stated at the time of last contact, but thereafter use was classified as unknown. These assumptions about subsequent use of oral contraceptives are similar to those used in analyses of other cohort studies.[7]

The results presented here are based on 853 517 person-years of follow up until 31 December 1993: 517 519 in women who had used oral contraceptives and 335 998 in women who had never used them. Standardised mortality ratios were calculated by using mortality for women in England and Wales as a standard.[6] Relative risks were adjusted for age, parity, social class, and smoking with the Poisson regression program module of EPICURE.[8] P values are two tailed.

Results

By 31 December 1993 the cohort had been followed for 25 years and the median age of the women was 49 years (48 for ever users of oral contraception and 50 for never users). During that period 1599 deaths were reported, 945 in ever users and 654 in never users (table 1). The death rate from all causes combined was 21% lower than in the UK population (overall standardised mortality ratio=79). The relative risk of death from all causes combined after adjustment for age, parity, social class, and cigarette smoking did not differ significantly between ever users and never users (relative risk=1.0, 95% confidence interval 0.9 to 1.1; P=0.7).

Table 1 also shows standardised mortality ratios and adjusted relative risks of death for common specific causes and groups of causes of death (and also for some particular causes that have been reported to be affected by oral contraceptive use) according to ever use of oral contraceptives. For most specific causes of death the standardised mortality ratios in ever users and never users of oral contraceptives were around 100 and did not differ significantly between the two groups. The few exceptions were colorectal cancer and

Table 1 Standardised mortality ratios in ever users and never users of oral contraceptives and relative risk in ever users compared with never users

Cause of death (ICD-8 code)	Standardised mortality ratio (No of deaths) Ever users	Never users	Relative risk† (95% CI)
All causes (000-999)	82 (945)	74 (654)	1.0 (0.9 to 1.1)
All cancers (140-209)	85 (474)	85 (355)	1.0 (0.8 to 1.1)
Colorectal (153-154)	62 (29)	108 (39)	0.6 (0.4 to 0.9)*
Liver (155)	126 (5)	34 (1)	5.0 (0.6 to 43.2)
Lung (162)	107 (75)	71 (40)	1.2 (0.8 to 1.8)
Breast (174)	87 (154)	81 (105)	1.1 (0.8 to 1.4)
Cervix (180)	115 (38)	57 (13)	1.7 (0.9 to 3.2)
Uterus (181-2)	22 (2)	83 (6)	0.3 (0.1 to 1.4)
Ovary (183)	49 (24)	83 (31)	0.6 (0.3 to 1.0)*
Other cancers	87 (147)	95 (120)	0.9 (0.7 to 1.1)
All circulatory diseases (390-458)	84 (237)	63 (143)	1.2 (1.0 to 1.5)
Ischaemic heart disease (410-4)	70 (98)	68 (79)	0.9 (0.7 to 1.3)
Other heart disease (420-9)	107 (19)	66 (9)	1.4 (0.6 to 3.1)
Cerebrovascular disease (430-8)	111 (87)	62 (38)	1.5 (1.0 to 2.3)*
Other circulatory	73 (33)	46 (17)	1.4 (0.8 to 2.5)
All digestive diseases (520-77)	85 (37)	74 (24)	1.1 (0.6 to 1.8)
Liver disease (570-3)	112 (23)	69 (10)	1.7 (0.8 to 3.6)
All other diseases (1-139, 210-389, 460-519, 578-799)	53 (95)	65 (89)	0.8 (0.6 to 1.0)
Violent or accidental causes (800-999)	111 (102)	68 (43)	1.6 (1.1 to 2.3)*
Suicide (950-9)	123 (39)	73 (16)	1.5 (0.8 to 2.7)

*P<0.05. †Adjusted for age, social class, parity, and smoking.

ovarian cancer, for which the relative risks of death in users were significantly below 1.0, and cerebrovascular disease and all violent and accidental causes of death, for which the relative risks were significantly greater than 1.0. Ever use is, however, a crude measure of use of oral contraceptives.

Table 2 shows for various causes the relative risk of death compared with never users in relation to the number of years since oral contraceptives were first used. Within the first 10 years of starting use of oral contraceptives there was a significant excess mortality from all causes of death (relative risk=1.2, 95% confidence interval 1.0 to 1.50; P=0.03), all circulatory diseases (2.2, 1.5 to 3.2; P<0.0001), and cerebrovascular disease (2.7, 1.5 to 4.9; P=0.0008). However, the excess mortality from these causes fell with time, this trend being significant for all circulatory disease (P=0.002) and cerebrovascular disease (P=0.02). There were 380 deaths in women who began using oral contraceptives more than 20 years before the end of follow up, and this group showed no significant excess or deficit in mortality from any specific condition or overall.

Table 3 shows the pattern of risk of death for various conditions in relation to the time since stopping use of oral contraceptives. By the end of follow up the median time since last use in the cohort was 17 years. Significant increases or decreases in risk were found mainly in current users or those who had stopped use within the past 10 years—for example, women who were current users or who stopped use in the past five years had a significantly reduced risk of ovarian cancer (0.1, 0.0 to 0.9; P=0.04) and a significant excess of all circulatory diseases (1.7, 1.2 to 2.4; P=0.006) and cerebrovascular disease (1.9, 1.1 to 3.4; P=0.03) and women who had stopped use five to nine years previously had an significant excess risk of cervical cancer (3.0, 1.1 to 8.1; P=0.03) and cerebrovascular disease (2.0, 1.1 to 3.7; P=0.02). Among women who had stopped use 15 or more years previously most of

Table 2 Relative risk of death in users of oral contraceptives compared with never users according to time since first use

Cause of death (ICD-8 code)	Years since first use of oral contraceptives: <10 Relative risk† (95% CI)	No of deaths	10-19 Relative risk† (95% CI)	No of deaths	≥20 Relative risk† (95% CI)	No of deaths	(P value) test for trend by time since first use
All causes (000-999)	1.2 (1.0 to 1.5)*	167	1.1 (0.9 to 1.2)	398	0.9 (0.8 to 1.1)	380	0.09
All cancers (140-209)	0.9 (0.7 to 1.3)	61	1.0 (0.8 to 1.2)	212	0.9 (0.8 to 1.1)	201	0.6
Colorectal (153-154)	0.7 (0.2 to 2.2)	4	0.5 (0.3 to 1.1)	11	0.6 (0.3 to 1.1)	14	0.8
Lung (162)	0.9 (0.3 to 2.3)	5	1.3 (0.8 to 2.1)	34	1.2 (0.7 to 1.9)	36	0.8
Breast (174)	1.1 (0.7 to 1.8)	22	1.2 (0.9 to 1.6)	74	1.0 (0.7 to 1.3)	58	0.8
Cervix (180)	0.8 (0.3 to 2.5)	5	2.0 (1.00 to 4.0)	22	1.8 (0.8 to 4.2)	11	0.2
Ovary (183)	0.9 (0.3 to 2.7)	4	0.5 (0.2 to 1.0)*	8	0.6 (0.3 to 1.3)	12	0.8
Other cancers	1.0 (0.6 to 1.6)	21	0.9 (0.7 to 1.2)	63	0.9 (0.7 to 1.2)	70	0.4
All circulatory diseases (390-458)	2.2 (1.5 to 3.2)**	49	1.3 (1.0 to 1.7)	99	0.9 (0.7 to 1.2)	89	0.002
Ischaemic heart disease (410-414)	1.8 (1.0 to 3.2)	14	1.0 (0.7 to 1.6)	41	0.8 (0.5 to 1.1)	43	0.02
Other heart disease (420-429)	2.1 (0.5 to 9.3)	3	1.7 (0.6 to 4.5)	8	1.1 (0.4 to 3.0)	8	0.7
Cerebrovascular disease (430-438)	2.7(1.5 to 4.9)**	23	1.7 (1.1 to 2.7)*	39	1.0 (0.6 to 1.8)	25	0.02
Other circulatory	2.4 (0.9 to 6.5)	9	1.2 (0.6 to 2.7)	11	1.2 (0.6 to 2.5)	13	0.9
All digestive diseases (520-577)	1.2 (0.5 to 3.0)	7	1.3 (0.7 to 2.4)	18	0.9 (0.4 to 1.8)	12	0.9
Liver disease (570-573)	2.0 (0.6 to 7.0)	4	1.5 (0.6 to 3.7)	9	1.8 (0.7 to 4.4)	10	0.7
All other diseases (1-139, 210-389, 460-519, 578-799)	0.9 (0.5 to 1.6)	16	0.6 (0.4 to 0.9)*	28	0.9 (0.6 to 1.3)	51	0.4
Violent and accidental causes (800-999)	1.6 (1.0 to 2.7)	34	1.5 (1.0 to 2.3)	41	1.6 (1.0 to 2.7)	27	0.9
Suicide (950-959)	1.9 (0.9 to 4.1)	16	1.4 (0.7 to 2.8)	17	1.1 (0.4 to 2.9)	6	0.2

*P<0.05, **P<0.01. †Adjusted for age, parity, social class, and smoking.

the relative risks were around 1.0. For ovarian cancer there was a weak suggestion that the protective effect associated with current or recent use wore off (test for trend, P=0.05).

Among ever users of oral contraceptives, the average duration of use was five years. Table 4 shows the relative risk of death in relation to the duration of use of oral contraceptives. Women who used oral contraceptives for 10 or more years had a significant excess mortality from lung cancer (2.0, 1.1 to 3.5; P=0.02) and cervical cancer (4.1, 1.6 to 10.6; P=0.003). The excess deaths from lung cancer were mainly among smokers (17 deaths in smokers and three in non-smokers), the relative risk associated with 10 or more years of use of oral contraceptives being 2.0 for smokers and 2.2 for non-smokers. This excess may be a chance finding or perhaps due to residual confounding. There was also a significant trend of increasing mortality for all cancers combined and for cervical cancer in relation to duration of use (P=0.02 and 0.03, respectively).

Duration of use and time since first and last use of oral contraceptives were highly correlated, with current and recent users being more likely to have used contraceptives for longer. Table 5 shows the relative risk of death among ever users of oral contraceptives according to time since last use of oral contraceptives and duration of use. All significant results were confined to women currently using oral contraceptives or who had stopped in the past 10 years, although

Table 3 Relative risk of death in users of oral contraceptives compared with never users according to time since last use

Cause of death (ICD-8 codes)	Years since last use of oral contraceptives: Current and <5 Relative risk† (95% CI)	No of deaths	5-9 Relative risk† (95% CI)	No of deaths	10-14 Relative risk† (95% CI)	No of deaths	≥15 Relative risk† (95% CI)	No of deaths	(P value) test for trend by time since last use
All causes (000-999)	1.0 (0.9 to 1.2)	199	1.1 (0.9 to 1.3)	142	1.1 (0.9 to 1.3)	189	0.9 (0.8 to 1.1)	196	1.0
All cancers (140-209)	0.9 (0.7 to 1.1)	81	1.1 (0.8 to 1.4)	79	1.1 (0.8 to 1.3)	104	0.9 (0.7 to 1.1)	99	0.9
Colorectal (153-154)	0.5 (0.2 to 1.4)	4	0.6 (0.2 to 1.6)	4	0.2 (0.1 to 0.8)*	2	1.0 (0.5 to 2.0)	12	0.1
Lung (162)	0.8 (0.3 to 1.7)	8	1.1 (0.6 to 2.2)	11	1.3 (0.8 to 2.4)	19	1.2 (0.6 to 2.1)	18	0.9
Breast (174)	1.0 (0.6 to 1.6)	28	1.5 (1.0 to 2.2)	31	1.3 (0.8 to 1.9)	33	0.9 (0.6 to 1.5)	25	0.8
Cervix (180)	2.2 (0.8 to 6.1)	9	3.0 (1.1 to 8.1)*	8	1.6 (0.5 to 4.9)	5	0.7 (0.1 to 3.2)	2	0.3
Ovary (183)	0.1 (0.0 to 0.9)*	1	0.3 (0.1 to 1.4)	2	0.7 (0.3 to 1.8)	6	0.7 (0.3 to 1.7)	6	0.05
Other cancers	1.0 (0.6 to 1.6)	31	0.9 (0.6 to 1.4)	23	1.1 (0.7 to 1.6)	39	0.8 (0.6 to 1.2)	36	0.4
All circulatory diseases (390-458)	1.7 (1.2 to 2.4)**	56	1.4 (0.9 to 2.0)	36	1.2 (0.8 to 1.7)	45	1.0 (0.7 to 1.4)	52	0.2
Ischaemic heart disease (410-414)	1.5 (0.8 to 2.8)	17	0.7 (0.3 to 1.4)	9	1.0 (0.6 to 1.6)	19	1.0 (0.6 to 1.6)	30	0.6
Other heart disease (420-429)	2.4 (0.6 to 9.7)	4	3.0 (0.9 to 10.7)	4	0.7 (0.2 to 3.4)	2	1.0 (0.3 to 3.0)	5	0.3
Cerebrovascular disease (430-438)	1.9 (1.1 to 3.4)*	26	2.0 (1.1 to 3.7)*	18	1.4 (0.8 to 2.6)	16	1.0 (0.5 to 1.9)	13	0.2
Other circulatory	1.8 (0.6 to 4.9)	9	1.7 (0.6 to 4.9)	5	1.8 (0.7 to 4.3)	8	0.1 (0.2 to 2.2)	4	0.6
All digestive diseases (520-577)	1.1 (0.4 to 2.7)	8	1.1 (0.4 to 2.9)	5	1.4 (0.6 to 3.3)	8	0.8 (0.3 to 2.1)	5	0.4
Liver disease (570-573)	1.3 (0.4 to 4.6)	4	2.0 (0.6 to 6.9)	4	1.8 (0.5 to 6.1)	4	1.7 (0.5 to 5.8)	4	0.5
All other diseases (1-139,210-389, 460-519, 578-799)	0.6 (0.3 to 1.1)	19	0.6 (0.3 to 1.1)	10	0.8 (0.5 to 1.3)	19	0.8 (0.5 to 1.3)	28	0.4
Violent and accidental causes (800-999)	1.3 (0.8 to 2.1)	35	1.3 (0.7 to 2.6)	12	1.5 (0.8 to 2.8)	13	1.5 (0.8 to 3.1)	12	0.6
Suicide (950-959)	1.4 (0.6 to 3.0)	16	1.5 (0.6 to 3.9)	6	1.2 (0.4 to 3.7)	4	1.2 (0.3 to 4.5)	3	0.7

*P<0.05, **P<0.01. †Adjusted for age, parity, social class, and smoking.

Table 4 Relative risk of death in users of oral contraceptives compared with never users according to duration of use

	Duration of oral contraceptive use (years)						
	<5		5-9		≥10		(P value) test for trend with duration of use
Cause of death (ICD-8 code)	Relative risk† (95% CI)	No of deaths	Relative risk† (95% CI)	No of deaths	Relative risk† (95% CI)	No of deaths	
All causes (000-999)	1.0 (0.9 to 1.1)	359	1.0 (0.9 to 1.2)	226	1.1 (0.9 to 1.3)	141	0.2
All cancers (140-209)	0.9 (0.7 to 1.1)	167	0.9 (0.7 to 1.1)	108	1.3 (1.0 to 1.6)	88	0.02
Colorectal (153-154)	0.6 (0.3 to 1.2)	11	0.8 (0.4 to 1.6)	9	0.3 (0.1 to 1.2)	2	0.6
Lung (162)	1.1 (0.6 to 1.8)	25	0.7 (0.4 to 1.4)	11	2.0 (1.1 to 3.5)*	20	0.1
Breast (174)	1.1 (0.8 to 1.6)	58	1.0 (0.7 to 1.5)	33	1.4 (0.9 to 2.1)	26	0.4
Cervix (180)	1.3 (0.5 to 3.4)	9	1.4 (0.5 to 4.0)	6	4.1 (1.6 to 10.6)**	9	0.03
Ovary (183)	0.5 (0.2 to 1.2)	8	0.6 (0.3 to 1.5)	6	0.2 (0.0 to 1.3)	1	0.5
Other cancers	0.8 (0.6 to 1.1)	56	1.0 (0.7 to 1.4)	43	1.2 (0.8 to 1.8)	30	0.1
All circulatory diseases (390-458)	1.2 (0.9 to 1.6)	95	1.3 (1.0 to 1.8)	66	1.0 (0.7 to 1.6)	28	0.6
Ischaemic heart disease (410-414)	1.0 (0.7 to 1.6)	38	1.0 (0.7 to 1.7)	25	0.8 (0.5 to 1.6)	12	0.6
Other heart disease (420-429)	1.2 (0.4 to 3.3)	7	2.1 (0.8 to 5.7)	7	0.5 (0.1 to 4.2)	1	1.0
Cerebrovascular disease (430-438)	1.5 (0.9 to 2.3)	35	1.7 (1.0 to 2.9)*	27	1.3 (0.7 to 2.6)	11	0.9
Other circulatory	1.5 (0.7 to 3.2)	15	1.2 (0.5 to 3.0)	7	1.4 (0.4 to 4.2)	4	0.8
All digestive diseases (520-577)	1.1 (0.5 to 2.2)	14	0.9 (0.4 to 2.2)	7	1.2 (0.4 to 3.3)	5	1.0
Liver disease (570-573)	1.4 (0.5 to 3.8)	7	1.4 (0.4 to 4.7)	4	3.0 (1.0 to 9.5)	5	0.3
All other diseases (1-139, 210-389, 460-519, 578-799)	0.8 (0.5 to 1.1)	41	0.8 (0.5 to 1.2)	25	0.5 (0.3 to 1.1)	10	0.6
Violent and accidental causes (800-999)	1.4 (0.9 to 2.1)	42	1.3 (0.8 to 2.3)	20	1.4 (0.7 to 2.9)	10	0.9
Suicide (950-959)	1.1 (0.5 to 2.4)	14	1.8 (0.8 to 3.9)	11	1.4 (0.5 to 4.5)	4	0.4

*P<0.05, **P<0.01. †Adjusted for age, parity, social class, and smoking.

among such women duration of use was not associated with a significant increase or decrease in mortality from any particular cause or overall. Women who stopped using oral contraceptives 10 or more years previously had no significant increases or decreases in relative risk of death from any cause, even if they had used them for 10 years or more. There were, however, only 54 deaths in this subgroup.

Discussion

Our results suggest that most of the effects of oral contraceptives on mortality occur in current or recent users and that few, if any, effects persist 10 years after stopping use. These results relate predominately to use of combined oral contraceptives containing 50 µg oestrogen.[1]

Information on use of oral contraceptives was recorded prospectively at six monthly intervals by the subjects' general practitioner and so is unlikely to be biased by subsequent events. Furthermore, because three quarters of the original cohort was "flagged" on the NHS central registers in England and Scotland and so followed routinely for death, the findings are likely to be representative of the majority of the women originally recruited. Mortality was similar in women

Table 5 Relative risk† of death in users of oral contraceptives compared with never users according to time since last use and duration of use

	Current users or last use <10 years previously			Last use ≥10 years previously		
Cause of death (ICD-8 code)	All users (95% CI)	Duration of use <10 years (No of deaths)	Duration of use ≥10 years (No of deaths)	All users (95% CI)	Duration of use <10 years (No of deaths)	Duration of use ≥10 years (No of deaths)
All causes (000-999)	1.0 (0.9 to 1.2)	1.0 (254)	1.1 (87)	1.0 (0.9 to 1.1)	1.0 (331)	1.1 (54)
All cancers (140-209)	1.0 (0.8 to 1.2)	0.8 (104)	1.3 (56)	1.0 (0.8 to 1.2)	1.0 (171)	1.2 (32)
Colorectal (153-154)	0.5 (0.2 to 1.2)	0.5 (6)	0.5 (2)	0.6 (0.3 to 1.2)	0.7 (14)	0.0 (0)
Lung (162)	0.9 (0.5 to 1.7)	0.6 (9)	1.6 (10)	1.2 (0.8 to 2.0)	1.1 (27)	2.6 (10)
Breast (174)	1.2 (0.8 to 1.7)	1.1 (40)	1.5 (19)	1.1 (0.8 to 1.5)	1.1 (51)	1.1 (7)
Cervix (180)	2.5 (1.1 to 6.1)*	1.6 (9)	5.3 (8)	1.1 (0.4 to 3.1)	1.2 (6)	1.5 (1)
Ovary (183)	0.2 (0.1 to 0.7)*	0.2 (2)	0.3 (1)	0.7 (0.4 to 1.4)	0.8 (12)	0.0 (0)
Other cancers	0.9 (0.7 to 1.3)	0.9 (38)	1.1 (16)	0.9 (0.7 to 1.3)	0.9 (61)	1.3 (14)
All circulatory diseases(390-458)	1.5 (1.1 to 2.0)**	1.7 (76)	1.1 (16)	1.1 (0.8 to 1.4)	1.1 (85)	1.0 (12)
Ischaemic heart disease (410-414)	1.0 (0.6 to 1.7)	1.2 (21)	0.7 (5)	1.0 (0.7 to 1.5)	1.0 (42)	1.1 (7)
Other heart disease (420-429)	2.8 (0.9 to 8.4)	3.5 (7)	1.3 (1)	0.9 (0.3 to 2.4)	1.0 (7)	0.0 (0)
Cerebrovascular disease (430-438)	1.9 (1.2 to 3.1)*	2.1 (36)	1.5 (8)	1.2 (0.7 to 2.0)	1.2 (26)	1.0 (3)
Other circulatory	1.7 (0.7 to 3.9)	1.8 (12)	1.2 (2)	1.2 (0.5 to 2.7)	1.1 (10)	1.5 (2)
All digestive diseases (520-577)	1.0 (0.5 to 2.2)	0.9 (9)	1.5 (4)	1.1 (0.5 to 2.2)	1.1 (12)	0.7 (1)
Liver disease (570-573)	1.6 (0.6 to 4.4)	1.0 (4)	3.6 (4)	1.7 (0.6 to 4.7)	1.8 (7)	1.9 (1)
All other diseases (1-139, 210-389, 460-519, 578-799)	0.6 (0.4 to 1.0)*	0.7 (25)	0.4 (4)	0.8 (0.6 to 1.2)	0.8 (41)	0.8 (6)
Violent and accidental causes (800-999)	1.3 (0.8 to 2.0)	1.3 (40)	1.4 (7)	1.5 (0.9 to 2.6)	1.5 (22)	1.8 (3)
Suicide (950-959)	1.4 (0.7 to 2.9)	1.4 (19)	1.3 (3)	1.2 (0.5 to 3.1)	1.1 (6)	1.9 (1)

*P<0.05,**P<0.01. †Adjusted for age, parity, social class, and smoking. No significant differences in relative risk were found between women who used oral contraceptives for <10 and ≥10 years.

who remained under regular follow up by their general practitioner and in women who did not.[3] That overall mortality in our cohort was about 20% below the national average is not unexpected since women with severe chronic illnesses were not recruited.[1 3]

Death certificates were obtained for all women who died. There was good agreement between cause of death recorded on the death certificate and that reported by general practitioners.[5] We adjusted for the potential confounding factors of age, parity, social class, and cigarette smoking. Information on age and parity was updated throughout the follow up, whereas social class and smoking details were recorded at entry only. Information on subsequent smoking habits was obtained in 1994-5 for 11 797 members of the original cohort; re-estimation of the risk of myocardial infarction associated with oral contraceptive use based on the updated data gave virtually identical results to those based on smoking history at entry.[9] Use of information on smoking at entry is thus unlikely to have biased our results. We did not adjust for hypertension or other heart disease because such conditions could be in the causal pathway for death from circulatory diseases. No data on family history of these conditions or of cancer were available, but the absence of such information is unlikely to produce spurious associations suggesting that mortality varies according to the timing of oral contraceptive use.

The specific diseases showing significant excesses or deficits in mortality in our study were generally consistent with the results of other studies on the incidence of these diseases.[1 2 10] Other cohort studies have reported no significant changes in mortality among women who have ever used oral contraceptives, which might at first sight be interpreted as inconsistent with their known effects on incidence of disease.[11 12] What our results highlight, however, is that the effects of oral contraceptives on mortality occur mainly in current and recent users.

The effects of oral contraceptives on circulatory diseases are already recognised to be largely confined to current users, especially if they also smoke.[13-16] There has been concern, however, that oral contraceptive use might affect risk of cancer many years after use stops. The collaborative reanalysis of the worldwide data on the relation between breast cancer and oral contraceptive use, which included data from this study, showed that the incidence of breast cancer was slightly increased while women used oral contraceptives and in the 10 years after stopping use but that there was no excess risk 10 or more years after stopping.[7] Our results are consistent with this finding and suggest that other cancers of the female reproductive organs may also be affected by current and recent use of oral contraceptives but may wear off after use stops. The number of deaths from each type of cancer was small, and further data are needed to confirm our findings. Continued follow up of this and other cohorts will yield important information for the many millions of women throughout the world who have used oral contraceptives.

We thank the 1400 doctors who have contributed data to the study.

Contributors: CK set up the oral contraception study and PH took over as director in 1994. CH, SD, GR, and VB contributed to the data analysis. VB prepared the first draft of the manuscript and all other authors have contributed to it. CK is guarantor for the quality of the data; VB and CH are guarantors for the analyses and text.

Funding: Royal College of General Practitioners, British Heart Foundation, Imperial Cancer Research Fund, Medical Insurance Agency, Medical Research Council, Schering AG (Berlin), Schering Health Care (UK), Searle, and Wyeth-Ayerst International (USA).

Competing interests: None declared.

Key messages

- This 25 year follow up of 46 000 UK women found a decrease in mortality from ovarian cancer and an increase in mortality from circulatory diseases and cervical cancer among women were using oral contraceptives or had used them in the past 10 years
- 10 or more years after stopping use mortality was similar in past users and never users
- Oral contraceptives seem to have their main effect on mortality mainly while they are being used and in the 10 years after stopping use
- There is little evidence to suggest any persistent adverse effect 10 or more years after use of oral contraceptives ceases

1 Royal College of General Practitioners. *Oral contraceptives and health.* London: Pitman Medical, 1974.
2 Vessey M, Doll R, Peto R, Johnson B, Wiggins P. A long-term follow-up study of women using different methods of contraception—an interim report. *J Biosoc Sci* 1976;8:373-427.
3 Beral V, Hermon C, Kay C, Hannaford P, Darby S, Reeves G. Mortality in relation to method of follow up in the Royal College of General Practitioners' oral contraception study. In: Hannaford PS, Webb AMC, eds. *Evidence-guided prescribing of the pill.* London: Parthenon Publishing, 1996:327-39.
4 World Health Organisation. *International classification of diseases, injuries and causes of death: 8th revision, 1965.* Geneva: WHO, 1967.
5 Wingrave SJ, Beral V, Adelstein AM, Kay CR. Comparison of cause of death coding on death certificates with coding in the Royal College of General Practitioners' oral contraception study. *J Epidemiol Community Health* 1981;35:51-8.
6 Coleman M, Douglas A, Hermon C, Peto J. Cohort study analysis with a FORTRAN computer program. *Int J Epidemiol* 1986;15:134-7.
7 Collaborative Group on Hormonal Factors in Breast Cancer. Breast cancer and hormonal contraceptives: collaborative reanalysis of individual data of 53 297 women with breast cancer and 100 239 women without breast cancer from 54 epidemiological studies. *Lancet* 1996;347:1713-27.
8 Preston DL, Lubin JH, Pierce DA. *EPICURE users' guide.* Seattle, WA: Hirosoft International, 1993.
9 Owen-Smith V, Hannaford PC, Warskyj M, Ferry S, Kay CR. Effects of changes in smoking status on risk estimates for myocardial infarction among women recruited for the Royal College of General Practitioners' oral contraception study in the UK. *J Epidemiol Community Health* (in press).
10 Vessey MP. The Jephcott lecture, 1989. An overview of the benefits and risks of combined oral contraceptives. In: Mann RD, ed. *Oral contraceptives and breast cancer.* Park Ridge, NJ: Parthenon Press, 1990:1221-32.
11 Vessey MP, Villard-Mackintosh L, McPherson K, Yeates D. Mortality among oral contraceptive users: 20 year follow up of women in a cohort study. *BMJ* 1989;299:1487-91.
12 Colditz GA. Oral contraceptive use and mortality during 12 years of follow-up: the nurses' health study. *Ann Intern Med* 1994;120:821-6.
13 Royal College of General Practitioners' Oral Contraception Study. Incidence of arterial disease among oral contraceptive users. *J R Coll Gen Pract* 1983;33:75-82.
14 World Health Organisation Collaborative Study of Cardiovascular Disease and Steroid Hormone Contraception. Ischaemic stroke and combined oral contraceptives. Haemorrhagic stroke and overall stroke risk and combined oral contraceptives: results of an international, multicentre, case-control study. *Lancet* 1996;348:498-510.
15 World Health Organisation Collaborative Study of Cardiovascular Disease and Steroid Hormone Contraception. Acute myocardial infarction and combined oral contraceptives: results of an international multicentre case-control study. *Lancet* 1997;349:1202-9.
16 World Health Organisation Scientific Group. Cardiovascular disease and steroid hormone contraception. *WHO Tech Rep Ser* 1998;877.

(Accepted 15 September 1998)

진단과 선별검사에 관한 연구 논문

7

배경

임상의들이 내리는 진단적 검사 또는 선별 검사 처방은 점점 더 증가 추세에 있으며 이러한 검사에 대한 환자들의 기대도 점차 증가하고 있다. 그러나 어떤 검사도 100% 정확하지는 않으며 거기에는 "위 양성" 결과와 "위 음성" 결과를 내포하고 있다.

이 장의 목적

이 장은 확립된 절대적 표준 검사법에 대한 진단적 검사 또는 선별검사의 수행도를 평가하고 그 검사의 실제적인 유용성을 결정하는 목적으로 수행된 연구논문을 피교육자들이 평가할 수 있는 능력을 배양하고 이를 통해 다른 사람을 지도할 수 있는 능력을 기르도록 의도되었다.

학습목표

이 학습을 마치고 나서 참가자들은 진단적 검사와 및 선별 검사에 관한 논문에 대하여 다음의 사항들을 도출하고 활용할 수 있다.

- 대상 인구집단에서 질병의 유병률(검사전 우도)은 어느 정도인가?
- 만약 환자에게 실제로 질병이 있을 때, 검사에서 양성으로 나올 가능성(민감도)은 얼마인가?
- 만약 환자에게 실제로는 질병이 없을 때, 검사에서 음성으로 나올 가능성(특이도)은 얼마인가?

- 만약 환자의 검사에서 특정 질병에 양성으로 나왔을 때, 환자가 실제로 그 질병을 가지고 있을 가능성(양성결과의 검사후 우도)은 얼마인가?
- 만약 환자의 검사에서 특정 질병에 음성으로 나왔을 때, 환자가 실제로 그 질병을 가지고 있지 않을 가능성(음성결과의 검사후 우도)은 얼마인가?
- 만약 같은 검사를 질병의 유병률이 다른 인구집단에서 시행한다면 위의 수치들에 대하여 미치는 영향은 어떻게 되는가?
- 검사는 전반적으로 얼마나 정확한가? (즉, 검사 결과가 어느 정도로 환자의 질병 유무를 정확히 판단할 수 있는가?)
- 양성(또는 음성) 검사의 우도비는 얼마인가? [즉, 양성(또는 음성) 검사가 실제 질병이 양성일 가능성을 얼마나 높이는가(또는 낮추는가)]?
- 요약해서, 환자들 중 서로 다른 집단들과 소집단들에서 이 검사의 유용성은 어느 정도인가?

준비된 문헌

Piccinelli M, Tessari E, Bortolomasi M et al. Efficacy of the alcohol use disorders identification test as a screening tool for hazardous alcohol intake and related disorders in primary care: a valid study. BMJ 1997; 314: 420-4

임상 시나리오

1차 의료센터에서 예약없이 진료받을 수 있는 성인병 진료소에서 일하고 있는 간호사가 있다. 54세의 이탈리아출신 사업가인 마리오 펠렌토(Mario Pellento)라는 환자가 진료소 업무가 끝난 후에 찾아왔다. 그는 진한 술 냄새를 풍겼으며 접수 직원에게 무례하게 행동하였다. 직원은 건강진단을 위해 다음 주에 다시 오라며 돌려보냈다. 간호사는 다음에 그가 왔을 때 알코올 중독 여부를 가리기 위한 몇 가지 질문들을 해야 할 지 여부에 대하여 의문을 가지고 있다.

진단실습을 위한 제안

논문을 읽은 후, 다음 중 한 가지 이상을 시도해 본다.

1. 진단적 검사 또는 선별검사의 결과와 관련하여 "정상" 혹은 "비정상"이라는 표현에 대하여 학생들이 토의하는 교육 상황
2. 펠렌토씨에게 선별검사용 설문지를 작성하게 하고, 완성된 후 '양성' 결과가 나왔을 때, 펠렌토씨가 그 결과의 의미를 묻는 역할극
3. 우도비의 의미를 잘 모르는 사람에게 설명할 수 있는 것을 포함하여 이 검사의 우도비를 계산하는 방법을 실례를 들어 설명하는 것(필요하면 역할극도 수행한다)

개인학습을 위한 제안

자신을 펠렌토씨의 개인 건강보험회사의 자문의사라고 가정해 본다. 펠렌토씨는 알코올중독검사에서 "알코올 과다 복용자"의 범주에 드는 것으로 결과가 나온 사실을 속여 왔다. 이 논문에서 비판적 평가 점검표 작성을 완성한 후, 그의 보험 할증료를 인상시키는 요청을 할지, 정밀검사를 받도록 할 것인지, 아니면 아무런 조치가 필요 없을지 등에 대한 의견을 담은 편지를 회사의 보험계리사에게 작성하라. 확률을 근거로 한 논거를 이용하여 이러한 결정을 정당화한다(즉, 베이즈의 정리).

표 7.1 진단 검사나 선별 검사의 타당성 연구 결과를 나타내는 2×2표

<table>
<tr><td colspan="2" rowspan="2"></td><td colspan="2">확진 검사의 결과</td></tr>
<tr><td>질병 양성
a + c</td><td>질병 음성
b + d</td></tr>
<tr><td rowspan="2">선별 검사의 결과</td><td>검사 양성
a + b</td><td>참 양성
a</td><td>위 양성
b</td></tr>
<tr><td>c + d
검사 음성</td><td>c
위 음성</td><td>d
참 음성</td></tr>
</table>

표 7.2 진단 검사나 선별 검사에서 사용하는 지표

검사의 특성	다른 이름	특성이 나타내는 질문	공식
민감도	참양성률 (질병에 양성반응)	그 검사가 찾고자하는 조건을 가진 사람들을 얼마나 잘 찾아내는가?	a/a+c
특이도	참음성률 (질병이 없을 때 음성반응)	그 검사가 찾고자 하는 조건을 가지지 않은 사람을 얼마나 정확히 배제해 내는가?	d/b+d
양성예측도	양성결과의 검사후 확률	검사 결과가 양성이면, 그 사람이 실제 질병을 가지고 있을 확률은?	a/a+b
음성예측도	음성결과의 검사후 확률	검사 결과가 음성이면, 그 사람이 실제 질병을 가지고 있지 않을 확률은?	d/c+d
정확도	-	검사 전체 중에서 올바른 결과를 나타낸 비율은(즉, 전체 검사결과에서 참양성과 참음성이 차지하는 비율은)?	a+d/a+b+c+d
양성검사결과의 우도비	-	실제 질병을 가지지 않았는데 검사결과가 양성일 가능성에 대비하여 실제 질병을 가지고 검사결과가 양성일 가능성이 얼마나 더 많이 예상되는가?	민감도/(1-특이도)

계산

		대상 질환		합계
		있음	없음	
진단 검사 결과	양성	a	b	a+b
	음성	c	d	c+d
	합계	a+c	b+d	a+b+c+d

민감도 = a/(a+c)
특이도 = d/(b+d)
유병률 = (a+c)/(a+b+c+d)
양성예측도 = a/(a+b)
음성예측도 = d/(c+d)

FURTHER READING

Greenhalgh T. How to read a paper: the basis of evidence based medicine. London: BMJ Books, 1997. See in particular Chapter 4: Assessing methodological quality, pages 53-68 and Chapter 7: Papers that report diagnostic or screening tests, page 97-110.

Jaeschke R, Guyatt G, Sackett DL. Users' guide to the medical literature. III. How to use an article about a diagnostic test. A. Are the results of the study valid? *JAMA* 1994; 271: 389-91.

Jaeschke R, Guyatt G, Sackett DL. Users' guide to the medical literature. III. How to use an article about a diagnostic test. B. what were the results and will they help me in caring for my patients? *JAMA* 1994; 271: 703-7.

선별검사 또는 진단적 검사의 신뢰성을 분석한 논문의 비판적 평가를 위한 점검표

각 평가 항목은 바이어스, 혼란변수, 통계 검정력 및 타당도에 관한 문제들을 찾기위한 것임.

A. 연구결과가 타당한가?	예/아니오/모름
1. 연구자들은 연구 대상 검사법과 확진 검사법 모두를 독립적으로 그리고 맹검법을 사용하여 진단하였는가?	
2. 검사를 시행한 대상군이 실제 임상에서 만날 것으로 예상되는 전형적인 환자인가?	
3. 절대적 표준 검사법과 새로운 검사법의 비교가 신뢰성을 가질 수 있을만큼 충분한 사례를 대상으로 연구를 시행하였는가? • 연구자들은 검정력 계산을 하였는가?	
4. 연구 대상 전부에게 연구대상 검사법과 확진 검사법 모두를 시행하여 진단하였는가(검사 결과와 상관없이)?	
B. 연구결과는 무엇인가?	
5. 검사는 충분한 민감도와 특이도를 가지는가? • 민감도는 검사를 통해 증례를 많이 잡아낼수록 높아지며, 특이도는 검사를 통해 증례가 아닌 경우를 많이 배제할수록 높아진다.	
C. 연구결과는 어느 정도로 적절한가?	
6. 진단 내리고자 하는 질병의 유병률이 자신의 환자에서 얼마인지에 대하여 대체적인 추정을 할 수 있는가(검사전 확률)?	
7. 그러한 진단 검사가 자신의 환자에게도 정확할 것이라고 예상하는가? • 검사의 예측치가 자신의 환자들의 유병률에 적절할 만큼 높은가? (양성 예측도는 자신의 환자들처럼 검사대상 인구군에서 검사를 통해 찾고자 하는 조건의 유병률이 높을 때 더 정확할 것이다; 반대로 음성예측치는 그 조건의 유병률이 낮을 때 더 정확할 것이다.)	
8. 검사법의 양성 혹은 음성 예측도 결과가 자신의 환자관리에 영향을 주거나 환자에게 도움이 될 것인가? • 결과에 의해 자신의 환자관리 방법에 변화가 생길 것으로 보는가? • 환자가 이이를 제기하지 않고 치료에 응하는가?	
9. 검사법이 현재 자신의 환경에서 구매 할 여유가 되고, 이용할 수 있으며, 만족할만한 것으로 예상하는가?	

BMJ 1997; **314**: 420-4

Efficacy of the alcohol use disorders identification test as a screening tool for hazardous alcohol intake and related disorders in primary care: a validity study

Marco Piccinelli,[a] Elisabetta Tessari,[b] Marco Bortolomasi,[b] Orazio Piasere,[b] Massimo Semenzin,[b] Nicola Garzotto,[b] Michele Tansella,[a]

[a] Servizio di Psicologia Medica, Istituto di Psichiatria, Università di Verona, Verona, Italy,
[b] Istituto di Psichiatria, Università di Verona, Verona, Italy

Abstract

Objective: To determine the properties of the alcohol use disorders identification test in screening primary care attenders for alcohol problems.
Design: A validity study among consecutive primary care attenders aged 18-65 years. Every third subject completed the alcohol use disorders identification test (a 10 item self report questionnaire on alcohol intake and related problems) and was interviewed by an investigator with the composite international diagnostic interview alcohol use module (a standardised interview for the independent assessment of alcohol intake and related disorders).
Setting: 10 primary care clinics in Verona, north eastern Italy.
Patients: 500 subjects were approached and 482 (96.4%) completed evaluation.
Results: When the alcohol use disorders identification test was used to detect subjects with alcohol problems the area under the receiver operating characteristic curve was 0.95. The cut off score of 5 was associated with a sensitivity of 0.84, a specificity of 0.90, and a positive predictive value of 0.60. The screening ability of the total score derived from summing the responses to the five items minimising the probability of misclassification between subjects with and without alcohol problems provided an area under the receiver operating characteristic curve of 0.93. A score of 5 or more on the five items was associated with a sensitivity of 0.79, a specificity of 0.95, and a positive predictive value of 0.73.
Conclusions: The alcohol use disorders identification test performs well in detecting subjects with formal alcohol disorders and those with hazardous alcohol intake. Using five of the 10 items on the questionnaire gives reasonable accuracy, and these are recommended as questions of choice to screen patients for alcohol problems.

Introduction

Hazardous alcohol intake and related disorders are a major public health issue. Data from the World Health Organisation's collaborative project on psychological problems in general health care have shown that alcohol dependence or harmful use of alcohol as defined by the 10th revision of the International Classification of Diseases (ICD-10) is present in about 6% of primary care attenders, ranking third in frequency after major depression and generalised anxiety.[1]

In addition to formal alcohol disorders such as dependence or harmful use, increasing attention has been paid to hazardous alcohol intake, defined as a level of consumption or pattern of drinking which, if it persists, is likely to result in harm. Hazardous alcohol intake is directly or indirectly implicated in many physical, psychological, and social problems, imposing a substantial financial burden on the drinkers and on society.[2-4] Moreover, drinking at levels causing detectable biochemical abnormalities is associated with a mortality that is twice that of the normal population.[5]

Primary prevention often requires national strategies promoting an overall decrease of alcohol consumption in the population. By contrast, secondary prevention can effectively be undertaken at the primary care level by means of early detection of people with hazardous alcohol intake and time limited interventions aimed at decreasing alcohol consumption and thus the likelihood of subsequent harm and dependence. Though several screening instruments have been developed that are fairly short and easy to administer, they tend to detect severe alcohol disorders such as dependence and overlook hazardous drinking. The WHO therefore devised a 10 item questionnaire — the alcohol use disorders identification test[6] — whose distinct advantage is the ability to detect both formal alcohol disorders and hazardous alcohol intake.

We investigated the screening properties of the alcohol

use disorders identification test in the detection of primary care attenders with formal alcohol disorders or hazardous alcohol intake.

Subjects and Method

Sampling strategy

Ten primary care physicians in Verona, north eastern Italy, allowed investigators to visit their clinics twice a week, once in the morning and once in the afternoon. Among patients aged 18-65 attending other than for a prescription, every third patient was approached up to a total of 50 patients at each clinic. Subjects were informed about the project and told that responses would be kept confidential. Those agreeing to participate had the size of a standard drink[7] explained to them (see box) and then completed the alcohol use disorders identification test in the waiting room. In addition, the alcohol use module of the composite international diagnostic interview[8,9] was administered by an investigator at the clinic on the same day or at the patient's home within a week. Investigators included three doctors and a final year student in psychology; they received group training in administering the composite international diagnostic interview and practised individually in role play sessions before the fieldwork. Finally, for each eligible subject the primary care physician rated on a form a list of clinical signs often related to alcohol consumption (for example, abnormal skin vascularisation, jaundice, hand tremor, liver characteristics); noted drinking behaviour over the previous 12 months (no alcohol abuse, occasional alcohol abuse, regular alcohol abuse); and noted the intake of psychotropic drugs during the two weeks before examination.

Instruments

The alcohol use disorders identification test is a self administered questionnaire including three items on the amount and frequency of drinking, three on alcohol dependence, and four on common problems caused by alco-

Standard diagnostic criteria used in validating alcohol use disorders identification test

Alcohol dependence (at least three items required)(ICD-10)

1. Strong desire or sense of compulsion to take the substance
2. Impaired capacity to control substance taking behaviour in terms of onset, termination, or levels of use
3. Physiological withdrawal state when substance use is reduced or stopped or use of the substance to relieve or avoid withdrawal symptoms
4. Evidence of tolerance to the effects of the substance
5. Other pleasures or interests being given up or reduced because of the substance use
6. Persistent substance use despite clear evidence of harmful consequences

Harmful alcohol use (ICD-10)

(a) Clear evidence that the substance use is responsible for (or is substantially contributing to) physical or psychological harm
(b) The nature of the harm is clearly identifiable and specified
(c) The pattern of use has persisted for at least one month or has occurred repeatedly within the 12 month period
(d) The subject does not fulfil criteria for alcohol dependence

Hazardous alcohol intake

Men: Three to seven drinks almost every day or seven or more drinks at least three times a week

Women: Two to five drinks almost every day or five or more drinks at least three times a week

A standard drink was defined as equivalent volumes containing an average of 13.5 g ethanol. Definitions of a standard drink were based on local alcoholic beverages and included one glass of wine (125 ml), one bottle of beer (500 ml), and one measure of spirits (40 ml)[7]

hol (see 3). Each item is scored 0-4, giving a total score of 40.

The composite international diagnostic interview is a standardised diagnostic interview for assessing mental disorders according to criteria of the ICD-10[10] and the Diagnostic and Statistical Manual of Mental Disorders, Third Edition, Revised (DSM-III-R).[11]

English versions of both instruments were translated into Italian, and the Italian versions were independently translated back into English; changes were made where necessary in order to ensure close correspondence between the original and Italian versions.

Diagnostic criteria

The screening properties of the alcohol use disorders identification test were tested against the standard criteria listed in the box. Criteria were fulfilled during the 12 months before examination and based on responses to the alcohol use module of the composite international diagnostic interview, which was the standard for the study.

Alcohol dependence and harmful use were diagnosed according to ICD-10 criteria. Defining hazardous alcohol intake was difficult, as the risk associated with alcohol consumption lies along a continuum. Recommendations on levels of safe drinking published in the United Kingdom by the Health Education Authority and supported by the Royal College of Psychiatrists, the Royal College of General Practitioners, and the Royal College of Physicians[12,13] suggest that 30 g pure ethanol daily in men and 20 g daily in women constitute hazardous alcohol intake. The definitions of hazardous alcohol intake in this study (see box), based on categories of quantity and frequency of alcohol consumption from the alcohol use module of the composite international diagnostic interview, closely corresponded to the recommendations reported above.

Statistics

The screening properties of the alcohol use disorders identification test were investigated by receiver operating characteristic analysis. This technique summarises the validity coefficients of a test and provides an overall index of diagnostic accuracy (that is, the area under the receiver operating characteristic curve) by plotting sensitivity against the false positive rate for all possible cut off scores. An area under the receiver operating characteristic curve of 0.5 is obtained when the discriminatory ability of a test is no better than chance; a value of 1.0 represents perfect discriminatory ability.[14] A computer program for receiver operating characteristic analysis similar to that developed by Dorfman and Alf[15] and modified by Metz et al[16] was used in this study.

Logistic regression analysis was performed to identify linear combinations of items in the alcohol use disorders identification test that minimised the probability of misclassification between subjects with and without alcohol dependence, harmful use, or hazardous intake. A stepwise selection of predictor variables was adopted by using the likelihood ratio statistic as a test for removal and a probability level of 0.10 to remove a variable.

Results

Five hundred subjects were approached at the primary care clinics, of whom 489 (97.8%) agreed to participate and 482 (96.4%) completed the evaluation. Most were women (n=306; 63.5%), married (290; 60.2%), and employed (274; 56.8%) and had low educational attainment (320 (66.4%) educated to secondary school level only). Mean age was 42.2 (SD 14.4) years. Seven subjects (1.5%) fulfilled ICD-10 criteria for alcohol dependence; all were men, with a median age of 43 years (range 21-61 years). Fifteen subjects (3.1%) fulfilled ICD-10 criteria for harmful alcohol use; 13 (86.7%) were men, with a median age of 50 years (range 24-65 years). Lastly, 62 subjects (12.9%) satisfied criteria for hazardous alcohol intake; 51 (82.3%) were men, with a median age of 48 years (range 21-65 years).

The screening characteristics of the alcohol use disorders identification test were initially tested separately against the diagnostic criteria listed in the box. The questionnaire performed well in detecting subjects with alcohol dependence (area under receiver operating characteristic curve 0.91; 95% confidence interval 0.88 to 0.94), harmful alcohol use (0.90; 0.88 to 0.92), and hazardous alcohol intake (0.92; 0.90 to 0.93). However, though sensitivity and specificity were above 0.8 irrespective of the criterion used, positive predictive values (that is, the probability of having the disorder among patients with positive test results) were low, indicating a high proportion of false positive results.

As the alcohol use disorders identification test is expected to be more suitable for initial screening of people with probable alcohol problems of any type rather than for accurate detection of people with formal alcohol disorders, the screening characteristics of the questionnaire were tested against all three drinking categories considered together. Table 1 shows that the performance of the questionnaire was high, with an area under the receiver operating characteristic curve of about 0.95. The cut off score of 5 provided a good trade off between sensitivity (0.84) and specificity (0.90); however, the positive predictive value was com-

Table 1. Validity coefficients of 10 item alcohol use disorders identification test in detection of subjects with and without alcohol dependence, harmful alcohol use, or hazardous alcohol intake considered together

Cut off	Sensitivity	Specificity	Positive predictive value†	Positive predictive value 25%‡	Positive predictive value 50%§
≥1	1.00	0.27	0.19	0.25	0.41
≥3	0.96	0.58	0.28	0.36	0.53
≥5	0.84	0.90	0.60	0.68	0.81
≥7	0.54	0.97	0.73	0.80	0.89
≥9	0.43	0.99	0.86	0.90	0.95
≥11	0.31	1.00	1.00	1.00	1.00

Area under receiver operating characteristic curve 0.949 (95% confidence interval 0.940 to 0.959).
† Positive predictive value in study sample (prevalence of alcohol dependence, harmful use, or hazardous intake 14.5%).
‡ Represents positive predictive value when prevalence of alcohol dependence, harmful use, or hazardous intake in population is 25%.
§ Represents positive predictive value when prevalence of alcohol dependence, harmful use, or hazardous intake in population is 50%.

paratively low, indicating that 40% of subjects scoring 5 or higher were false positive cases. Higher positive predictive values were found at higher cut off scores, though at the expense of decreased sensitivity; higher positive predictive values might be expected at lower cut off scores in populations with a higher prevalence of alcohol problems.

As low positive predictive values might result from the 10 items of the questionnaire being given the same weight in computing a total score, logistic regression analysis was performed to identify the items minimising the probability of misclassification between subjects with and without alcohol dependence, harmful use, or hazardous intake considered together. Estimated coefficients and related statistics from logistic regression analysis are not reported here but are available on request. Five items were retained in the model (goodness of fit 556.5; df=463, P=0.002): item 1 (frequency of drinking), item 2 (number of drinks on a typical day), item 4 (unable to stop drinking), item 5 (failing to do what was normally expected), and item 10 (another person concerned about subject's drinking or suggesting that it should be cut down). The discriminatory ability of the total score resulting from summing the responses to the five items is shown in table 2. Overall performance was high, with an area under the receiver operating characteristic curve of 0.93. A total score of 5 or more on the five selected items was associated with a sensitivity of 0.79, a specificity of 0.95, and a positive predictive value of 0.73; moreover, the probability of a subject scoring less than 5 having alco-

Table 2. Validity coefficients of five items of alcohol use disorders identification test selected through logistic regression analysis in detection of subjects with and without alcohol dependence, harmful alcohol use, or hazardous alcohol intake considered together

Cut off	Sensitivity	Specificity	Positive predictive value†	Positive predictive value 25%‡	Positive predictive value 50%§
≥1	1.00	0.27	0.19	0.25	0.41
≥3	0.96	0.60	0.29	0.37	0.54
≥5	0.79	0.95	0.73	0.80	0.89
≥7	0.37	0.99	0.84	0.89	0.94
≥9	0.27	1.00	0.95	0.97	0.99

Area under receiver operating characteristic curve 0.931 (95% confidence interval 0.919 to 0.944).
† Positive predictive value in study sample (prevalence of alcohol dependence, harmful use, or hazardous intake 14.5%).
‡ Represents positive predictive value when prevalence of alcohol dependence, harmful use, or hazardous intake in population is 25%.
§ Represents positive predictive value when prevalence of alcohol dependence, harmful use, or hazardous intake in population is 50%.

hol problems was less than 4%.

These findings can be compared with the low ability of doctors to detect patients with hazardous alcohol intake or formal alcohol disorders, only 39% of these patients being rated as abusers of alcohol either occasionally or regularly.

Discussion

This study shows that the alcohol use disorders identification test is a simple questionnaire that takes only a few minutes to complete and performs well in detecting both people with formal alcohol disorders and those with hazardous alcohol intake. As five of the 10 items on the questionnaire are reasonably accurate for screening, physicians or other primary care professionals are recommended to use them as questions of choice to screen patients for alcohol problems of any type. Subsequent detailed evaluation can then be offered to those with positive test results in order to reach firm diagnostic conclusions. Our findings are similar to those from the exploratory WHO multicentre study,[17] in which the 10 item alcohol use disorders identification test had a mean sensitivity of 0.80 and a mean specificity of 0.89 across participating centres.

Several screening instruments for alcohol disorders have been tested, including the Michigan alcoholism screening test[18] and its shorter versions[19-21], the CAGE questionnaire,[22] the Veterans alcoholism screening test,[23] and the primary care evaluation of mental disorders.[24] In general the ability of these instruments to detect formal alcohol disorders is comparable to that of the alcohol use disorders identification test.[24,25] However, most of the instruments have not been tested in the detection of hazardous alcohol intake; when this was done sensitivity failed at unacceptable levels.[26] Other instruments, such as the Munich alcoholism test,[27] require clinical examination to elicit physical signs related to excessive alcohol consumption, which makes them less likely to be used by busy physicians or prevents their use by non-medical professionals. Hence the alcohol use disorders identification test has definite advantages over existing screening instruments, as it can screen both for hazardous alcohol intake (possibly in patients before symptoms begin or in those with mild symptoms) and for formal alcohol disorders and can be used by health workers with no formal medical training.

We acknowledge that our study has possible limitations. Firstly, as data on alcohol consumption in the area were not available we did not perform a power calculation for required sample size and selecting comparatively few patients with alcohol problems might have affected the findings. Secondly, a proportion of subjects with alcohol problems might be expected to underreport them both on the alcohol use disorders identification test and at the diagnostic interview, with validity coefficients of the questionnaire being artificially raised. Independent data provided by primary care physicians suggest that this bias was limited, as three quarters of subjects with physical signs possibly due to excessive drinking reported alcohol problems at interview. No other sources of information (for example, spouse or other key informants, hospital records, biological markers, etc) were available to examine this issue further. Finally, some items included in the alcohol use disorders identification test were embodied within standard validating criteria, which might also have resulted in inflated estimates of test accuracy. Other validity studies using different sources of information and standard criteria may be useful to clarify this issue.

Acknowledgements

We thank the following primary care physicians for collaborating: M Bagnani, A Battagia, F Boninsegna, G Dal Cortivo, G Insom, R Montolli, G Piubello, G V Romanelli, P Sandri, and L Serra. We are also grateful to Dr Giulia Bisoffi for commenting on the study design.

Funding: None.

Conflict of interest: None.

References

1. Goldberg D, Lecrubier Y. Forms and frequency of mental disorders across centres. In: Üstün TB, Sartorius N, eds. Mental illness in general health care. An international study. New York: John Wiley&Sons, 1995: 324-34.
2. Her Majesty's Stationery Office. Lord President's report on action against alcohol misuse. London: HMSO, 1991.
3. Rice DP, Kelman S, Miller LS. Estimates of economic costs of alcohol and drug abuse and mental illness, 1985 and 1988. Public Health Rep 1991; 106: 280-92.
4. Nakamura K, Tanaka A, Takano T. The social cost of alcohol abuse in Japan. J Stud Alcohol 1993; 54: 618-25.
5. Anderson P. Management of drinking problems. Copenhagen: WHO Regional Publications, 1990: 44-6. (European series No 32.)
6. Babor TF, de la Fuente JR, Saunders J, Grant M. The alcohol use disorders identification test. Guidelines for use in primary health care. Geneva: World Health Organisation, 1989.
7. Modonutti G. Studio multicentrico sui modelli di consumo delle bevande alcoliche espressi dalla popolazione generale. In: Allamani A, Cipriani F, Orlandini D, eds. Alcologia in Italia. Una prospettiva epidemiologica. Bologna: Editrice Compositori Bologna, 1993: 51.
8. Robins LN, Wing JK, Wittchen HU, Helzer JE, Babor TF, Burke J, et al. The composite international diagnostic interview. An epidemiologic instrument. Arch Gen Psychiatry 1988; 45: 1069-77.
9. World Health Organisation. CIDI-core. Composite international diagnostic interview, core version. Geneva: World Health Organisation, 1990.

10. World Health Organisation. International classification of diseases. 10th Revision. Geneva: WHO, 1992.
11. American Psychiatric Association. Diagnostic and statistical manual of mental disorders, third edition, revised. Washington, DC: APA, 1987.
12. Catarino PA. Is there a safe level of drinking? A student's view. Alcohol Alcohol 1992; 27: 465-70.
13. Government review of the sensible drinking message: a Medical Council on Alcoholism view. Do not change the numbers-clarify the message. Alcohol Alcohol 1995; 30: 571-5. [Abstract]
14. Rey JM, Morris-Yates A, Stanislaw H. Measuring the accuracy of diagnostic tests using receiver operating characteristics (ROC) analysis. Int J Methods Psychiatr Res 1992; 2: 39-50.
15. Dorfman D, Alf E. Maximum-likelihood estimation of parameters of signal detection theory and determination of confidence intervals: rating method data. J Math Psychol 1966; 6: 487-96.
16. Metz CE, Wang PL, Kronman HB. ROCFIT. Chicago: Department of Radiology and the Franklin McLean Memorial Research Institute, University of Chicago, 1984.
17. Saunders JB, Aasland OG. WHO collaborative project on identification and treatment of persons with harmful alcohol consumption. Report on phase I: development of a screening instrument. Geneva: World Health Organisation, 1987.
18. Selzer ML. The Michigan alcoholism screening test. The quest for a new diagnostic instrument. Am J Psychiatry 1971; 127: 1653-8.
19. Pokorny AD, Miller BA, Kaplan HB. The brief MAST. A shortened version of the Michigan alcoholism screening test. Am J Psychiatry 1972; 129: 342-5.
20. Selzer ML, Vinokur A, Van Roojen LA. A self-administered short Michigan alcoholism screening test (SMAST). J Stud Alcohol 1975; 36: 117-26. [Medline]
21. Kristenson H, Trell E. Indicators of alcohol consumption. Comparison between a questionnaire (Mm-MAST), interviews and serum gamma-glutamyl transferase (GGT) in a health survey of middle-aged males. Br J Addict 1982; 77: 297-304. [Medline]
22. Mayfield D, McLeod G, Hall P. The CAGE questionnaire. Validation of a new alcoholism screening test. Am J Psychiatry 1974; 131: 1121-3.
23. Magruder-Habib K, Harris KE, Fraker GG. Validation of the Veterans alcoholism screening test. J Stud Alcohol 1982; 43: 910-26.
24. Spitzer RL, Williams JBW, Kroenke K, Linzer M, Verloin deGruy III F, Hahn SR, et al. Utility of a new procedure for diagnosing mental disorders in primary care. The PRIME-MD study. JAMA 1994; 272: 1749-56. [Abstract]
25. Magruder-Habib K, Stevens HA, Alling WC. Relative performance of the MAST, VAST, and CAGE versus DSM-III-R criteria for alcohol dependence. J Clin Epidemiol 1993; 46: 435-41.
26. Kitchens JM. Does this patient have an alcohol problem? JAMA 1994; 272: 1782-7. [Medline]
27. Feuerlein W, Ringer C, Kufner H, Antons K. The diagnosis of alcoholism-the Munich alcoholism test (MALT). Int J Rehabil Res 1979; 2: 533-4. [Medline]

(Accepted 6 December 1996)

Appendix

Alcohol use disorders identification test. (Scores for response categories are given in parentheses)

1 *How often do you have a drink containing alcohol?*
(0) Never | (1) Monthly or less | (2) Two to four times a month | (3) Two or three times a week | (4) Four or more times a week

2 *How many drinks containing alcohol do you have on a typical day when you are drinking?*
(0) 1 or 2 | (1) 3 or 4 | (2) 5 or 6 | (3) 7 to 9 | (4) 10 or more

3 How often do you have six or more drinks on one occasion?
(0) Never | (1) Less than monthly | (2) Monthly | (3) Weekly | (4) Daily or almost daily

4 *How often during the past year have you found that you were not able to stop drinking once you had started?*
(0) Never | (1) Less than monthly | (2) Monthly | (3) Weekly | (4) Daily or almost daily

5 *How often during the past year have you failed to do what was normally expected of you because of drinking?*
(0) Never | (1) Less than monthly | (2) Monthly | (3) Weekly | (4) Daily or almost daily

6 *How often during the past year have you needed a first drink in the morning to get yourself going after a heavy drinking session?*
(0) Never | (1) Less than monthly | (2) Monthly | (3) Weekly | (4) Daily or almost daily

7 *How often during the past year have you had a feeling of guilt or remorse after drinking?*
(0) Never | (1) Less than monthly | (2) Monthly | (3) Weekly | (4) Daily or almost daily

8 *How often during the past year have you been unable to remember what happened the night before because you had been drinking?*
(0) Never | (1) Less than monthly | (2) Monthly | (3) Weekly | (4) Daily or almost daily

9 *Have you or has someone else been injured as a result of your drinking?*
(0) No | (2) Yes, but not in the past year | (4) Yes, during the past year

10 *Has a relative or friend or a doctor or other health worker been concerned about your drinking or suggested you cut down?*
(0) No | (2) Yes, but not in the past year | (4) Yes, during the past year

기존 논문들을 요약한 논문 (체계적 종설과 메타분석)

8

배경

기존의 발표된 논문들에 대한 체계적 종설과 메타분석으로 만들어진 논문은, 대부분 임상 연구 주제에 있어서 매우 결정적인 근거를 제공한다. 그러나 이러한 논문도 경우에 따라서는 오류를 가질 수 있다. 체계적 종설의 오류를 살펴보려면, 분석목적을 엄밀히 달성하기 위하여 해당 주제와 관련된 논문들을 검토한 방법이 무엇인가를 살펴보아야 한다.

이 장의 목적

체계적 종설이나 메타분석으로 이루어진 논문들을 평가하고, 특정한 임상적 상황에 그 결과를 적용할 것인가를 판단하는 능력을 배양한다.

학습목표

이 장을 통하여 기존의 논문들에 대한 체계적 종설과 메타분석으로 요약 발표한 논문을 평가할 수 있어야 하며, 구체적으로는 다음을 검토할 수 있다.

- 요약한 논문이 중점적으로 다룬 임상질문 주제가 적절하고, 충분히 검토되었는가?
- 결과가 타당한가? 즉, 종설에 사용한 방법론은 믿을만하며, 또 올바르게 적용되었는가?
- 결과에서의 정량적 소견을 해석한다.
- 결론은 적절히 도출되었는가?
- 결과와 결론을 실제 임상 경험과 연관시킨다.

준비된 문헌

Gotzsche PC, Hammarquist C, Burr M. House dust mite control measure in the management of asthma: meta-analysis. BMJ 1998; 317: 1105-10.

부가적 참고자료

Davey SG, Egger M. Meta-analysis. Unresolved issues and future developments. BMJ 1998; 316: 221-5.

임상 시나리오

환아는 3세 된 남아로, 최근 중등도의 천식 발작이 있었다. 환아에게 예방적 흡입용 스테로이드제를 투여하였으나 천식은 조절이 거의 되지 않았다. 피부단자검사에서 집먼지진드기에 감수성이 있는 것으로 나와, 담당의사는 환아의 부모에게 집안의 먼지를 완전히 제거하라고 권유하였다. 부모는 집 바닥에 깔려 있던 모든 융단과 깃털 이불을 없앴으며, 강력한 진공 청소기를 새로 구입하고 항진드기 화학약품으로 집안을 정기적으로 청소하였다. 그러나 이러한 노력에도 불구하고 환자의 상태는 호전되지 않았다. 환아의 엄마는 인터넷 검색에서 집먼지진드기를 제거하는 내용의 아래 수록된 논문을 발견하고 담당의사에게 그 내용을 설명해달라고 요청하였다.

진단실습을 위한 제안

해당 논문을 읽은 후, 다음 제안들 중 하나 이상을 시도해 본다.

1. 그룹 구성원에서, 각각 한 명씩 환아 엄마와 담당의사의 역할을 나누어 맡아 역할극을 해본다.
2. 근거중심 보건의료를 잘 알고 있으며, 이 주제에 관련된 논문을 갖고 있는 전문가와 함께 관련 논문을 갖고 집먼지진드기 방지용 진공청소기 제조회사의 영업사원, 그리고 전국 천식 캠페인 사업에 동조하는 일반인으로 나누어 인터뷰 역할극을 해본다.

3. 해당 논문을 해석해 주기를 원하는, 소아천식 담당 간호사와 전문 부동산업자들이 함께 모인 장소에서의 강사 역할을 해 본다.

개인학습을 위한 제안

앞서 제시한 진단 실습 제안 중 두 번째 경우에서 당신이 의료에 관련된 글을 많이 쓰는 기자라고 가정하고, 진공청소기를 선전하는 외판원의 주장에 대하여 당신의 의견을 신문 기사로 만들어 본다.

FURTHER READING

Chalmers I, Sackett D, Silagy C. The Cochrane Collaboration. In: Maynard A, Chalmers I, eds. Non-random reflections on health services research. London: BMJ Books 1997: 231-9.

Greenhagh T. How to read a paper: the basics of evidence-based medicine. London: BMJ Books. 1997. See in particular Chapter 8: Papers that summarise other paper, pages 111-27.

Oxman AD, Cook DJ, Guyatt GH. Users' guide to the medical literature. VI. How to use an overview. *JAMA* 1994; 272: 1367-71.

체계적 종설 논문의 비판적 평가를 위한 점검표

각 평가 항목은 바이어스, 혼란변수, 통계 검정력 및 타당도에 관한 문제들을 찾기위한 것임.

A. 분석 대상 논문들의 선정은 타당한가?	예/아니오/모름
1. 연구는 다음 사항에 대해 명확하게 제시하고 있는가? • 연구대상인구(Population) • 개입(Intervention) • 질병결과(Outcome)	
2. 높은 질의 타당한 논문들이 포함되었는가? • 엄격한 연구 설계(무작위비교임상시험)? • 충분한 표본 크기(검정력)? • 다룬 주제의 적절성(연구대상인구/개입/질병결과)?	
3. 관련된 중요 연구들이 누락되지는 않았는가? • 검색방법은 재현 가능한가? • 포괄적 검색 전략으로 관련 데이터베이스 등과 여러 미출판 정보원(예를 들면, EMBASE, 코크란 라이브러리, Library controlled trial register, 최근부터 1996년까지의 메드라인, 참고문헌 목록)을 포함하였는가?	
4. 분석 대상 선정 논문들의 적절성을 평가하였는가? • 평가 방법은 명확하며 재현 가능한가? • 두 사람 이상의 독립적 평가가 이루어졌는가?	
5. 논문들 간의 결과가 서로 유사한가(즉, 비교 가능한가)?	
B. 결과는 어떠한가?	
6. 종설의 최종 결과는 무엇인가?	
7. 결과는 얼마나 정밀한가(즉, 위험도 측정, 신뢰구간, p-값)?	
8. 결과를 자신의 환자에게 적용할 수 있는가? (연구대상인구, 개입, 질병결과에 대하여 적용할 환자와 비교한다)	
C. 그 결과는 나에게 적절한가?	
9. 나에게 필요한 결과가 충분히 고려되었는가?	

BMJ 1998; **317**: 1105-10

House dust mite control measures in the management of asthma: meta-analysis

Peter C Gøtzsche, Cecilia Hammarquist, Michael Burr

Abstract

Objective To determine whether patients with asthma who are sensitive to mites benefit from measures designed to reduce their exposure to house dust mite antigen in the home.
Design Meta-analysis of randomised trials that investigated the effects on asthma patients of chemical or physical measures to control mites, or both, in comparison with an untreated control group. All trials in any language were eligible for inclusion.
Subjects Patients with bronchial asthma as diagnosed by a doctor and sensitisation to mites as determined by skin prick testing, bronchial provocation testing, or serum assays for specific IgE antibodies.
Main outcome measures Number of patients whose allergic symptoms improved, improvement in asthma symptoms, improvement in peak expiratory flow rate. Outcomes measured on different scales were combined using the standardised effect size method (the difference in effect was divided by the standard deviation of the measurements).
Results 23 studies were included in the meta-analysis; 6 studies used chemical methods to reduce exposure to mites, 13 used physical methods, and 4 used a combination. Altogether, 41/113 patients exposed to treatment interventions improved compared with 38/117 in the control groups (odds ratio 1.20, 95% confidence interval 0.66 to 2.18). The standardised mean difference for improvement in asthma symptoms was −0.06 (95% confidence interval −0.54 to 0.41). For peak flow rate measured in the morning the standardised mean difference was −0.03 (−0.25 to 0.19). As measured in the original units this difference between the treatment and the control group corresponds to −3 l/min (95% confidence interval −25 l/min to 19 l/min). The results were similar in the subgroups of trials that reported successful reduction in exposure to mites or had long follow up times.
Conclusion Current chemical and physical methods aimed at reducing exposure to allergens from house dust mites seem to be ineffective and cannot be recommended as prophylactic treatment for asthma patients sensitive to mites.

Introduction

The major allergen in house dust is derived from mites, and a recent review concluded that the environmental control of allergens should be an integral part of the management of sensitised patients.[1] Some of the evidence in the review, however, was derived from observational studies. Since clinical trials have shown equivocal results of the effectiveness of measures to reduce exposure to mite antigen, we decided to synthesise the findings of all clinical trials.

Methods

Our objective was to determine whether patients with asthma who were sensitised to house dust mites benefited from measures designed to reduce their exposure to mite antigen in the home. All randomised trials in any language performed at any time that compared chemical (acaricidal) or physical measures (such as vacuum cleaning, heating, barrier methods, or air filtration systems) to control mites and analysed their effects on patients with bronchial asthma as compared with an untreated control group were eligible for inclusion in the meta-analysis. Asthma had to have been diagnosed by a doctor and sensitisation to mites had to have been assessed by skin tests, bronchial provocation tests, or serum assays for specific IgE antibodies.

Search strategy

We searched the Asthma and Wheez* databases set up by the Cochrane Airways Group which contain records from the Cumulative Index to Nursing and Allied Health Literature, Medline, and Embase. Mite* in the title, abstract, or keyword (descriptor) field was combined with random*, trial*, placebo, double-blind, double blind, single-blind, single blind, comparative study, or controlled study in all fields. Primary authors were contacted to obtain additional information if necessary. CH searched issues of *Respiration* (1980-96) and MB searched *Clinical and Experimental Allergy* (1980-96) by hand.

Extraction of data

Two of the authors (CH and MB) selected the trials for inclusion. Two (PCG and CH) extracted data on the following outcomes: subjective wellbeing, improvement in asthma symptoms, use of drugs to control asthma, number of days of sick leave taken from school or work, number of unscheduled visits made to a doctor or hospital, forced expiratory volume in 1 second,

Editorial by Strachan

Nordic Cochrane Centre, Rigshospitalet, Department 7112, DK-2200 Copenhagen N, Denmark
Peter C Gøtzsche, *director*

Executive Office, Unit of Public Health, Municipality of Gotland, S-62181 Visby, Sweden
Cecilia Hammarquist, *director*

Centre for Applied Public Health Medicine, University of Wales College of Medicine, Cardiff CF1 3NW
Michael Burr, *consultant*

Correspondence to: Dr Gøtzsche p.c.gotzsche@cochrane.dk

BMJ 1998;317:1105–10

Characteristics of the 23 studies included in the meta-analysis of methods to control exposure to mites among asthma patients

Study (year)	Type of intervention	Design	Mean age or age range of patients (years)	No of patients in study	No of patients not completing study	Length of follow up	Reduction in exposure to mites or mite antigen achieved
Dietemann et al (1993)[9]	Chemical	Parallel trial, double blind	36	26	3	1 year	No
Ehnert et al (1992)[11]	Chemical	Parallel trial, double blind	10	16	0	1 year	No
Geller-Bernstein et al (1995)[12]	Chemical	Parallel trial, double blind	9	35	3	6 months	No
Van der Heide et al (1997)[24]	Chemical	Parallel trial, double blind	31	40	0	1 year	No
Reiser et al (1990)[16]	Chemical	Parallel trial, double blind	5-16	51	5	3 months	No
Sette et al (1994)[17]	Chemical	Parallel trial, double blind	13	24	0	2 weeks	No
Antonicelli et al (1991)[5]	Physical	Crossover trial, assessor blind	16	9	0	8 weeks	No
Burr et al (1976)[6]	Physical	Crossover trial, no blinding	33	32	0	6 weeks	NA
Burr et al (1980)[7]	Physical	Parallel trial, double blind	9	55	2	8 weeks	No
Burr et al (1980)[8]	Physical	Crossover trial, no blinding	9	21	0	1 month	No
Gillies et al (1987)[13]	Physical	Parallel trial, no blinding	10	26	1	6 weeks	No
Huss et al (1992)[25]	Physical	Parallel trial, no blinding	44	52	0	12 weeks	Yes
Maesen et al (1977)[26]	Physical	Crossover trial, double blind	7-55	30	2	1 month	NA
Mitchell and Elliott (1980)[15]	Physical	Crossover trial, no blinding	10	10	0	4 weeks	NA
Verrall et al (1988)[18]	Physical	Crossover trial, double blind	14	16	3	3 weeks	NA
Walshaw and Evans (1986)[19]	Physical	Parallel trial, no blinding	34	50	8	1 year	Yes
Warburton et al (1994)[20]	Physical	Crossover trial, double blind	46	13	1	4 weeks	No
Warner et al (1993)[21]	Physical	Crossover trial, double blind	9	20	6	6 weeks	Yes
Zwemer and Karibo (1973)[22]	Physical	Crossover trial, double blind	6-16	18	6	4 weeks	NA
Carswell et al (1996)[23]	Combination	Parallel trial, double blind	10	70	21	24 weeks	Yes
Dorward et al (1988)[10]	Combination	Parallel trial, assessor blind	25	21	3	8 weeks	Yes
Ehnert et al (1992)[11]	Combination	Parallel trial, no blinding	10	16	0	1 year	Yes
Marks et al (1994)[14]	Combination	Parallel trial, participants blind	35	35	5	6 months	No

NA=not assessed.

peak expiratory flow rate, provocative concentration that causes a 20% fall in forced expiratory volume in 1 second, and results of skin prick testing. Ambiguities were resolved by discussion.

Statistical methods

Review Manager software was used to analyse the data.[2] If $P<0.10$ in the test for heterogeneity a random effects analysis was carried out. Since the results from crossover trials were usually reported as if they had come from a parallel group trial we used the data accordingly and assumed that no carryover effect had occurred. Continuous data were often presented on different scales in different studies (for example, peak expiratory flow rate was given either as absolute values or as a per cent of predicted values). Because of this, we calculated the standardised mean difference in our analysis of these data. With this method, the difference in effect is divided by the standard deviation of the measurements. Since data on wellbeing and improvements in asthma symptoms were closely related we summarised categorical data as the number of patients whose asthma improved; we summarised continuous data in the category of asthma symptoms. In general, the provocative concentration that causes a 20% fall in the forced expiratory volume in 1 second had been analysed after logarithmic transformation because the data were highly skewed. If the mean values and standard deviations had been converted from the logarithmic to the arithmetic scale we reconverted them.[3] We excluded data on the provocative concentration from one study which had not used logarithmic transformation (see appendix 1 on the website).

In studies in which the use of several anti-asthma treatments had been reported we used the data on bronchodilators. In studies in which data were recorded at several points in time we used the longest observation period during which patients were still on randomised treatment.

We did not adjust for baseline differences since inequalities occurring despite randomisation would be expected to cancel each other out over a number of trials. Furthermore, baseline values were not always available. If we had made adjustments when possible we would have risked biasing the review since investigators may be inclined to show baseline differences and adjust for them when this procedure favours the experimental treatment. Bias occurring during the analysis of data is common and almost always favours the new treatment.[4]

Results

Trials included in the analysis

Altogether, 458 references were identified; half of these were irrelevant and the other half were retrieved so that the full study could be examined. Eighteen of the 229 studies met the inclusion criteria.[5-22] Another four trials were retrieved from MB's personal archive.[23-26] The reference lists of the 229 articles retrieved were also searched but no further appropriate studies were found. One of the papers included in the analysis[11] reported on a trial with three arms; this was treated as two separate trials in the meta-analysis. Thus, most of the analyses below refer to 23 trials. (A list of the excluded trials which were not evidently irrelevant and the reasons for their exclusion appear in appendix 2 on the website.)

All studies had used skin prick testing for diagnosis of mite sensitisation. Extracts were from *Dermatophagoides pteronyssinus* or *D farinae* except in two trials which had used an unspecified extract of house dust.[22 26] Two trials also used a serum assay for specific IgE antibodies.[9 11] Patients had mostly been recruited from asthma and chest clinics. The specific criteria for the diagnosis of asthma were mentioned only in four papers.[11 14 17 25]

Six studies used chemical methods to reduce exposure to mites,[9 11 12 16 17 24] 13 used physical methods,[5-8 13 15 18-22 25 26] and four used a combination of methods.[10 11 14 23] Five studies did not assess the reduction of the population of mites.[6 15 18 22 26] Reduction in the exposure to mites occurred in six studies[10 11 19 21 23 25]; reduction was unsuccessful in 12.[5 7-9 11-14 16 17 20 24] The length of follow up, from two weeks to one year, and other characteristics of the studies are shown in the table.

Only one study reported enough information to allow us to determine that allocation had been adequately concealed[12]; in the remaining articles authors stated that the study was randomised. Thirteen of the studies were double blind or placebo controlled with blind assessment; two studies used blinded assessors and one had blinded participants; nine were crossover studies (table). Altogether, 686 patients were enrolled in the studies.

Study	No of patients improved / No in group: Treatment	Control	Weight (%)	Odds ratio (95% CI)
Chemical methods				
Geller-Bernstein 1995[12]	10/15	9/15	16.5	1.32 (0.31 to 5.68)
Physical methods (parallel group trials)				
Burr 1980A[7]	16/26	15/27	30.1	1.27 (0.43 to 3.76)
Physical methods (crossover trials)				
Burr 1980B[8]	6/21	1/21	13.7	5.33 (1.07 to 26.50)
Maesen 1977[26]	6/28	9/28	25.7	0.58 (0.18 to 1.89)
Subtotal (95% CI)	12/49	10/49	39.4	1.26 (0.49 to 3.25)
χ^2 =4.76, df=1, z=0.48				
Combination of methods				
Carswell 1996[23]	3/23	4/26	14.0	0.83 (0.17 to 4.05)
Total	41/113	38/117	100.0	1.20 (0.66 to 2.18)
χ^2 =5.00, df=4, z=0.61				

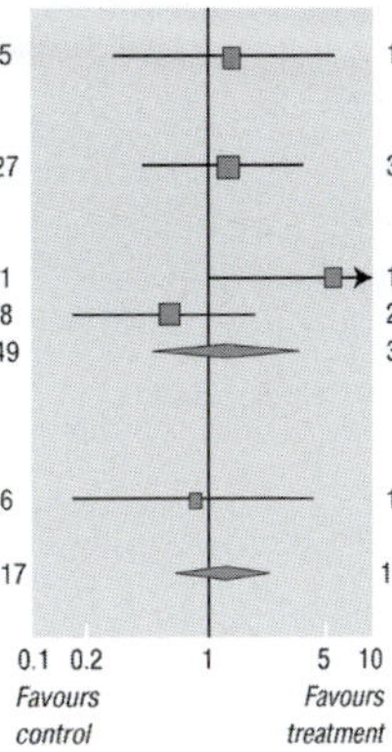

Fig 1 Odds ratios (95% confidence interval) of number of asthma patients whose symptoms improved after the use of either chemical or physical methods to reduce exposure to house dust mites

Results of meta-analysis

The total number of patients who improved after intervention was similar to the total number who improved among the control groups (41/113 in treatment group *v* 38/117 in control group, odds ratio 1.20, 95% confidence interval 0.66 to 2.18) (fig 1). Improvements in asthma symptoms were heterogeneous ($P<0.0001$) but there was no indication of an effect. The standardised mean difference of these scores was −0.06 (95% confidence interval −0.54 to 0.41) (fig 2). The result was similar when analysis was done with a fixed effects model (−0.01, −0.28 to 0.26).

The most commonly reported outcome was peak expiratory flow rate in the morning (fig 3). The time of day that peak expiratory flow was measured was not stated in one study[19]; we assumed that it had been measured in the morning. The standardised mean difference between peak expiratory flow rates was −0.03 (−0.25 to 0.19). In the analysis of chemical methods to reduce the population of house dust mites there was a significant difference between treatment and control groups (−0.50, −0.98 to −0.01) which favoured the control group (one of the two studies had a baseline difference which favoured the control group[9]). In the analysis of five crossover trials of physical methods the difference was 0.06 (−0.26 to 0.37) (fig 3); for the only parallel group trial the difference was 0.33 (−0.28 to

Study	Asthma symptoms: Treatment No of patients	Treatment Mean (SD) value	Control No of patients	Control Mean (SD) value	Weight (%)	Standardised mean difference (95% CI)
Chemical methods						
Dietemann 1993[9]	11	1.40 (1.24)	12	1.18 (0.36)	13.2	0.237 (-0.585 to 1.059)
Reiser 1990[16]	23	5.5 (4.30)	23	3.3 (3.50)	16.4	0.552 (-0.038 to 1.141)
Subtotal (95% CI)	34		35		29.6	0.445 (-0.035 to 0.924)
χ^2 =0.37, df=1, z=1.82						
Physical methods (parallel group trials)						
Huss 1992[25]	26	8.8 (10.7)	26	13.1 (11.2)	17.0	-0.387 (-0.936 to 0.162)
Physical methods (crossover trials)						
Antonicelli 1991[5]	9	0.16 (0.32)	9	0.26 (0.34)	11.9	-0.288 (-1.219 to 0.642)
Warner 1993[21]	14	0.2 (0.26)	14	0.19 (0.34)	14.3	0.032 (-0.709 to 0.773)
Zwemer 1973[22]	12	0.7 (0.51)	12	1.4 (0.43)	12.1	-1.433 (-2.348 to -0.518)
Subtotal (95% CI)	35		35		38.2	-0.538 (-1.409 to 0.333)
χ^2 =6.17, df=2, z=1.21						
Combination of methods						
Marks 1994[14]	17	0.98 (0.57)	18	0.67 (0.55)	15.2	0.541 (-0.135 to 1.217)
Total	112		114		100.0	-0.064 (-0.536 to 0.408)
χ^2 =17.84, df=6, z=0.27						

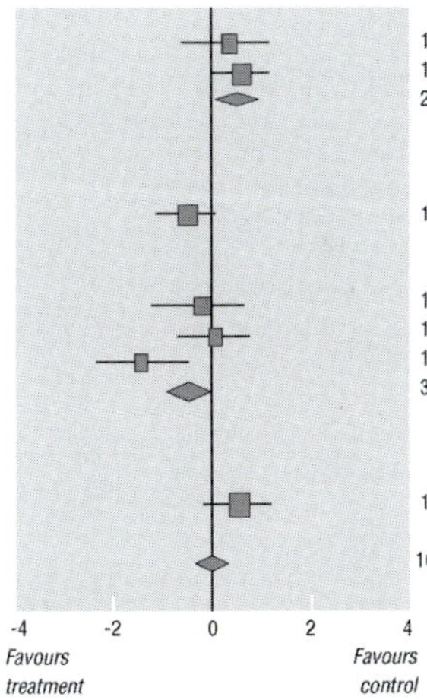

Fig 2 Standardised mean difference (95% confidence interval) in asthma symptoms after the use of either chemical or physical methods to reduce exposure to house dust mites. Negative values indicate that treatment is better than control

	Peak expiratory flow rate in the morning					
	Treatment		Control			
Study	No of patients	Mean (SD) value	No of patients	Mean (SD) value	Weight (%)	Standardised mean difference (95% CI)
Chemical methods						
Dietemann 1993[9]	11	67.88 (11.28)	12	75.37 (10.46)	6.6	-0.665 (-1.510 to 0.180)
Reiser 1990[16]	23	92.0 (20.0)	23	100.0 (18.0)	13.7	-0.413 (-0.998 to 0.171)
Subtotal (95% CI)	34		35		20.2	-0.495 (-0.976 to-0.014)
χ^2 =0.23, df=1, z=2.02						
Physical methods (parallel group trials)						
Walshaw 1986[19]	22	407.0 (112.0)	20	369.0 (114.0)	12.6	0.330 (-0.280 to 0.940)
Physical methods (crossover trials)						
Antonicelli 1991[5]	9	443.0 (106.0)	9	445.0 (117.0)	5.5	-0.017 (-0.941 to 0.907)
Burr 1976[6]	32	335.0 (111.0)	32	329.0 (118.0)	19.5	0.052 (-0.438 to 0.542)
Mitchell 1980[15]	10	67.0 (15.0)	10	64.3 (12.7)	6.1	0.186 (-0.693 to 1.065)
Warburton 1994[20]	12	350.0 (101.0)	12	344.0 (97.0)	7.3	0.059 (-0.742 to 0.859)
Warner 1993[21]	14	232.6 (88.0)	14	231.3 (97.0)	8.5	0.014 (-0.727 to 0.754)
Subtotal (95% CI)	77		77		46.8	0.055 (-0.261 to 0.371)
χ^2 =0.12, df=4, z=0.34						
Combination of methods						
Carswell 1996[23]	23	99.6 (17.8)	26	98.9 (14.5)	14.9	0.043 (-0.518 to 0.604)
Dorward 1988[10]	9	388.0 (106.0)	9	392.0 (71.0)	5.5	-0.042 (-0.966 to 0.882)
Subtotal (95% CI)	32		35		20.3	0.020 (-0.460 to 0.499)
χ^2 =0.02, df=1, z=0.08						
Total	165		167		100.0	-0.029 (-0.245 to 0.188)
χ^2 =5.62, df=9, z=0.26						

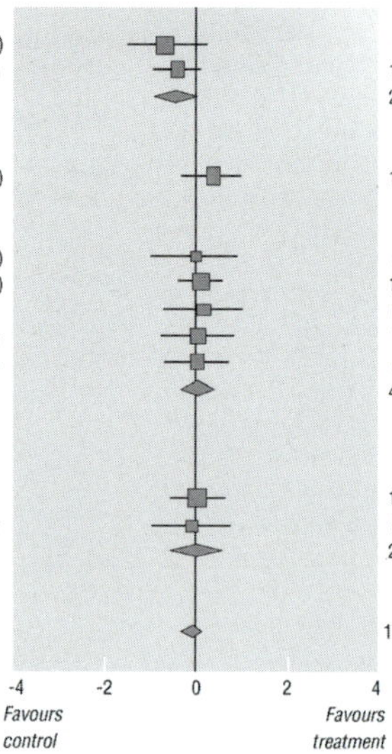

Fig 3 Standardised mean difference (95% confidence interval) of peak expiratory flow rate in the morning after the use of either chemical or physical methods to reduce exposure to house dust mites. Positive values indicate that treatment is better than control

0.94).[19] For the two studies evaluating a combination of methods the difference was 0.02 (−0.46 to 0.50).

Peak expiratory flow in the evening was only reported in six trials[5 9 10 15 20 21]; the difference was −0.13 (−0.48 to 0.22). For the only study that reported on chemical methods the difference was −1.08 (−1.97 to −0.20) in favour of the control group.[9] For physical methods of control the difference was 0.06 (−0.35 to 0.47). For the trials evaluating a combination of methods it was −0.03 (−0.96 to 0.89). The difference for forced expiratory volume in 1 second was 0.09 (−0.16 to 0.33).

There was no difference between the treatments in their effects on provocative concentration (standardised mean difference 0.04, −0.32 to 0.23) or use of drugs (−0.14, −0.43 to 0.15). Data for chemical methods were given only in one study in which the use of anti-asthma drugs was significantly higher in the treatment group (0.89, 0.02 to 1.75).[9]

None of the studies reported on the number of unscheduled visits made to a doctor or hospital. One study reported that three patients missed school during the control period and none missed school during treatment but did not give reasons for these differences.[22] Results of skin prick testing after treatment were not reported in any study.

In the subgroup of trials that reported a successful reduction in the population of mites the results were similar to the overall results.[10 11 19 21 23 25] For measures of morning peak flow rate the difference was 0.11 (−0.22 to 0.45). The only parallel group trial in this subgroup had a baseline difference that favoured the experimental group[19]; if this trial is excluded the difference becomes 0.02 (−0.39 to 0.42).

Discussion

We were unable to show any clinical benefit from measures designed to reduce exposure to mites among asthma patients who were sensitive to mites. Since patients with asthma are frequently sensitive to house dust mite allergen, the most likely explanation for our negative findings is that the methods studied did not adequately reduce levels of mite antigens. Those few studies in which exposure to mites was effectively reduced did not have results that were more positive than studies in which exposure to mites was not reduced. This may be because patients with asthma who are sensitive to mites are usually also sensitive to other allergens; the successful elimination of only one allergen may be of limited benefit.

It seems unlikely that the initial levels of mite infestation were already too low for any reduction to be effective. Quite low concentrations of allergen can affect bronchial responsiveness,[27 28] and the concentrations in the studies reviewed would usually represent a risk to patients sensitive to mites.

A lack of compliance with the measures to control mites could have played a part in the negative results, but only in one study[25] was adherence to protocols evaluated. Adherence to protocols was higher and the amount of mites patients were exposed to was lower in the group that received computer assisted instruction when compared with the group that received conventional instruction. Those subjects who received computer assisted instruction implemented significantly more avoidance measures and had fewer symptoms.

Our meta-analysis did not seem to lack power. The point estimates were close to zero and the confidence interval was narrow for morning peak flow rate, the most commonly used outcome measure, which is related to the severity of the asthma and is sensitive to change. This does not suggest we missed any worthwhile effect. If the difference in morning peak flow is transformed into the most commonly used unit of measurement (l/min) with a standard deviation of 100 l/min (in accordance with fig 3), the difference in peak flow between treatment and control groups is only −3 l/min (−25 l/min to 19 l/min).

Potential sources of bias

Potential sources of bias must be considered. Randomisation methods were not reported except in one study. In several studies researchers or patients were not blinded, and most studies were small. These factors all tend to be associated with an overestimation of reported treatment effects. Further, reporting was variable (for example, one study reported only that there were no significant changes in symptom scores, drug requirements, or peak flow rates[13]). It is generally safe to assume that unreported data do not favour the intervention. On a few occasions it was necessary to correct the original data; for example, in one study we could not confirm a reported significant effect on mite allergen level.[12]

We tried to avoid bias while extracting data (for example, by making blinded decisions when several options were available). On a few occasions, however, we had to use data that favoured the experimental interventions (appendix 1 on the website). Finally, the trials we excluded did not have positive results (appendix 2 on the website) and we therefore believe we have not favoured the null hypothesis of no treatment effect in our meta-analysis.

There is a possibility that the results of effective interventions have been diluted by ineffective ones or by trial designs that were insufficiently rigorous. The length of follow up varied but was completely unrelated to the effect of treatment (for example, the three trials with 6-12 months of follow up showed a difference of 0.01 (−0.36 to 0.38) in morning peak flow). This is to be expected since an effect on the reduction of allergens should be noticeable in the short term because mite allergen causes a Type I hypersensitivity reaction. There may be a subset of patients who are highly sensitive to mites who would benefit from mite eradication. It would, however, be difficult to detect such patients and it seems more reasonable to assess the effects of mite eradication on all patients with asthma whose skin prick tests indicate a sensitivity to mites.

Conclusion

Current chemical and physical methods for eradicating mites or reducing exposure to mites seem to be ineffective and cannot be recommended as prophylactic treatment for asthma patients who are sensitive to mites. It is doubtful whether conducting further studies similar to the ones in our meta-analysis would be worthwhile. In particular, several of the trials had used extensive mite eradication and avoidance schemes. We suggest that future studies should be much larger and more rigorous than those analysed here and should use methods to control or eradicate mites other than those used so far. Our review is also published in The Cochrane Library[29] where it will be updated when results from additional studies become available.

Key messages

- Current chemical and physical methods aimed at reducing exposure to allergens from house dust mites seem to be ineffective; these methods cannot be recommended as prophylactic treatment for asthma patients who are sensitive to mites
- It is unlikely that a worthwhile effect has been overlooked in this meta-analysis since the confidence interval for the peak expiratory flow rate was quite narrow
- Future studies should be much larger and more rigorous than those in this meta-analysis and should evaluate other methods of mite control than those used to date

We would like to thank Professor Paul W Jones, Mr Steve Milan, Ms Anna Bara, and Dr Jane Dennis, of the Cochrane Airways Group; Professor Vinod K Diwan and Professor Martin Bland for helpful support; and Dr Leonardo Antonicelli for providing additional data.

Contributors: CH wrote the draft protocol for the meta-analysis. CH and MB selected trials for inclusion. Trials were reviewed by all authors. Quality assessment of the trials was primarily done by CH, outcome data were extracted primarily by PCG (but discussed in detail with all authors), CH drafted the first manuscript for the Cochrane Library, PCG drafted the manuscript for the journal article. All authors are guarantors for the article, and PCG is guarantor for the statistical calculations.

Funding: Nordic Council of Ministers; Hovedstadens Sygehusfaellesskab, Rigshospitalet, Denmark; Sygekassernes Helsefond, Denmark; the Swedish Heart Lung Foundation (grant 54506).

Conflict of interest: None.

1 Custovic A, Simpson A, Chapman MD, Woodcock A. Allergen avoidance in the treatment of asthma and atopic disorders. *Thorax* 1998;53:63-72.
2 *Review manager: version 3.1 for Windows*. Oxford: Cochrane Collaboration, 1998. (Available from: www.cochrane.dk.)
3 Bland JM, Altman DG. Measurement error proportional to the mean. *BMJ* 1996;313:106.
4 Gøtzsche PC. Bias in double-blind trials. *Dan Med Bull* 1990;37:329-36.
5 Antonicelli L, Bilo MB, Pucci S, Schou C, Bonifazi F. Efficacy of an air-cleaning device equipped with a high efficiency particulate air filter in house dust mite respiratory allergy. *Allergy* 1991;46:594-600.
6 Burr ML, St Leger AS, Neale E. Anti-mite measurements in mite-sensitive adult asthma: a controlled trial. *Lancet* 1976;1:333-5.
7 Burr ML, Dean BV, Merrett TG, Neale E, St Leger AS, Verrier-Jones ER. Effects of anti-mite measures on children with mite-sensitive asthma: a controlled trial. *Thorax* 1980;35:506-12.
8 Burr ML, Neale E, Dean BV, Verrier-Jones ER. Effect of a change to mite-free bedding on children with mite-sensitive asthma: a controlled trial. *Thorax* 1980;35:513-4.
9 Dietemann A, Bessot JC, Hoyet C, Ott M, Verot A, Pauli G. A double-blind, placebo controlled trial of solidified benzyl benzoate applied in dwellings of asthmatic patients sensitive to mites: clinical efficacy and effect on mite allergens. *J Allergy Clin Immunol* 1993;91:738-46.
10 Dorward AJ, Colloff MJ, MacKay NS, McSharry C, Thomson NC. Effect of house dust mite avoidance measures on adult atopic asthma. *Thorax* 1988;43:98-102.
11 Ehnert B, Lau-Schadendorf S, Weber A, Buettner P, Schou C, Wahn U. Reducing domestic exposure to dust mite allergen reduces bronchial hyperreactivity in sensitive children with asthma. *J Allergy Clin Immunol* 1992;90:135-8.
12 Geller-Bernstein C, Pibourdin JM, Dornelas A, Fondarai J. Efficacy of the acaricide: Acardust for the prevention of asthma and rhinitis due to dust mite allergy in children. *Allergie et Immunologie* 1995;27:147-54.
13 Gillies DRN, Littlewood JM, Sarsfield JK. Controlled trial of house dust mite avoidance in children with mild to moderate asthma. *Clin Allergy* 1987;17:105-11.
14 Marks GB, Tovey ER, Green W, Shearer M, Salome CM, Woolcock AJ. House dust mite allergen avoidance: a randomised controlled trial of surface chemical treatment and encasement of bedding. *Clin Exp Allergy* 1994;24:1078-83.

15 Mitchell EA, Elliott RB. Controlled trial of an electrostatic precipitator in childhood asthma. *Lancet* 1980;2:559-61.
16 Reiser J, Ingram D, Mitchell EB, Warner JO. House dust mite allergen levels and an anti-mite mattress spray (natamycin) in the treatment of childhood asthma. *Clin Exp Allergy* 1990;20:561-7.
17 Sette L, Comis A, Marcucci F, Sensi L, Piacentini GL, Boner AL. Benzylbenzoate foam: effects on mite allergens in mattress, serum and nasal secretory IgE to Dermatophagoides pteronyssinus, and bronchial hyperreactivity in children with allergic asthma. *Pediatr Pulmonol* 1994;18:218-27.
18 Verrall B, Muir DCF, Wilson WM, Milner R, Johnston M, Dolovitch J. Laminar flow air cleaner bed attachment: a controlled trial. *Ann Allergy* 1988;61:117-22.
19 Walshaw MJ, Evans CC. Allergen avoidance in house dust mite sensitive adult asthma. *Q J Med* 1986;58:199-215.
20 Warburton CJ, Niven RMcL, Pickering CAC, Fletcher AM, Hepworth J, Francis HC. Domiciliary air filtration units, symptoms and lung function in atopic asthmatics. *Respir Med* 1994;88:771-6.
21 Warner JA, Marchant JL, Warner JO. Double blind trial of ionisers in children with asthma sensitive to the house dust mite. *Thorax* 1993;48:330-3.
22 Zwemer RJ, Karibo J. Use of laminar control device as adjunct to standard environmental control measures in symptomatic asthmatic children. *Ann Allergy* 1973;31:284-90.
23 Carswell F, Birmingham K, Oliver J, Crewes A, Weeks J. The respiratory effects of reduction of mite allergen in the bedrooms of asthmatic children: a double-blind controlled trial. *Clin Exp Allergy* 1996;26:386-96.
24 Van der Heide S, Kaufmann HF, Dubois AEJ, de Monchy JGR. Allergen-avoidance measures in homes of house-dust-mite-allergic asthmatic patients: effects of acaricides and mattress encasings. *Allergy* 1997;52:921-7.
25 Huss K, Squire EN, Carpenter GB, Smith LJ, Huss RW, Salata K, et al. Effective education of adults with asthma who are allergic to dust mites. *J Allergy Clin Immunol* 1992;89:836-43.
26 Maesen FPV, Sluysmans FG, Brombacher PJ, Smeets JJ. Ervaringen met het gebruik van luchtfiltratieapparatuur in de woonruimten van voor huisstof overgevoelige atopische patienten. *Acta Tuberc Pneumol Belg* 1977;68:133-47.
27 Ihre E, Axelsson IGK, Zetterström O. Late asthmatic reactions and bronchial variability after challenge with low doses of allergen. *Clin Allergy* 1988;18:557-67.
28 Ihre E, Zetterstrom O. Increase in non-specific bronchial responsiveness after repeated inhalation of low doses of allergen. *Clin Exp Allergy* 1993;23:298-305.
29 Hammarquist C, Burr ML, Gøtzsche PC. House dust mite control measures in the management of asthma. In: *The Cochrane Library*, Issue 3. Oxford: Update Software, 1998.

(Accepted 28 July 1998)

Science commentary: Hypersensitivity revisited

When someone who is allergic to house dust mites starts wheezing they are experiencing a type I hypersensitivity reaction. Type I reactions occur rapidly and are mediated by IgE antibodies (to the allergen) which bind strongly to the surface of mast cells in the skin. The synthesis of IgE antibodies is triggered by T helper cells (Th 2 cells) which produce a number of inflammatory cytokines in the process. The most important cytokine in these type I responses is interleukin 4.

When the IgE antibodies bind to mast cells they break open and release histamine which causes the clinical symptoms. The clinical response usually stops when the allergen is removed or when the inflammatory response is dampened down by antihistamine drugs or anti-inflammatory drugs. Other type I hypersensitivity reactions include allergic rhinitis, eczema, urticaria, and systemic anaphylaxis.

Type II and type III hypersensitivity reactions are mediated by IgG antibodies. These set off the complement cascade which induces phagocytosis of the allergens. Common examples of these hypersensitivity reactions include reactions to drugs and serum sickness. Type II reactions are directed against antigens on the cell surface; type III reactions are directed against soluble antigens.

Type IV hypersensitivity reactions are mediated by T cells, and tissue damage is caused by macrophages and cytotoxic T cells. Contact dermatitis is a clinical example of a type IV hypersensitivity reaction.

Abi Berger *Science editor, BMJ*

BMJ 1998; **316**: 221-5

메타분석: 해결되지 않은 과제와 미래의 접근방안

George Davey Smith, Matthias Egger
Department of Social Medicine, University of Bristol, Bristol BS8 2PR

서론

메타분석이 최근 임상역학에서 소개된 이후 생정통계학의 영향력있는 한 분야로 자리매김하게 되었다. 이미 많은 의학 서적들에서 메타분석을 전반적으로 또는 집중적으로 소개하고 있는 가운데,[1-5] 일반적인 몇몇 전문서적들의 최신판에는 '메타분석'이란 별도의 독립된 장에서 다루고 있다.[6-9] 메타분석을 전문적으로 수행할 수 있는 전산소트프웨어도 개발되어 단독적인 메타분석 프로그램이나 일반 통계소프트웨어 패키지에 포함되어 시판되고 있다. 독자는 BMJ 웹사이트에서 소프트웨어 패키지에 대한 소개를 접할 수 있게 될 것이다.[10] 하지만, 이 논문에서는 메타분석의 적절한 적용에 대한 것과 향후 계속적으로 논란의 여지가 있는 즉, 메타분석에 관한 해결되지 않은 과제들을 설명하고자 한다.

메타분석시 미발표된 자료들도 포함할 것인가?

이전의 논문[11]에서 상세히 설명한 출판 바이어스(publication bias)는 메타분석의 타당성을 위협하는 중요한 요소이다. 발표되지 않은 연구들로부터 자료를 획득하여 포함시키는 것은 이런 문제를 피하는 길임은 분명하다. 그러나 미발표된 연구들로부터 얻은 자료의 추가 자체가 바이어스를 유발할 수도 있다. 동일 연구 영역내에서 전문가의 자문을 폭넓게 받았을지라도 미발표된 연구들은 여전히 남아 있게 된다. 이렇게 존재할 수 있는 미발표된 연구들도 발표되지 않은 연구들을 모두 나타내주지는 못한다. 미발표된 연구들을 포함함에 따라 발생되는 바이어스의 증감도 미발표된 모든 연구들의 존재 여부를 확실하게 알 수 없기 때문에 공식적으로 평가하기 어렵다. 또 다른 문제는 어딘가에 존재할 미발표된 연구들로부터 자료를 구하려는 연구자의 의지와 관계되어 있다. 즉, 더 선호하는 결과일수록 더 쉽게 찾아지므로 바로 이런 점이 연구의 결론에 영향을 미치게 된다. 이것이 다시 메타분석의 결과에 바이어스가 될 수 있다.

1988년부터 1991년 사이에 발표된 150편의 메타분석 논문들의 분석에 따르면, 대부분의 메타분석전문가들은 단지 31% 자료들만이 메타분석 논문들에 포함되어 있으므로 추후 미발표된 연구자료들의 검색 필요성을 제시하고 있음을 알 수 있다.[12] 미발표된 연구자료의 포함에 대한 태도를 평가하기 위한 설문이 관련 논문의 저자들과 해당 학술지의 편집위원장들을 대상으로 시행되었다: 학술지 편집위원중 47%만이 미발표된 연구자료들의 사용을 지지하였던 반면에 메타분석전문가들은 78%나 지지하였다.[12] 학술지 편집

핵심사항

메타분석은 임상역학 분야의 중요한 연구기법으로 구축되었지만, 아직 해결되지 않은 몇몇 과제들이 남아있다.

특히 이 자료들이 제약산업과 같은 이해집단의 자료원으로부터 획득되었다면, 발표되지 않았으면서도 전문가의 검토를 받지 않은 연구자료들의 포함으로 오히려 더 큰 문제가 발생할 수 있다.

개별 환자 자료들도 종종 중요한 질문을 끌어내는데 필요하지만, 메타분석를 위한 임상시험 자료의 가용성을 촉진시키는 기전으로는 부족하다.

개별 환자에게 메타분석 결과를 임상적으로 적용하는 것은 종종 진료의 전 영역에서 의사결정시 어려운 문제로 존재한다.

코크란협의회(Cochrane Collaboration)는 체계적 분석과 메타분석 분야의 미래 발전에 있어서 중요한 역할을 담당하게 될 것이다.

위원장들의 지지가 적은 이유는 관련 연구논문들이 동료(전문가) 검토를 받지 못한 점에 기초한다. 그러나 논문의 사독과정을 고려하면, 이미 발표된 연구결과들만이 타당하다는 점을 항상 성공적으로 입증하지는 못하고 있다.[13,14] 반면에 이해 관계가 있는 자료원으로부터 획득한 미발표된 연구자료들을 포함한 메타분석은 분명히 주의를 기울여야 한다. 이렇게 드러나지 않은 자료들은 명백히 상업적 이해가 존재하는 상황에서 만들어질 수 있기 때문이다(아래 박스 1의 사례 참조).

메타분석에서의 미발표된 연구자료들의 포함을 위한 가장 만족할 만한 접근은 가능한 한 그런 자료들을 얻을 수 있도록 충실한 검색을 시행하는데 있다. 그리고 메타분석시 미발표된 연구자료의 포함 여부에 따른 민감도분석의 과정을 반드시 수행해야 한다. 이런 자료들의 포함 또는 배제에 따른 연구결과가 달라진다면, 이런 절차에 의해 얻어진 결과 해석시에 상당한 주의를 요한다.

자료 분석시의 주관적 판단의 개입과 발표

오직 발표된 논문들만 사용하면 출판 바이어스 이외의 문제도 발생된다. 발표된 논문만의 선택은 그 결과에 의해 영향을 받게 된다: 일반적으로 가장 유용한 소견에 의한 결과들이 발표된다. 발표된 논문들이 어느 정도 누락되었는지의 사례는, 각각 별도로 수행된 비농양성 중이염에 걸린 어

박스 1: 선택적 세로토닌 흡수억제제와 우울증에 관한 상반된 견해

- 비용면에서 우수한 삼환계 항우울제보다 임상적 장점들이 잘 밝혀져 있지는 않지만 선택적 세로토닌 흡수억제제가 우울증의 치료에 널리 사용되고 있다.
- Song 등의 메타분석 논문에 의하면, 치료의 성공 여부를 판정하는 지표로서 선택적 세로토닌 흡수억제제를 복용하는 무작위 대조 임상시험 참여자들과 전통적 항우울제의 복용집단 간의 탈락률(dropout rate)을 활용하였다:[15] 효능이 없거나 부작용 때문에 치료를 중단한 환자들은 편익을 얻지 못하는 집단인 반면에 탈락률이 적은 약물군의 경우는 더 유익한 효과를 얻은 집단이 될 수 있다.
- 이 메타분석에서 선택적 세로토닌 흡수억제제를 복용하는 집단과 다른 항우울제(대개 삼환계 항우울제에 해당)의 복용집단 간의 차이는 없었다. 이에 대하여 Nakielny (fluoxetine의 제조회사인 Lilly회사)는 1990년 12월까지 종결된 모든 연구결과들을 포함한 14개의 논문들을 대상으로 메타분석을 시행하여 발표하였다[16]. 이 분석결과에 의하면, 이것이 "항목에 미발표된 자료들"로 간주되었다. Nakielny에 의해 산정된 통합 탈락률은 문헌에 근거한 분석 결과와는 현저히 차이가 있었다.

	포함된 연구수	세로토닌 억제제(Fluoxetine)		삼환계 항우울제 (Tricyclic antidepressant)		P-값
		환자수	탈락률(%)	환자수	탈락률(%)	
송 등[15]	18*	913	34.5	916	36.7	0.4
나키엘니[16]	14	781	36.5	788	47.5	<0.0001

*References 6, 12-15, 18, 29, 31, 33-35, 44, 47, 63, 65-67, 69 in Song et al.[15]

Lilly 회사는 이 분석결과가 "선택적 출판과 문헌검색으로 야기된 바이어스에 의해 영향을 받지" 않았지만, 연구에 포함된 임상시험들이 "자료더미"에 있는 출판되지 않은 모든 시험결과를 대표하는 것인지는 평가하기 어렵다고 주장하였다. 미래에 이런 자료로 사용할 수 있는 체계의 개발은 메타분석이 직면한 중요한 도전의 하나이며, 이는 체계적 분석과 근거중심의학의 활성화에 기여하게 될 것이다.

린이에게 투여한 아목시실린의 효능을 평가하기 위해 양측 맹검, 위약 대조 임상시험(double blind, placebo controlled trial) 관련 두 메타분석논문에서 알 수 있다.[17,18] 이 두 논문은 각 연구마다 평가에 사용된 결과의 다양한 측정지표와 서로 다른 가중치 때문에 결과적으로 상반된 결론을 도출하고 있다. 아목시실린 처방에 유리한 결과를 나타낸 연구팀의 오류를 비난하면서까지 드러난 이런 불일치는 보건의료 영역에서 흔히 발생한다.[19] 이처럼 연구자들이 서로 왜곡된 결과를 도출하여 발표하는 것은 자료에 대한 신뢰성 평가가 어떻게 이루어지는지 좋은 사례로 삼을 수 있다.[20] 이것은 드물게 일어나는 경우인데도 마치 상식처럼 취급되는 바이어스의 흔한 원인이 된다. 임상시험 논문 게재의 기준을 상향[21]시키면 향후 자료 분석에서의 주관적 판단의 개입은 줄어들 것이다.

개별 환자자료와 요약 통계자료 — 어떤 것을 메타분석에 포함할 것인가?

메타분석은 치료결과의 강력한 지표를 제공해주는 임상시험 관련 게재논문의 요약 자료에 전적으로 의존한다. 이런 분석은 출판문헌의 메타분석으로 기술되어 왔다. 그러나 만약 연구자가 서로 다른 집단간의 결과들에 흥미를 갖게 된다면, 자료를 적절히 보고하지 못한 다양한 임상시험들이 분석을 더욱 어렵게 할 것이다. 한 예로 노인인구에서 고혈압의 약물치료 효과[22]에 대한 메타분석에서 "노인"을 60세 이상이라 정의한 연구와 65세 이상이라 정의한 연구를 모두 포함하여 어쩔 수 없이 사용하게 된다. 또한, 연령 층화 자료를 포함하지 않는 많은 임상시험 논문들 때문에 대략 50% 미만의 임상시험 결과들만이 최종 분석에 포함되게 된다. 연령 층화자료를 발표한 연구자들의 의도가 그 결과에 영향을 미치기 때문에 이런 경우 심각한 바이어스를 초래할 수도 있다.

메타분석에서 개별 임상시험에서 수집된 보조 자료들의 활용이 점차 늘어나고 있다. 예를 들면, 콜레스테롤 저하를 위한 임상시험의 연구자들로부터 추적 관찰기간의 기준 세분화에 따른 심장동맥질환에 의한 사망률 자료를 통합함으로써 Law 등은 심장동맥질환의 위험도 감소 결과로 생기는 콜레스테롤 저하는 치료 기간에 따라 늘어난다는 것을 입증하였다.[23] 몇몇 공동연구팀들은 서로 다른 임상시험내의 각 연구참여자들의 자료를 조합하기도 한다. 이렇게 하면 하부집단분석(subgroup analysis)을 위한 서로 다른 임상시험내에서의 집단을 정의할 때 유연성을 높여주고, 각 참여자별 사건 발생의 정확한 시간 자료를 사용할 수 있게 해준다. 한 예로 섬유소용해치료제 임상시험공동연구팀(Fibrinolytic Therapy Trialists' Collaborative Group)은 (a) 연구에 처음 등록 당시 환자의 심전도 상의 이상; (b) 증상이 발현한 후 치료를 처음 받게 되기까지의 시간; (c) 환자의 연령과 성; 그리고 (d) 다른 동반된 질환의 유무에 따른 심근경색에 대한 혈전용해의 효과를 조사하였다.[24] 이 연구는 개별적 임상시험의 특성에 따라 층화무작위배정법을 사용하지 않은 조건일지라도 무작위배정법의 근본적인 장점을 갖고 있기에 비교가 가능하다. 박스 2는 개별 환자자료의 사용에 대한 사례이다.

개별 환자자료를 획득하게 되면 하부집단의 표준화 분석(standardised subgroup analysis) 이상의 이득을 얻게 된다.[27] 개인 연구자들과 접촉하게 되면 해당 메타분석에서 누락될 가능성이 있는 게재 논문 이외에도 미발표 논문 등의 더 진행된 임상시험 연구결과를 검색·수집하는데 도움을 받을 수 있다. 또한 임상시험에서 프로토콜을 제대로 이행하지 못한 부분 즉, 예를 들면 연구대상자 포함기준에 충족하지 못한 참가자의 확인 등도 규명할 수 있다. "배정된 치료군(intention to treat)"으로부터의 이탈, 보고되지 않은 탈락자의 발견과 단순한 과다 추정 등의 부정확한 분석들도 발견할 수 있다. 결과 분석에서 매우 현저한 효과를 보인 임상시험의 연구결과만을 발표하려는 연구자의 의도를 약화시키고자 임상시험의 표준화를 더 촉진시킬 수도 있다. 또한 어떤 임상시험에서는 무작위 비교 시험기간을 첫 (연구결과의) 발표 이후에도 지속함으로써 부가적으로 추적 자료를 얻을 수 있지만, 공적으로는 단지 발표 논문의 자료만이 활용되어진다.

박스 2: 심장동맥바이패스수술과 생존: 개별 환자 자료의 사용에 따른 메타분석

- 심장동맥바이패스수술이 협심증의 효과적인 치료방법으로 특히 좌측 주심장동맥질환에 걸린 고위험 환자들의 생존기간을 연장해 주는 것으로 오랫동안 알려져 왔다.
- 그러나 다른 유형의 심장동맥질환에 걸린 환자 경우에는 그 생존율에 이 수술의 효과에 대한 논의의 여지가 있다.
- 안정형 심장동맥질환 환자의 임상시험 관련 한 메타분석에서는 전통적 치료방법과 심장동맥바이패스수술을 비교하였다.[25] 그 결과 전통적 치료방법보다 이 수술로 인한 통합 사망률이 유의하게 감소하였다(5년 사망률 10.2% 대비 15.8%, P=0.0001).
- 이 메타분석에서는 개별 환자자료로 여러 가지 하부집단분석을 시행하였다. 한 예로 (III급 또는 IV급 협심증, 휴식기 심전도상에서 ST 억제, 고혈압 및 심근경색의 과거력 등에 근거한) 재향군인관리국 위험점수[26]의 지표를 사용함으로써 위험수준에 따라 발생될 편익을 분석하였다. 5년 사망률이 5.5%로 비교적 낮은 특성을 갖는 최저 위험수준인 III급에서는 아무런 편익도 발생하지 않았다. 반대로 사망 위험이 가장 높은 환자군에서는 분명한 편익이 발생하였다(1). 고위험 환자에 대한 심장동맥바이패스수술의 권장이라는 지침은 메타분석의 결과로부터 결정적으로 임상 적용에 영향을 미치게 된 것으로 제한된 자원의 사용으로 인한 효율적 치료방법이 될 수 있음을 나타내준다.
- 이런 중요한 결론이 개별 환자자료에 근거한 층화위험도에서 어떻게 추출되었는지를 다음 그림에서 살펴보자.

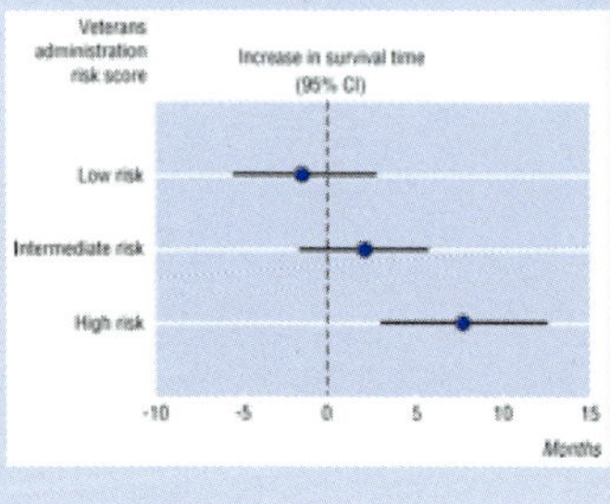

"실패한" 메타분석의 가치

특정 임상사례에서는 연구방법론상의 표준을 준수하다보면 메타분석에 의한 결론의 도출이 불가능해질 수도 있다. 이런 "실패한" 메타분석[28]에서는 측정되어진 치료방법, 동반 치료법, 추적기간, 연구대상자의 특성 또는 종료시점 등이 너무 다양해서 결과의 민감한 통합을 제공하지 못할 수도 있다. 단지 매우 적은 수의 임상시험에 근거한 메타분석은 비록 유효크기의 통합 추정치가 유의하더라도 종종 결론을 끌어낼 수 없을 수도 있다.[11,29]

전문가들의 의견에 따르면 체계적 분석의 코크란데이터베이스(Cochrane Database of Systemic Reviews)에는 메타분석에 의해 결론적인 대답을 도출하는데 실패한 치료중재의 많은 사례들이 포함되어 있다. 예를 들면, 급성허혈뇌중풍 환자의 혈전용해에 관한 체계적 분석 결과는 1996년 코크란 라이브러리(Cochrane Library)의 두 번째 핵심과제로 발표되었다:[30] 이 논문에서는 "급성허혈뇌중풍의 치료를 위한 혈전용해의 편익 또는 다른 임상 측면에 관한 정확한 결론을 도출하기에 상당히 불충분한 자료들"에 대해 기술하고 있다. 후속 임상시험 논문이 발표된 이래 동일 주제(두 번째 핵심과제, 1997년)에 대한 최신 지견에서는 향후 더 추가적인 연구가 요구될지라도 혈전용해제의 과다 복용으로 인한 조기 사망 및 두개 내 출혈의 과다위험의 분명한 증거가 실제로 존재한다고 결론지었다. 이렇듯 뚜렷이 기존 증거의 부족을 기술하거나 언급하게 되면 이는 향후 적절하면서도 필수적인 임상시험의 시도를 위한 촉매제로서 활용될 수도 있다.

코크란 협의체(Cochrane Collaboration)

메타분석에 실패한 (종설격의) 논문은 전통있는 전문학술지에서는 무시당해 게재되기 쉽지 않더라도 이 업적도 학문적으로는 중요하다. 상기에서 언급한 사례와 같이 코크란 협의체는 점차 결론적인 종설 논문을 좀 더 많이 발표, 확산하는 방식으로 추진해왔다. 이는 아키 코크란(Archie

Cochrane)[a]에 의해 설립된 후 보건의료의 중재에 관한 연구 평가에 있어서 최초의 유일한 국제적 기구로 자리매김을 하게 되었다. 1972년에 출간된 「효과성과 효율성: 보건의료서비스에 대한 성찰(Effectiveness and Efficiency: Random Reflections on Health Services)」이란 역작에서 코크란은 보건의료자원들이 잘 설계된 연구를 통해 효과가 입증된 치료 중재들에 공평하게 배분되어야 한다고 강력히 역설하였다.[31] 무작위 임상시험에 대한 체계적 분석을 시행하여 전파하고 지속적으로 발전시키려는 코크란협의체의 노력은 필수적이며 그 목표를 달성하는데 시의적절한 단계로 보인다. 따라서 향후 미래의 발전에 있어 코크란협의체는 체계적 분석과 메타분석의 분야에서 중요한 역할을 담당하게 될 것이다. 예를 들어 협의체의 운영위원회는 관찰연구에 관한 자료, 선별검사와 진단검사의 평가에 대한 자료에의 접근 등을 포함한 최근까지 해결되지 않은 많은 과제들을 중점적으로 연구해오고 있다. 또한 다음에 기술된 내용처럼 (체계적) 분석의 활용을 향상시키고 (보건의료인 관련 학협회 등) 전문가단체의 참여를 촉진시키는 방법들은 계속 연구될 필요가 있다.

메타분석 연구 결과의 임상 적용

소규모의 다수 연구들에 대한 메타분석 연구결과가 일반적으로 그 영향력이 적은 반면, 유용한 효과를 보인 대규모의 단일 임상시험연구는 그 특정 치료방법에 커다란 영향을 미치게 된다. 예를 들면, 심근경색 사망률을 줄이기 위해 도입된 혈전용해의 사용으로 인한 사망률 감소효과가 이미 1982년 8개의 소규모 연구를 대상으로 한 메타분석[32]과 1985년의 메타분석 논문[33]에서 반복하여 평가되었지만, 2번의 대규모 임상시험 결과들이 발표된 1980년대 후반[34,35] 이후에나 그 동일 효과가 주목을 받게 되어 혈전용해제의 사용량이 뚜렷이 늘어났다. 점차 권위있는 학술지의 종설(논문)과 의학교과서의 권장사항으로 규정되면서 혈전용해제 사용의 증가는 지속되었다.[36] 이탈리아 연구팀의 "Gruppo Italiano per lo Studio della Streptochinasi nell'Infarto Miocardico"에 관한 첫 임상시험 결과의 발표 이후 심근경색 환자의 일반적 치료법으로 혈전용해가 권장되어졌다.[34] 메타분석 논문이 1982년 *New England Journal of Medicine*[b]에 발표된 이래 14년 동안 150회 인용되었지만, 1985년 발표된 메타분석 논문은 대략 350회 정도 인용되었다. 이는 동일 연도에 발표된 소규모이며 결론내리지도 못한 1편의 임상시험 논문이 인용받은 정도에 해당된다.[37] 하지만, 2편의 대규모 임상시험 논문들은 짧은 기간동안 몇 천회 정도의 인용을 받게 되었다. 결론적으로 분명히 메타분석 논문들도 대규모 임상시험 논문들보다 실제로 주목받지 못할 수 있으며, 임상행위에 미치는 영향이 보다 더 미미해질 수 있다는 점을 반영해준다.

임상전문의들은 임상연구로부터 도출된 결과들이 자신의 의료행위에 유용하게 적용할 수 있기를 원한다. 아마도 메타분석 논문들만으로는 가설적인 "평균의" 환자에 대한 치료효과를 뛰어넘는 정보를 제공할 수 없을 것 같다. 흔히 메타분석 결과에서 그 신뢰구간의 범주가 좁게 보이는 것은 일반 인구집단에서 관찰되어질 통합 효과크기를 구하는 방법을 반영한 결과이다. 그러나 임상의사에게 더욱 필요한 것은 자신의 특정 환자에서 얼마나 효과를 기대할 수 있느냐는 정보이다. 일반적으로 통합 효과크기가 이용 가능한 최적 추정치를 제공하지만, 특정 임상환자에게 적용하여 나타날 불확실성은 통합 환자집단에 적용하는 경우보다 항상 크게 된다. 이는 메타분석시 사용한 개별 효과가 연구대상들간에 서로 다양하기 때문에 향후 그 (적용) 효과도 다양한 환자들간에 차이난다는 점이다.[38]

각 임상분야를 이끌어 온 많은 전문의들은 메타분석 결과들을 순진하게 그냥 믿으려 하지 않는다. 이는 잘못 분석된 메타분석 논문의 존재를 고려해서인지 상대적으로 신기

a) Archie Cochrane (1909-1988): 코크란 협의체의 설립과 발전에 있어 비전 제시 등 핵심 역할을 수행한 보건의료서비스 연구분야에 있어서 선구자.

b) New England Journal of Medicine은 가장 최고의 SCI 영향력지수로 평가받는 의학전문국제학술지임.

술에 대한 매우 조심스러운 태도로 판단된다.[29,39] 새롭게 대두한 "메타분석전문가(professional meta-analyst)"[40]들은 심지어 일차연구의 전문 영역을 뛰어넘은 분야를 포함하여 다양한 임상주제들을 일정 주기별로 탐색해가면서 적극적으로 메타분석을 시도하고 그 결과물을 주요 의학학술지의 지면에 발표하고 있다. 또한 때때로 이들이 비용절감 목적의 정책과제를 주로 연구하는 정부 산하 연구소의 연구원들처럼 비춰진다는 점 때문에 임상에서 환영받지 못한 적도 있었다. 하지만 정례적으로 민감도분석을 철저히 시행할 수 있도록 개선된 방법의 표준화로 메타분석 결과에 대한 신뢰가 점차 증가되리라고 믿는다. 임상시험으로부터 축적된 각종 증거에 관한 임상전문지식이 의료행위에 있어 강력한 안내자 역할을 담당해왔듯이 특정 임상상황에서 얻은 결과들 또한 적절하게 임상의사결정과정에 통합되어질 수 있다. 실세계가 유사성만큼이나 차이성으로 가득 차 있다는 것을 인지하지 못하면, 종종 메타분석전문가로부터 과대 추정된 결론들에 직면하게 되고, 당연하게도 임상의사들의 반대에 부딪히게 된다. 임상의학에 의해 제공되는 다양성을 고려해 볼 때 연구에 대한 겸손한 자세와 기대 이상으로 나타나는 불확실성은 장차 메타분석의 목표를 더 향상시킬 최적의 방법을 개발하게 되며, 또한 근거중심의학의 실천에 기여하게 된다.

전망

이 장에서는 메타분석의 원칙, 강점 및 약점을 고찰하고 설명하였다. 이 방법은 의학연구를 고찰하는 서술적 접근(narrative approach) 보다는 훨씬 더 유익하다는 점을 알 수 있다. 어떤 임상 주제에 있어서는 통합 치료효과의 정확한 추정치를 제공할 수 있을 뿐만 아니라 개별 연구간에 존재하는 이질성에 대하여 적절한 검정방법으로 합리적이고 비용효과적인 치료방안을 시사해주고, 결국 이는 임상에서 유용한 정보로 활용할 수 있게 해준다. 하지만, 관찰연구로부터 얻은 자료를 가지고 무턱대고 시행한 통합과 무작위 임상시험으로부터 추출된 자료가 공통점이 없는데도 이를 고려하지 않은 채 시행된 통합은 메타분석의 명성에 치명적인 손상을 줄 수 있다.

그러나 메타분석 연구결과의 확산에도 불구하고 상기에서 제시한 것처럼 일부 결점들 때문에 메타분석의 실패는 흔하게 나타날 수 있다. 최근 이 방법은 동료 검토를 거친, 영어로 출판된 학술지에 상당히 의존하고 있다. 체계적 분석을 위해 이용가능한 모든 증거(자료) 중 일부만을 취사선택함으로써 초래될 수 있는 출판 및 위치바이어스(publication and location bias)에 대한 고려도 필요하다. 이는 정형화된 메타분석의 시행 여부와는 상관없이 분명히 만족스럽지 못한 점이며, 임상결과를 오도할 수도 있다. 게재논문 형태의 자료원으로부터 얻지는 않았지만 개별 환자자료에 근거해 시행된 메타분석은 이런 자료를 이용 가능하도록 한 기법이기 때문에 그 나름대로 가치가 있고 임상적으로도 적절한 정보를 얻는데 기여할 수 있다. 이렇게 제약회사내에 "서류함의 자료"로만 보관될 뻔한 결과들을 포함하여 여러 임상연구로부터 얻은 결과들에 대한 접근성을 보다 넓혀준 이 기법은 향후 더 발전될 것이다. 전 세계적으로 메타분석 관련 자료 변환과 통합에 대한 기술적 장애들은 급속히 줄어들 것이다. 물론 타성에 젖은 진료행태, 의료정책적 협의사항 및 상업적 관심에 뿌리박혀 아직 남아있는 장애들도 신속히 제거될 것으로 기대해본다.

감사의 글

Bristol 대학교 사회의학교실은 의학연구위원회(Medical Research Council)의 보건의료서비스연구 협력기관의 하나이다.

참고문헌

1. Petitti DB. Meta-analysis, decision analysis, and cost-effectiveness analysis. Methods for quantitative synthesis in medicine. New York: Oxford University Press, 1994.
2. Warren KS, Mosteller F, eds. Doing more good than harm. The evaluation of health care interventions. New York: New York Academy of Sciences, 1993.
3. Cooper H, Hedges LV, eds. The handbook of research synthesis. New York: Russell Sage Foundation, 1994.

4. Hedges LV, Olkin I. Statistical methods for meta-analysis. Boston: Academic Press, 1985.
5. Eddy DM, Hasselblad V, Shachter R. Meta-analysis by the confidence profile method. The statistical synthesis of evidence. Boston: Academic Press, 1992
6. Armitage P, Berry G. Statistical methods in medical research. Oxford: Blackwell Science, 1994.
7. Altman DG. Practical statistics for medical research. London: Chapman and Hall, 1991.
8. Lilienfeld DE, Stolley PD. Foundations of epidemiology. New York: Oxford University Press, 1994.
9. Davey Smith G, Egger M, Phillips AN. Meta-analysis and data synthesis in medical reserch. In: Detels R, Holland WW, McEwen J, Omenn GS, eds. Oxford textbook of public health. New York: Oxford University Press (in press).
10. Egger M, Davey Smith G. Meta-analysis software (http.www.bmj.com).
11. Egger M, Davey Smith G. Meta-analysis: bias in location and selection of studies. BMJ 1998; 316: 61-6.
12. Cook DJ, Guyatt GH, Ryan G, Clifton J, Buckingham L, Willan A, et al. Should unpublished data be included in meta-analyses? Current convictions and controversies. *JAMA* 1993; 269: 2749-53.
13. Rennie D. Problems in peer review and fraud: cleave ever to the sunnier side of doubt. In: Balancing act. Essays to honour Stephen Lock. London: Keynes Press, 1991.
14. Nylenna M, Riis P, Karlsson Y. Multiple blinded reviews of the same two manuscripts: effects of referee characteristics and publication language. *JAMA* 1994; 272: 149-51.
15. Song F, Freemantle N, Sheldon TA, House A, Watson P, Long A, et al. Selective serotonin reuptake inhibitors: meta-analysis of efficacy and acceptability. *BMJ* 1993; 306: 683-7.
16. Nakielny J. Effective and acceptable treatment for depression. *BMJ* 1993; 306: 1125.
17. Mandel EH, Rockette HE, Bluestone CD, Paradise JL, Nozza RJ. Efficacy of amoxycillin with and without decongestant-antihistamine for otitis media with effusion in children. *New Engl J Med* 1987; 316: 432-7.
18. Cantekin EI, McGuire TW, Griffith TL. Antimicrobial therapy for otitits media with effusion ("secretory" otitits media). *JAMA* 1991; 266: 3309-17.
19. Rennie D. The Cantekin affair. *JAMA* 1991; 266: 3333-7.
20. Subjectivity in data analysis [editorial]. *Lancet* 1991; 337: 401-2.
21. Begg CB, Cho M, Eastwood S, Horton R, Moher D, Olkin I, et al. Improving the quality of reporting of randomized controlled trials. The CONSORT statement. *JAMA* 1996; 276: 637-9.
22. Stewart LA, Parmar MKB. Meta-analysis of the literature or of individual patient data: is there a difference? *Lancet* 1993; 341: 418-22.
25. Yusuf S, Zucker D, Peduzzi P, Fisher LD, Takaro T, Kennedy JW, et al. Effect of coronary artery bypass graft surgery on survival: overview of 10-year results from randomised trials by the Coronary Artery Graft Surgery Trialists Collaboration. *Lancet* 1994; 344: 563-70.
26. Takaro T, Hultgren HN, Lipton MJ, Detre KM. The VA cooperative randomized study of surgery for coronary arterial occlusive disease II: subgroup with significant left main lesions. Circulation 1976; 54(suppl 3): 107-17.
27. Clarke MJ, Stewart LA. Systematic reviews: obtaining data from randomised controlled trials: how much do we need for reliable and informative meta-analyses? *BMJ* 1994; 309: 1007-10.
28. Naylor CD. The case for failed meta-analyses. *J Clin Eval Clin Pract* 1995; 1: 127-30.
29. Egger M, Davey Smith G, Schneider M, Minder CE. Bias in meta-analysis detected by a simple, graphical test. *BMJ* 1997; 315: 629-34.
30. Wardlaw J, Yamaguchi T, del Zoppo G, Hacke W. Thrombolysis in acute ischaemic stroke. In: Warlow C, van Gijn J, Sandercock P, eds. Stroke Module of the Cochrane Database of Systematic Reviews, [updated 03 June 1996]. Available in The Cochrane Library [database on disk and CD ROM]. The Cochrane Collaboration; Issue 2. Oxford: Update Software, 1996.
31. Cochrane A. Effectiveness and efficiency. Random reflections on health services. London: Nuffield Provincial Hospital Trust, 1972.
32. Stampfer MJ, Goldhaber SZ, Yusuf S, Peto R, Hennekens CH. Effect of intravenous streptokinase on acute myocardial infarction. Pooled results from randomized trials. *New Engl J Med* 1982; 307: 1180-2.
33. Yusuf S, Collins R, Peto R, Furberg C, Stampfer MJ, Goldhaber SZ, et al. Intravenous and intracoronary fibrinolytic therapy in acute myocardial infarction: overview of results on mortality, reinfarction and side-effects from 33 randomized controlled trials. *Eur Heart J* 1985; 6: 556-85.
34. Gruppo Italiano per lo Studio della Streptochinasi nell'Infarto Miocardico (GISSI). Effectiveness of intravenous thrombolytic treatment in acute myocardial infarction. *Lancet* 1986; 397-402.
35. ISIS-2 Collaborative Group. Randomised trial of intravenous streptokinase, oral aspirin, both, or neither among 17,187 cases of suspected acute myocardial infarction: ISIS-2. *Lancet* 1988; ii: 349-60.
36. Antman EM, Lau J, Kupelnick B, Mosteller F, Chalmers TC. A comparison of results of meta-analyses of randomized control trials and recommendations of clinical experts. *JAMA* 1992; 268: 240-8.
37. Simoons ML, Serruys PW, van den Brand M, Bar F, de Zwaan C, Res J, et al. Improved survival after early thrombolysis in acute myocardial infarction. *Lancet* 1985; ii: 578-82.
38. Gelber RD, Goldhirsch A. From the overview to the patient: how to interpret meta-analysis data. Recent Results in Cancer Research 1993; 127: 167-76.
39. Egger M, Davey Smith G. Misleading meta-analysis. Lessons from "an effective, safe, simple" intervention that wasn't. *BMJ* 1995; 310: 752-4.
40. Rosendaal FR. The emergence of a new species: the professional meta-analyst. *J Clin Epidemiol* 1994; 47: 1325-6.

9 계량적 측정을 사용하지 않은 논문(질적 연구)

배경

질적 연구는 근거중심의학에서 "뜨거운 감자"로 취급된다. 근거중심의학이 처음 등장할 때는 특정 표본 인구집단에서 그 이득과 손실을 수학적으로 추정할 수 있도록 표현된 연구 증거들을 중요시하였다. 그러나 최근에 와서는 질적 연구도 우리의 이해의 폭을 넓혀주는 것으로 중요하게 취급되고 있는데, 예를 들어, 질병경험, 의료서비스의 적정성, 그리고 환자나 의료인들의 변화에 대한 거부감 등과 관련된 연구들이다. 그러나 질적 연구가 보편화되어 간다고 해서 모든 질적 연구를 다 신뢰할 수 있다거나 적절하다는 의미는 아니다.

이 장의 목적

이 장의 목표는 세미나에 참여한 사람이 질적 연구를 보고하고 있는 논문의 결과와 결론이 가지는 타당성, 자신들의 임상에 적용 가능성, 그리고 보다 심화된 연구에 있어 그 연구가 갖는 의미 등에 대해 판단할 수 있는 능력을 배양하고, 다른 사람으로 하여금 그러한 능력을 배양하도록 돕기 위해 자신감을 갖도록 하는 것이다.

학습목표

본 모임을 통해 참가자들은 질적 연구를 수행한 논문을 평가할 수 있는 능력을 배양할 수 있다.

- 어떤 논문이 특정 주제를 연구하기 위해 질적, 계량적, 혹은 양자를 복합한 방법 중 어떤 방법을 이용하였는지를 판단한다.

- 연구자(들)의 관점을 파악하고, 그것이 연구 결과에 얼마나 영향을 주었는지를 판단한다.
- 연구에 이용된 방법론이 타당한가를 판단한다.
- 결론이 합당하게 내려졌는지 판단한다.
- 어떤 논문의 결과가 다른 환경으로도 어느 정도까지 옮겨질 수 있는가를 판단한다.
- 결과를 적용하거나 실행에 옮길 수 있는 가능성에 대해 비판적으로 논평한다.

준비된 문헌

Ruston A, Clayton J, Calnan M. Patients' action during their cardiac event: qualitative study exploring differences and modifiable factors. *BMJ* 1998; 316: 1060-4.

Green J. Commentary: ground theory and the constant group method. *BMJ* 1998; 316: 1064-5.

부가적 참고자료

Green J, Britten N. Qualitative research and evidence based medicine. *BMJ* 1998; 316: 1230-2.

임상 시나리오

54세 벽돌공인 봅 쿡슨은 건설현장에서 가슴 중앙부위에 심한 흉통을 느꼈다. 흉통은 중식 시간에 시작되었기 때문에 함께 일하던 두 동료는 "음식을 잘못 먹어서 그렇다"라고 판단하였다. 봅도 이에 동의하며 "왼쪽이 아프지 않은 것을 보니 심장의 문제는 아니다"라고 말하였다. 동료들은 그의 통증이 사라지기 시작할 때까지 두 시간 동안 같이 앉아 있었으며, 그 후 혼자 버스를 타고 집으로 돌아가게 하였다. 그러나 불행하게도 곧 심한 흉통이 다시 나타났으며 봅은 바로 의식을 소실하였다. 그리고 병원에 실려 갔을 때는 그는 이미 사망한 상태였다.

집단실습을 위한 제안

제시된 논문을 읽은 후, 다음 중 한 가지 이상을 시도해 보라.

1. 재난 및 응급의학 전문의로서 새로 들어 온 전공의들에게 흉통이 발생한 환자들의 염려에 대해(혹은 염려하지 않는 것에 대해) 어떻게 대처할 것인가 가르치고 있다고 가정하고 본 논문을 활용해 보라.
2. "근거 수준의 단계"에서 질적 연구가 어느 위치를 차지할 것인가에 대해서 논쟁해 보거나 토론하라(서로 극단으로 대립되는 입장을 나타내기 위해 역할극을 수행할 수도 있다).
3. 본 논문은 다음 중 어떤 목적으로 이용되어야 하는가에 대해 토의하라. (가) 임상이나 정책에 직접적으로 영향을 주기 위해, (나) 같은 주제에 대해 좀 더 "믿을 수 있는"(정량적) 연구를 위한 계획하기 위해, (다) 어느 것도 해당되지 않는다.

개인학습을 위한 제안

당신이 위의 지정 연구를 스스로 작성하여 "심장학의 중요한 과학적 발견(Important Scientific Finding in Cardiology)"이라는 가상적 의학 잡지에 기고했다고 상상해 보라. 제출한 논문이 무작위 대조군 임상실험 연구가 아니라는 이유로 논문의 게재가 거부되었다. 이 잡지의 편집인에게 이러한 결정이 부당하다고 호소하는 편지를 작성해 보라.

참고문헌

Donald A, Greenhalgh T. A hands-on guide to evidence-based health care: practice and implementation. Oxford: Blackwell Science, 1999.

Giacomini MK, Cook DJ. A user's guide to qualitative reseach in health care. Part I: Are the results of the study valid? *JAMA* 1999; in press.

Giacomini MK, Cook DJ. A user's guide to qualitative reseach in health care. Part II: What are the results and how do they help me care for my patients? *JAMA* 1999; in press.

Greenhalgh T. How to read a paper: the basics of evidence based medicine. London: BMJ Books, 1997. See in particular Chapter 11: Papers that go beyond number, pages 151-62.

질적 연구를 수행한 논문의 비판적 평가를 위한 점검표

각 평가 항목은 바이어스, 혼란변수, 통계 검정력 및 타당도에 관한 문제들을 찾기위한 것임.

A. 질적 접근 방법이 적절한 것이었는가?	예/아니오/모름
1. 연구에서 특정 사건이 왜 혹은 어떻게 발생하였는지에 대해서 묻고 있는가(예를 들면, 사람들이 어떻게 질병을 경험하거나 의료서비스를 이용하고 있는가, 혹은 어떻게, 왜 환자와 의사들이 그렇게 행동하였는가)?	
2. 명확한 형태를 갖춘 질문이 존재하는가(그 질문은 연구결과가 축적됨에 따라 확대되거나 다듬어 지고 혹은 변형되어질 수 있어야 한다)?	
B. 표본추출 전략은 명확히 정의되고 합당하였는가?	
3. 표본추출 방법(연구 대상과 연구 환경)이 적절히 설명되어 있는가?	
4. 연구자들은 자신들의 질문에 관련된 개인들과 환경들을 대표성 있게 포함하여 연구하였는가?	
5. 연구대상의 특성이 잘 설명되었는가?	
C. 연구자들은 자신들의 역할, 잠재적 바이어스, 영향 등을 비평적으로 검토하였는가?	
6. 연구자들 분석에서 자신들이 가지고 있는 배경이나 관점을 고려하였는가? • 연구자들이 가진 배경이나 관점 및 그것들이 결과에 어떤 영향을 주었는지에 대한 명백한 언급이 있는가?	
D. 연구자들은 자료를 수집하는데 어떤 방법을 이용하였는가?	
7. 적절한 자료원들을 조사하였는가? • 저자는 문헌 탐색을 수행하였는가?	

8. 사용한 방법론들은 신뢰할만하고 검증된 것들인가? • 녹음테입, 비디오테입, 현장조사 노트를 사용하였는가? • 연구대상의 관찰이 몇 가지 서로 다른 상황에서 이루어졌는가(예를 들면, 서로 다른 시간대에서 관찰하였는가)? • 자료 수집에 한 가지 이상의 방법이 이용되었는가(다양한 측정)?	
E. 자료의 분석에 어떤 방법을, 그리고 질관리 측정 수단으로 어떤 것이 이용되었는가?	
9. 저자들은 결과에 영향을 줄 수 있는 자신들의 바이어스를 줄이기 위하여 체계적인 방법을 사용하였는가? • 두 명 이상의 연구자가 각각 독립적으로 분석을 수행하였는가? • 해석의 차이를 해소하기 위하여 분명한 방법이 사용되었는가? • 부정적 결과나 일치하지 않는 결과를 수용하기 위하여 분명한 방법이 사용되었는가?	
F. 결과는 무엇인가?	
10. 본 연구에서 가장 중요한 소견은 무엇인가? • 연구 결과가 일관성이 있는가? • 연구 결과는 연구 질문을 수용하고 있는가?	
11. 연구 결과가 신뢰성이 있는가? • 연구 결과가 연구 자료와 부합하는가? • 보고된 자료가 어디서 나왔는지를 결정할 수 있는가(예들 들어, 추출된 내용마다 번호를 매기는 방법 등)? • 수집된 정보의 대부분 혹은 전부가 각각 독립성 평가를 할 수 있는 것인가?	
12. 결과에 대한 다른 설명의 가능성이 검토되었는가, 아니면 무시되었는가?	
G. 결론은 타당한가?	
13. 저자들의 결론은 무엇인가? • 결론이 수집된 자료 및 결과와 알치하는가?	
H. 연구의 관찰 소견이 다른 임상적 상황에 어느 정도로 적용 가능한가?	
14. 연구 대상자들이 중요한 점에서 나의 환자와 어느 정도 유사한가?	
15. 본 논문에서의 정황이 나의 임상 상황과 비슷한가?	

BMJ 1998; **316**: 1060-5

Patients' action during their cardiac event: qualitative study exploring differences and modifiable factors

Annmarie Ruston, Julie Clayton, Michael Calnan

Editorial by Evans

Centre for Health Services Studies, George Allen Wing, University of Kent at Canterbury, Canterbury CT2 7NF

Annmarie Ruston, *research fellow*

Julie Clayton, *research associate*

Michael Calnan, *professor*

Correspondence to: Dr Ruston a.ruston@ukc.ac.uk

BMJ 1998;316:1060-5

Abstract

Objectives: To explore the circumstances and factors that explain variations in response to a cardiac event and to identify potentially modifiable factors.

Design: Qualitative analysis of semistructured, face to face interviews with patients admitted to two district hospitals for a cardiac event and with other people present at the time of the event. Patients were divided into three groups according to the length of delay between onset of symptoms and calling for medical help.

Subjects: 43 patients and 21 other people present at the time of the cardiac event. Patients were divided into three groups according to the length of time between onset of symptoms and seeking medical help: non-delayers (<4 h; n=21), delayers (4-12 h; n=12), and extended delayers (>12 h; n=10).

Main outcome measures: Decision making process, strategies for dealing with symptoms, and perception of risk and of heart attacks before the event according to delay in seeking help.

Results: The illness and help seeking behaviour of informants had several components, including warning, interpretation, preliminary action, re-evaluation, and final action stages. The length of each stage was variable and depended on the extent to which informants mobilised and integrated resources into a strategy to bring their symptoms under control. There were obvious differences in informants' knowledge of the symptoms that they associated with a heart attack before the event. Non-delayers described a wider range of symptoms before their heart attack and twice as many (13) considered themselves to be potentially at risk of a heart attack compared with the other two groups. For most informants the heart attack differed considerably from their concept of a heart attack.

Conclusion: The most critical factor influencing the time between onset of symptoms and calling for professional medical help is that patients and others recognise their symptoms as cardiac in origin. This study suggests that various points of intervention in the decision making process could assist symptom recognition and therefore faster access to effective treatment.

Introduction

A critical factor in preventing premature death or disability from a heart attack is ensuring that patients receive effective treatment to reduce damage to the heart muscle. Thrombolysis can reduce the size of the clot and hence the amount of muscle damage, but it must be given early for maximal benefit.[1 2] Thus patients or their associates need to recognise the symptoms and call for appropriate help immediately. We sought to explain variation in response to a cardiac event and to identify modifiable factors.

Subjects and methods

The study was conducted in two district general hospitals with coronary care units in one health authority. The subjects of the study were all admitted patients who had survived a cardiac event, which for this study was defined as a suspected or confirmed acute myocardial infarction. One patient who was too ill to be interviewed on the fifth day after the event was excluded. An integral part of the research design was interviewing, whenever possible, anyone else present at the time of the cardiac event. Subjects were recruited over five separate weeks in summer and winter months to ensure the required diversity of experience of a cardiac event and access to medical services. The original study design was intended to include associates of patients who died before arrival at hospital, but we could not obtain full ethical clearance for this.

Before the main study a pilot study was undertaken in one of the hospitals. During one week eight patients surviving a cardiac event and their associates (four relatives) were interviewed. They were not included in the main study.

Forty three patients were identified from coronary care units, accident and emergency departments, and medical and surgical wards, to ensure total coverage. Twenty one relatives and bystanders were also recruited.

Interviews

Patients were approached three to four days after admission to hospital and interviewed on the fifth day. The interviews lasted between 45 and 60 minutes. Patients were interviewed alone in the morning, and the other people were interviewed in the afternoon of the same day before they visited the patient. The emphasis in the interviews was on enabling the informants to give spontaneous accounts of their decision making at the time of the cardiac event. However, after thorough piloting we decided to add some direct questions about informants' beliefs and knowledge of cardiac events. The themes explored in the interviews covered what experiences and actions led up to the cardiac event; when informants thought that the cardiac event had begun, what they thought the problem was and why it had occurred; whom they talked to and the effect of this interaction; when the decision to call for medical help was made and by whom; and who was called. The more direct areas of questioning were informants' conception of risk factors; which groups of people they associated with heart attacks; their knowledge of symptoms before the event; their concept of a heart attack; their knowledge of thrombolytic treatment; their family history; and personal details, including risk factors.

Data analysis

The interviews were tape recorded and transcribed verbatim. Before analysis informants were divided into three groups according to the length of time between the onset of symptoms and seeking medical help. The delays were less than 4 hours (non-delayers), between 4 and 12 hours (delayers), and more than 12 hours (extended delayers). The division was prompted by current evidence, which suggests that the earlier thrombolytic treatment is given the greater the reduction in deaths[1] and that for patients presenting after 12 hours benefit is limited.[2] Of the patients interviewed, 21 were non-delayers, 12 delayers, and 10 extended delayers. The division of informants into these groups provided a basis for illustrating the differences between those who seek help quickly and those who do not.

The data were analysed using the constant comparative method to cover identified and emerging themes.[3] A further analysis was undertaken by a second researcher AR, who listened to the tape recordings and examined the data to ensure that concepts, relations between variables, differences between groups, and the division of informants into the groups were confirmed or modified if necessary. There was agreement over which groups patients belonged to in all but three cases.

Results

Forty patients were diagnosed as having a confirmed acute myocardial infarction, and 9 of them had had a previous infarction (5 were non-delayers (24%), 2 delayers (17%), and 2 extended delayers (20%)) (table 1). Three quarters of the non-delayers were men (16/21) compared with 58% (7/12) of the delayers and 50% (5/10) of the extended delayers. A greater proportion of non-delayers were under 65 years of age compared with the other two groups (67% (14/21) *v* 58% (7/12) and 40% (4/10) respectively). A greater proportion of non-delayers also had manual occupations (62% (13/21) *v* 58% (7/12) and 50% (5/10) respectively).

Decision making process

The illness and help seeking behaviour of informants had several stages, including warning, interpretation, preliminary action, re-evaluation, and final action. The length of each stage was variable and depended on the extent to which informants mobilised and integrated resources into a strategy to bring their symptoms under control. The time between onset of symptoms and calling for medical help was directly affected by the number and quality of the resources used in the individual strategy.

Five patients' symptoms were classically severe and unexpected and led them to respond quickly and call for medical help (cases 3, 4, 6, 20, and 21). The remaining patients experienced a warning stage in which symptoms were often intermittent and variable. The symptoms in many cases made the informants realise that they were not experiencing an episode from an

Table 1 Characteristics of patients according to delay in seeking medical help for cardiac event

			Acute mycardial infarction			
Case No	Age (years)	Sex	Confirmed	Previous	Receiving treatment for CHD	Social group*
Non-delayers (<4 h)						
1	47	M	Yes	No	No	IV
2	65	F	Yes	Yes	Yes	V
3	79	F	Yes	No	No	V
4	55	M	Yes	No	No	IIIN
5	59	M	Yes	No	No	IIIN
6	52	M	Yes	No	No	II
7	64	M	Yes	No	No	IIIM
8	71	M	No	No	Yes	IV
9	50	M	Yes	No	No	IIIN
10	53	M	Yes	No	No	IIIM
11	75	M	Yes	Yes	Yes	IV
12	72	F	Yes	No	No	IV
13	52	F	Yes	No	No	IV
14	60	M	Yes	Yes	No	IV
15	59	M	Yes	Yes	Yes	IIIM
16	53	M	Yes	No	No	II
17	76	M	Yes	No	No	IIIN
18	64	M	Yes	No	No	IIIM
19	65	M	Yes	Yes	Yes	II
20	57	F	Yes	No	No	IV
21	60	M	Yes	No	No	IIIN
Delayers (4-12 h)						
22	53	F	No	No	No	IIIN
23	69	M	Yes	No	No	IV
24	74	F	Yes	No	No	IV
25	60	F	Yes	Yes	Yes	IV
26	71	F	Yes	No	Yes	IV
27	60	M	Yes	No	No	IIIN
28	49	M	Yes	No	No	IIIN
29	82	M	Yes	No	No	IIIM
30	48	M	Yes	No	No	II
31	55	M	Yes	No	No	IV
32	62	F	Yes	No	No	IV
33	80	M	Yes	Yes	Yes	II
Extended delayers (>12 h)						
34	71	F	Yes	No	No	IV
35	80	M	Yes	Yes	Yes	IIIM
36	73	M	No	No	Yes	IIIM
37	65	F	Yes	No	No	IIIN
38	56	M	Yes	No	No	IIIM
39	51	M	Yes	No	No	II
40	57	F	Yes	Yes	Yes	II
41	69	F	Yes	No	No	IV
42	75	F	Yes	No	Yes	II
43	63	M	Yes	No	No	II

CHD=coronary heart disease.
*Registrar general's classification.

Table 2 Prevalence of symptoms during cardiac event according to delay in seeking medical help. Values are numbers (percentages) of patients

	Chest pain	Pain in neck and arms	Pain in arms	Sweating	Breathlessness	Nausea
Non-delayers (n=21)	20 (95)	6 (29)	6 (29)	10 (48)	6 (29)	2 (10)
Delayers (n=12)	11 (92)	8 (67)	8 (67)	5 (42)	6 (50)	2 (17)
Extended delayers (n=10)	9 (90)	3 (30)	8 (80)	5 (50)	7 (70)	3 (30)

acute illness but an evolving and cumulative event. During this stage patients treated themselves, referred to others, and in some cases sought medical help. For most patients, experience of symptoms before the acute phase had two effects: to increase tolerance of symptoms and to ensure that treatments were available to relieve symptoms during the acute event.

Table 2 shows the range of symptoms reported by informants. The range and severity of symptoms were similar in the three groups, symptoms initially being interpreted as common non-threatening problems by most informants. However, previous knowledge of the symptoms associated with a heart attack was noticeably different in the three groups. Non-delayers knew about a wide range of symptoms, including sweating, nausea, pains in the arms and neck, and breathing problems. Delayers generally knew only about chest and arm pain, while most extended delayers were unsure about symptoms.

Strategies for dealing with symptoms

Although most informants assigned an inappropriate diagnostic label to their symptoms at this stage, the strategy adopted for dealing with the symptoms delineated the three groups.

Non-delayers

The non-delayers generally entered a period of isolation and self evaluation, they did not consult with others, and only a few took any form of drug treatment. Most engaged in some form of diversion—for example, drinking cups of tea or moving about—while they evaluated the situation (box). In doing this, their symptoms were not masked and therefore escalated to a point where re-evaluation revealed the serious nature of the event. Non-delayers used their experience, medical knowledge, and intuition to reinterpret their symptoms (box).

All of the patients in this group reached a point where they thought they were experiencing either a heart attack or something associated with the heart.

> **Non-delayers: interpretation of symptoms**
>
> *Taking stock*
> "I can't really explain how I felt, but I didn't feel well and I thought it was time to sit down and think about things. So, I just sat down and had a drink of water and then thought that I would sit more comfortably."
> "I got my dressing gown on, went downstairs, had a drink of water, went out into the conservatory, went out into the garden. Had a little walk around the garden and I thought: 'Oh, this will ease off.' "
>
> *Previous experience*
> "I knew it was a heart attack because I knew that once you get the pains in the chest and pain in the arm, I knew that it was a heart attack...only because of experience though, you know."
>
> *Lay medical knowledge*
> "Well I'm not an expert, I just have what I have read in the newspapers, but I asked my husband if it could be a heart attack because he had a feeling like ... a belt around [his] chest and down the left arm."—Wife of non-delayer
>
> *Intuition*
> "I knew it was the heart ... does that sound conceited? But you know your own body and I was pretty sure that that was what it was."

> **Strategy of delayers**
>
> *Attempts to treat*
> "Yes I said: 'Oh, you know, I've got this indigestion' and of course my missus says: 'Well take some of your Zantac.' So I did like, you know, but it made no difference and they [mother in law and wife] said: 'Try some lemonade.' Then her mum gave me some mints. I tried everything."
>
> *Lay consultation*
> "He said he thought it could be thyroid but I mean he isn't a doctor ... he said that it could even be a hiatus hernia, because he's got a hiatus hernia and he gets a burning feeling sometimes there."
>
> *Use of personal and contextual information*
> "I had been doing a lot of these fruit inspections so I'd honestly thought it was just working ... but on Friday I'd got home earlier and so I said: 'Ah, I'll do the tea, I'll make something ... .' The only thing I can really do is a fry up stuff and that's what I did. I fried up sausages and got some eggs and got some chips in the oven and we had a fry up .... So then I just thought: 'Well I've been out drinking, had this fry up and I've got real indigestion.' That's what I thought it was when I went home."

Delayers

The delayers used various medical and non-medical resources to try to bring their symptoms under control. They also consulted lay people and used the information in various ways to try to rationalise the experience of illness. This often resulted in delay as the experience of others had to be compared and discounted. Contextual and personal information was used to reinterpret the situation (box, above).

This process of treatment and continual reassurance and readjustment to the symptoms delayed the realisation that the symptoms were serious enough to require urgent medical intervention. None of the patients in this group considered that they were having a heart attack but eventually came to realise that they were experiencing something serious.

Extended delayers

The extended delayers tried treatments and movement as well as seeking both lay and medical consultation in their attempts to deal with their experience. The greater the number of interventions used, whether in the form of drugs or consultation, the greater the delay. Notable in this group was the influence of contact with the medical profession. Elements of diagnosis by health professionals that discounted patients' risk of having a heart attack and attributed symptoms to other causes both before and during the cardiac event considerably influenced decision making and added to the delay (box, next page).

Patients in this group failed to obtain effective help in managing their symptoms and were eventually admitted to hospital because they could no longer cope.

Extended delayers: two case histories

Case 37

A patient initially thought that her symptoms were caused by a viral infection:

"I thought it's not angina because it's both arms. I mean you think, you tend to kid yourself about these things, and I thought: 'Well my heart doesn't feel as if its palpitating, doing this' [hand gestures]. And you think these things, and I thought well, I thought it could be a viral infection because of these glands coming up. And sweating like a pig as well."

She subsequently contacted her general practitioner's out of hours service and the doctor assured her over the telephone that the symptoms were viral: "'Oh there's a lot of that going around, it's a viral infection, just take some aspirin and if you're not better after 48 hours ring us up again.'" She therefore believed that her problem was viral and treated it accordingly for nearly 24 hours in spite of worsening symptoms.

Case 43

A patient became progressively short of breath and developed a "severe" indigestion-type pain. He visited his doctor, who diagnosed hiatus hernia and prescribed drug treatment. He did not gain relief from his symptoms and began to experience other symptoms. Having read the information sheet accompanying the drug to treat hiatus hernia, however, he attributed his additional symptoms to side effects from the drug.

"Friday morning [I] was out doing some jobs on the tractor because it was wet, and I went to move and it felt as if I had got grease on the bottom of my shoe. It didn't want to go where I wanted it to. So I went indoors and that and sat down for a little while, looked on the tablet packet and it said there are side effects, that it affects your muscles. So, OK, I wasn't worried—carried on working."

Perception of risk and of heart attacks before the event

Patients' previous perceptions of their own risk varied among the three groups, with more than twice as many of the non-delayers considering themselves to be potentially at risk of a cardiac event compared with the other two groups. In describing a typical potential victim of a heart attack, informants described a stereotype unlike themselves (box, above right).

For most informants their experience of a heart attack differed considerably from their concept of what a heart attack would be like. Heart attacks were thought to be dramatic, sudden events, as often portrayed on television. Informants associated heart attacks with collapse and death, whereas they were, in many cases, still able to function to some degree (box, below right).

Discussion

Studies of patient behaviour and decision making at the time of a heart attack have identified socioeconomic class, education, age, sex, marital status, and race as factors implicated in delay.[4 5] Other variables identified include clinical factors such as having had a heart attack before and the intensity of symptoms.[6 7] Our study used a qualitative approach to explain delay rather than produce statistically representative factors associated with delay.

Perception of heart attack victim and heart attacks

Typical victim

- "Well, yes, there is a sort of stereotypical person—people propping up the bar, swilling beer down, then eating pizza or fish and chips in between cigarettes—I suppose."—Relative of non-delayer
- "If I see someone smoking, drinking, obese, I think 'God, you're in for a heart attack chummy.'"—Delayer
- "My opinion is that it is the guy that's on the dole, sits in front of the TV all day, drinking pints of beer and lager and eating fish and chips. Of course, that's not me!"—Extended delayer

Typical heart attack

- "People going 'aahh' and dying, basically."—Delayer
- "You know, I would have thought somebody clutching, although he [her husband] was clutching but basically just dropping down, you know. The pains and on the floor and not actually being able to do anything."—Wife of non-delayer
- "Well, having heard of people who've had a heart attack, it didn't seem that serious. It seemed as if a heart attack was more of a serious thing ... you've only got seconds to live sort of thing."—Non-delayer

Portrayal in media

- "Well, I saw Superman, you know, when he clutched his chest, went to his arm, and then he died .... Do you remember that, when Superman's adopted father on earth died of a heart attack?"—Delayer

Socioeconomic group and previous occurrence of a heart attack were similar in the three groups, but the age and sex distributions varied, with a greater proportion of men under 65 being non-delayers.

The most critical factor influencing the time taken between onset of symptoms and seeking medical help is that patients and others recognise the symptoms as cardiac in origin. Our results show that intervention could take place at various points in the process to help symptom recognition and speed access to effective treatment. Non-delayers were more likely to see themselves as potentially at risk, were able to describe a wider range of symptoms of a heart attack, and were much less likely to treat their symptoms.

The main focus of information campaigns to date has been to recommend that people experiencing central chest pain (some list additional symptoms) for more than 15 minutes should call an ambulance.[8-10] We found, however, that for most people a heart attack evolved, they experienced the symptoms for much longer than 15 minutes before seeking help, and many were able to contain or relieve their symptoms to some extent. Thus, in most cases, the 15 minute rule may be

Informants' experience of a heart attack

- "Mine wasn't excruciating pain like you hear, you know .... Heart attacks are excruciating and you never forget it ... and falling down with crushing pain, nothing like you've ever had before—in reality it's not like that."—Delayer
- "Er, when she had this heart attack it wasn't the heart attack that I know ... where they lose consciousness and you could give them the kiss of life or something like that. I mean I'd know what to do there, but it wasn't like that you see, you can't give a person the kiss of life if they're not unconscious or they are gasping for breath."—Husband of delayer
- "I mean, I've seen one once, years ago, when I was a coalman. I saw a man have a heart attack. He didn't die on the spot, but he died within an hour or so. He was just on the floor, sort of foaming at the mouth and people milling around him ... but with me, I kept walking, stopping, getting things sorted out, getting back in the car, having a cigarette, driving to a safe location, finding help—nothing like this man."—Extended delayer

Key messages

- Research using methods that can explain variations in response to cardiac events has been neglected
- Informants in this study thought of heart attacks as sudden dramatic events in which people collapse and probably die, rather than as the evolving event that they experienced
- Those who sought medical help within 4 hours were more likely to see themselves as potentially at risk, knew a wider range of symptoms of a heart attack, and were much less likely to use drugs to treat their symptoms compared with those who waited longer
- Intervention at various points in the decision making process could help recognition of symptoms and speed access to effective treatment

too simplistic to be effective. Linked with this is the stereotypical heart attack victim and the perception of a heart attack as a dramatic event in which people collapse with crushing chest pains and probably die. Clearly, the myth that a heart attack is a dramatic event needs to be dispelled and public perceptions of a heart attack and its associated symptoms need to be changed.

Contributors: AR initiated the research, discussed core ideas, participated in the protocol design, in analysing and interpreting data, and in writing the paper. JC participated in the data collection and in analysing and interpreting data and contributed to the paper. MC participated in the protocol design, discussed core ideas, and contributed to the paper. AR and MC are guarantors for the study.

Funding: This study was funded by the British Heart Foundation.

Conflict of interest: None.

1 Weston CFM, Penny WJ, Julian DG. Guidelines for the early management of patients with myocardial infarction. *BMJ* 1994;308:767-71.
2 Task Force on the Management of Acute Myocardial Infarction of the European Society of Cardiology. Acute myocardial infarction: pre-hospital and in hospital management. *Eur Heart J* 1996;17:43-63.
3 Maycut P, Morehouse R. *Beginning qualitative research—a philosophic and practical guide.* London: Falmer Press, 1994.
4 Hackett TP, Cassem NH. Factors contributing to delay in responding to the signs and symptoms of acute myocardial infarction. *Am J Cardiol* 1969;24:651-8.
5 Schmidt SB, Borsch MA. The pre-hospital phase of acute myocardial infarction in the era of thrombolysis. *Am J Cardiol* 1990;65:1411-5.
6 Weilgosz AT, Nolan RP. Understanding delay in response to symptoms of acute myocardial infarction. *Circulation* 1991;84:2193-5.
7 Heriot AG, Brecker SJ, Coltart DJ. Delay in presentation after myocardial infarction. *J R Soc Med* 1993;86:642-4.
8 East Kent Health Authority. *Home treatment guide.* Canterbury: EKHA, 1996.
9 British Heart Foundation. *Information card.* London: BHF, 1996.
10 Brighton Heart Attack Study. *Heart attack. Action Leaflet.* Brighton: BHAS, 1995.

(Accepted 16 January 1998)

Commentary: Grounded theory and the constant comparative method

Judith Green

Health Services Research Unit, London School of Hygiene and Tropical Medicine, London WC1E 7HT
Judith Green, *lecturer in sociology*

The potential for qualitative research to sensitise policymakers and practitioners to the perceptions of health service users and professionals[1] and to strengthen aetiological and health services research[2] is now well recognised, but the reporting of qualitative data continues to generate dissatisfaction for both researchers and readers. For qualitative researchers used to the more discursive formats of social science journals, the need to present succinctly with clear implications for policy or practice can constrain reports of the theoretical richness, complexity, and ambiguity of their research findings. For readers, small sample sizes and illustrative quotes imply impressionistic accounts of doubtful validity and generalisability. The development of guidelines for producing[3 4] and judging qualitative research[5-7] has been helpful for researchers and editors, but a problem remains for many readers about the credibility of published qualitative research in medical journals. Few authors report how validity and reliability were maximised,[8] and, indeed, such criteria may be inappropriate in theoretical rather than empirical studies, which have traditionally been the most influential in health.[9]

Grounded theory

One strategy used by some researchers to improve the credibility of published papers has been to include routinely the line: "the data were analysed using grounded theory," which suggests an esoteric technique guaranteeing rigour. Unfortunately, what follows may be merely an account of some key themes in the data, with brief textual quotes in illustration, and sceptical readers remain unconvinced that qualitative analysis is anything other than journalistic reportage. Ruston et al have used the constant comparative method in a more analytical way to generate data which contribute to understanding what stops people seeking help quickly after a heart attack and also explore patients' perceptions of what a normal heart attack looks like. These findings are most useful to practitioners and health promoters, and the authors have provided information on how they improved reliability. However, the constant comparative method, which is derived from grounded theory, can offer more than this when it is applied and reported well.

Grounded theory was developed by the sociologists Anselm Strauss and Barney Glaser as a way of formalising the operations needed to develop theory from empirical data.[10-12] It is a methodological approach (entailing a cyclical process of induction, deduction, and verification) and a set of strategies of data analysis to improve the reliability and theoretical depth of analysis. Particular attention is paid to the processes entailed in coding data. Too often in published health research coding has meant simply labelling data extracts as examples of themes the researcher was interested in. Coding should entail comparing indicators (such as actions or fragments of text or talk) to refine their fit to underlying concepts. Initial coding can be based on what Glaser and Strauss call in vivo codes as well as on conceptually derived codes. In vivo codes are the categories used by respondents themselves to organise their world—for example, the description of some patients as "normal rubbish" noted by Jeffrey in his work on staff in accident and emergency departments. These were patients attending with minor or self inflicted injuries or those who had social rather than medical problems.[13] However, such codes are provisional and are essentially descriptive summaries of respondents' own accounts. Analytical coding requires also questioning and comparison. Indicators are coded according to a coding paradigm, which the researcher uses to ask a battery of questions of each indicator to establish its properties, its dimensions, and its relation to other codes. Constant comparison of indicators with each other refines their fit to the emerging conceptual categories. In the example of Jeffrey's study of staff in accident and emergency departments,[13] the properties of patients termed normal rubbish were inductively generated through analysing accounts of why staff did not like dealing with certain patients. Coding also has to be theoretically informed: Jeffrey used sociological theory about the sick role to analyse the properties both of patients termed normal rubbish and of "good patients."[13] Normal rubbish were patients whose behaviour did not conform to social norms of the sick role, whereas good patients enabled staff to practise clinical and technical skills.

Validity

The key to developing rigorous and valid theory using the constant comparative method is the search for deviant cases. These can be within the researcher's data, which are searched for exceptions to the emerging relations between codes. Grounded theory also advocates theoretical sampling, in which potentially deviant cases can be purposively sampled as the study progresses. A full report of qualitative analysis should account for deviant cases and how they have contributed to refining theory. Constant comparison does not stop within the researcher's own data set. Theoretical insight and comparative material comes from other research, perhaps outside the substantive field of interest.

For Glaser and Strauss social phenomena are always complex and require sensitive and dense theory to account for as much variation in the data as possible. The challenge for qualitative researchers is to find ways of reflecting this complexity. To do this they need adequate methods of analysis to offer complex theoretical insights within the constraints of biomedical and health services journals. Without such endeavour, qualitative research will remain descriptive anecdote.

1 Fitzpatrick R, Boulton M. Qualitative methods for assessing health care. *Quality in Health Care* 1994;3:107-13.
2 Black N. Why we need qualitative research. *J Epidemiol Community Health* 1994;48:425-6.
3 Mays N, Pope C. Rigour and qualitative research. *BMJ* 1995;311:109-12.
4 Seale C, Silverman D. Ensuring rigour in qualitative research. *Eur J Public Health* 1997;7:379-84.
5 Blaxter M. Criteria for the evaluation of qualitative research papers. *Medical Sociology News* 1996;22(1):68-71.
6 Boulton M, Fitzpatrick R. Evaluating qualitative research. *Evidence Based Health Policy and Management* 1997;1:83-5.
7 Dowell J, Huby G, Smith C, eds. *Scottish consensus statement on qualitative research in primary health care*. Dundee: Tayside Centre for General Practice, 1995.
8 Boulton M, Fitzpatrick R, Swinburn C. Qualitative research in health care. II. A structured review and evaluation of studies. *Journal of Evaluation in Clinical Practice* 1996;2:171-9.
9 Chard JA, Lilford RJ, Court BV. Qualitative medical sociology: what are its crowning achievements? *J R Soc Med* 1997;90:604-9.
10 Glaser B, Strauss A. *The discovery of grounded theory*. Chicago: Aldine Publishing, 1967.
11 Strauss A. *Qualitative analysis for social scientists*. Cambridge: Cambridge University Press, 1987.
12 Strauss A, Corbin J. *Basics of qualitative research: grounded theory procedures and techniques*. London: Sage, 1990.
13 Jeffrey, R. Normal rubbish: deviant patients in casualty departments. *Sociology of Health and Illness* 1979;1:90-108.

BMJ 1998; **316**: 1230-2

질적 연구와 근거중심의학

Judith Green,[a] Nicky Britten[b]

[a]Health Services Research Unit, London School of Hygiene and Tropical Medicine, London WC1E 7HT, [b]Department of General Practice, United Medical and Dental School of Guy's and St Thomas's Hospitals, London SE11 6SP

많은 의학연구자들은 질적 연구를 비과학적이며, 짧은 이야기 정도로 생각할 수도 있다. 그러나 근거중심의학에 대해 비평하는 사람들이 서슴지 않고 지적하는 것처럼, 의학이라는 것 자체는 과학의 법칙을 적용하는 것 이상의 것이다.[1] 과학의 법칙을 개개의 환자의 치료로 전환시키기 위해서는 개인적인 관찰, 내면적 숙고와 판단 등에 근거한 임상 경험도 필요하다.[2] 개인의 경험은 종종 일화에 그치며, 일반화시킬 수 없는 것이고, 과학적 결정의 근거가 될 수 없는 것으로 여겨질 수 있다. 그러나 개인의 경험이야말로 변화해 가는 임상 의료에서는 어떤 과학적 문헌보다도 훨씬 설득력이 있다고 할 수 있는데,[3-5] 실제로 영국의학잡지(BMJ)에서 가끔 연재되었던 "나의 임상 진료에 영향을 준 환자" 시리즈 컬럼이 좋은 예가 된다.[6]

근거중심의학의 범위를 확장시키기 위하여 최근의 워크숍에서는 경제분석이나 질적 연구 등과 같은 주제와 관련된 시간들을 포함하고 있다.[7] 그러나 이런 주제를 포함하는 것은 근거중심의학의 기둥이 되어 왔던 임상 역학의 원리를 뛰어 넘는 것이다. 질적 연구는 특별히 임상역학에서 생각하는 질문과는 상이한 연구 질문들을 다룬다. 질적 연구를 통해 의사나 환자의 태도, 신념, 선호도에 대한 것과, 어떻게 근거를 임상에 활용할 것인가에 대한 전반적인 질문을 조사해 볼 수 있다. 질적 연구 방법의 가치는 실험적 연구를 통해서 쉽게 답을 얻을 수 없는 연구 질문들을 체계적으로 추구할 수 있다는 것이다.

우리는 천식 치료의 예를 사용하여 어떻게 질적 연구 방법이 근거중심의학의 범위를 확장시킬 수 있는가를 보여줄 것이다. 천식 치료를 위한 근거중심적 진료에 대한 일치된 의견이 있다고 해도,[8] 개원의들이 이런 진료 지침을 얼마나 따르고 있는지, 환자들이 처방된 약을 얼마나 잘 이용하고 있는지에 대한 의문은 계속 남는다.[9]

자연주의

의료 분야의 연구에서 여러 가지 형태의 질적 연구 방법들이 사용되고 있지만, 이런 방법들은 몇 가지 기본적인 성향은 공유하고 있다(박스 참조).[10] 첫째는 자연주의의 실천이다. 즉, 매일 매일의 삶의 맥락 속에서 건강 행위를 이해해 보는 것이다. 약물의 효과에 대한 실험연구를 통해 임상 의사들은 특정 약의 최적의 효과에 대한 정보를 얻을 수 있으나, 아무리 실용적인 실험 연구를 한다고 해도 그 결과가 매일의 삶의 경험과는 일치하지 않는다. 예를 들면 오늘날과 같이 매우 경쟁적인 사회에서는 어떤 사람들은 자신이 건강하다는 모습을 직장에서 다른 사람에게 보일 필요가 있으며, 약물을 복용하고 있는 모습을 다른 사람에게 보이기

질적 연구 방법의 기본적 성향

- 자연주의 — 치료 처방을 매일 매일의 삶의 맥락 속에서 이해하는 것
- 해석 — 증상들이나 치료 처방에 대해 환자나 의사가 어떤 의미를 갖고 있는가
- 과정 — 이런 의미들이 시간의 흐름에 따라 어떻게 달라지고 있는가
- 상호작용 — 환자들과 의사들 사이의 의사소통이 약물 치료의 의미에 어떠한 영향을 주고 있는가
- 상대주의 — 과학적인 "실제"가 여러 관점에서 볼 때 다르게 보일 수 있다.

를 원치 않는다고 이야기한다.[11,12] 따라서 어떤 사람들에게는 약물을 통한 증상 완화보다는 다른 사람에 대한 스스로의 모습이 더욱 중요하게 여겨질 수 있다.

해석

대부분의 질적 연구들의 두 번째 목표는 해석의 문제이다. 해석이란 예를 들어 최대 호기량과 같은 객관적 변량을 환자와 의사가 어떻게 이해하고 있는가를 해석하는 것이다. 치료 처방이 매일 매일의 삶과 어떻게 통합될 수 있을지를 이해하기 위해서는 주관적인 의미가 중요하다. 예를 들어서 아담스 등이 면담을 통해 연구한 결과에 의하면, 천식 환자중 절반 정도는 자신들이 천식으로 고통을 받고 있는 환자라고 이해하고 있지 않다는 것이다.[12] 그들은 자신들의 "안좋은 가슴"은 갑자기 발생한 일시적인 문제라고 인식했으며, 매일 매일 예방적으로 약을 사용하기보다는 증상을 완화시키기 위한 약물로 치료하면 된다고 인식하였다.

의사들이 보기에 객관적으로 문제가 될만한 증상을 갖고 있으면서도 천식 환자들이 정상적인 매일 매일의 삶을 살아가게 하는 전략들이 보고되어 왔다. 아담스 등은 성교나 신체적 운동, 여름에 밖에서 시간을 보내는 일 등과 같은 증상을 유발시키는 요인들을 피하는 방법들을 예로서 보고하였다. 비록 이와 같이 적응하는 방법들이 정상에서 벗어나 치우친 감이 있지만, 환자들은 다른 대안적 방법들(예를 들어서 매일매일 예방적인 약물을 사용하는 것)은 자신이 천식 환자라는 낙인을 받게 한다고 해석하고 있다. 그러므로 환자가 자신의 증상들에 대하여 어떻게 해석하고 있을지에 대한 연구결과는 환자들이 어떤 치료약물을 사용할 것인가의 가능성을 이해하는데 필수적인 것이다.

과정

천식에 관한 근거중심의학에서 세 번째로 질적 연구들이 기여하는 것은 사회적 삶은 하나의 과정이며, 환자들에 대한 치료적 개입이나 변화는 환자의 "삶의 이야기"내에서 수용되어야 한다는 가정이다.[13] 천식 환자는 약물을 오래 동안 사용하면서 어떤 일정 기간만 약물을 사용하는 것이 아니라 자신의 삶의 전체 기간동안 약물을 사용해야만 하므로 천식 환자라는 것을 자신의 다른 사회적 역할 속에 통합해야만 한다. 아담스의 연구 결과에 나타난 것처럼 이런 통합은 많은 환자들에게 자신의 약물 사용을 스스로 조절할 수 있거나 의사와 만나는 것을 제한할 수 있다는 것을 의미한다.[12] 콘라드의 환자의 복약 순응도에 대한 고전적인 연구에 의하면 간질을 앓고 있는 환자들이 종종 자신이 질병에서 회복되었는지 알아보기 위해 약물 복용을 완전히 중단해 보거나 일시적으로 끊어 보는 시험을 해본다고 한다.[14] 천식을 앓고 있는 환자들은 또한 자신이 느끼는 증상들과 그들이 받는 치료를 매일 매일의 삶에서의 실용성과 삶의 시간 속에서의 심리적인 "자신"과 통합해야만 한다.[12]

상호작용과 상대주의

질적 연구들은 종종 상호작용을 정해진 요인으로 다루기보다는 연구의 초점으로 다룬다. 케이튼과 클라이만은 의사들과 환자들의 만남을 건강과 질병에 대하여 종종 갈등을 일으키는 설명 시스템들의 집합으로 보았는데, 좋은 임상결과를 얻기 위해서는 타협이 요구되어 진다.[15] 의학적 면담은 실제에 대한 매우 다른 관점들의 만남일 수 있다.[16] 질적 연구를 하는 사회학자들은 지금까지 이렇게 다른 설명 시스템에 초점을 맞추는 상대주의적 접근이 가치가 있다는 것을 보여주었다.

태도와 집착

집착의 문제에 대해 기존에 간행된 연구 보고로부터 얻은 예중의 하나가 약물 복용에 대한 일반적 태도이다. 천식에 대한 약물치료가 천식의 이환율과 사망률을 낮춘다는 것과 약물을 사용하는 사람은 그들의 매일 매일의 삶에서 큰 비용을 지불하지 않고도 유익을 얻을 수 있다는 것이 하나의 "실제"임에도 불구하고, 질적 연구들은 천식 환자들에 대하여 전혀 다른 실제를 시사하고 있다. 첫째로 몇몇 환자들은 천식에 사용하는 약물에 대하여 부정적 견해를 갖고 있다는 근거가 있는데, 약물을 자신의 신체가 질병에 대항하는 능력을 감소시키며 오히려 의존성만 키우는 부자연스러운 물질이라고 여긴다.[17] 그러나 의사들은 환자들이 약물사용을 추구하고 있다는 상식적인 가정만을 지키려고 한다.[18] 이런 일반적인 연구결과는 천식 환자에 관한 구체적인 연구들에 의해 지지를 받고 있다.[19] 이런 구체적인 연구들에 의하면 천식 환자들은 기관지 확장제에 신체적으로 혹은 심리적으로 의존성이 생길 것을 염려하고 있으며, 스테로이드 흡입제를 장기간 사용했을 때의 영향에 대해서도 훨씬 더 깊이 마음속으로 염려하고 있다는 것이다.[11] 실제를 인식하는 환자의 견해를 무시해 버리거나 오도된 것으로 여기고, 생의학적인 접근이 갖는 가치만을 설득시키려고 하는 것은 약물 복용에 대한 순응도를 높일 수 없는 한계가 따른다. 따라서 최근에 와서 환자의 관점을 통합해야할 필요성이 인식되어 지고 있다.[15,20,21]

질적 연구의 평가

자연주의, 해석, 과정, 상호작용, 상대주의를 지향하는 것은 임상진료에서 얻을 수 있는 상식적인 이야기들, 예를 들자면 개인의 일화 등에서도 나타날 수 있다. 그러나 일화들의 모음(어떤 분석이나 비평적인 평가 없이 극적이거나 다른 특징을 갖는 이야기를 하는 것)과 질적인 연구 사이에는 중요한 차이가 있다. 엄격하게 이루어진 질적 연구는 명백한 자료 수집 전략, 자료의 체계적 분석, 반대가 되는 설명을 찾고자 하는 시도 등에 기초하여 이루어진 것이다. 이상적으로는 연구 방법이 명백하여야 하고, 독자들이 연구의 타당성을 평가할 수 있고 그들의 임상에 연구 결과를 어느 정도 적용할 수 있을지를 평가할 수 있어야 한다. 질적 연구는 수치의 결과를 적용하기보다는 개념을 적용하여 일반화할 가능성이 크다.[22] 예를 들어 여기에서 토의되었던 연구들은 천식이라는 진단을 인정하지 않는 것과 약물치료와의 연관성, 혹은 약물 치료에 대해 일반적으로 갖고 있는 부정적 견해의 중요성 등과 같은 몇 가지 개념적인 문제들에 대한 근거를 제시해 주고 있다. 연구 결과가 의사들에게 주는 가치는 환자를 통해서만 탐구할 수 있는 문제들에 대하여 의사들이 민감해졌다는 것이다. 잡지의 편집자나 독자들이 질적 연구를 평가하는 데 도움을 줄 수 있는 몇 가지 지침서가 현재 사용되고 있다.[10,23-25]

결론

질적 연구가 무작위 대조 임상실험 결과를 가지고 쉽게 답할 수 없는 질문에 대한 해답을 줄 수 있을 것이라는 주장은 새로운 것이 아니다. 지금까지 의학 분야에서의 사회학의 응용과 그 가치에 대한 글이 많이 쓰여져 왔고, 의학 연구에서 사회학적 연구 방법이 받아들여지고 있다. 적절한 경우에는 사회적 연구 방법이 무작위 대조 임상실험 연구에 기여하기도 한다.[26] 그러나 근거중심의학에 대한 토론의 맥락에서 좋은 "근거"는 무작위 대조 임상실험 연구들의 메타분석 결과 이상의 것이라는 것을 다시 강조하는 것이 중요하다. 그러나 임상 연구들이 갖는 한계와 의사가 임상 실험 결과들을 활용하는 데 있어서의 걸림돌에 대한 근거를 말한다고 해서, 의학의 연구들이 갖는 근거로서의 역할을 비웃게 되어서는 안 된다. 우리는 제기된 문제에 대한 해답은 올바른 연구를 통해서만 얻을 수 있다는 확신을 가질 필요가 있다.

참고문헌

1. Naylor CD. Grey zones of clinical practice: some limits to evidence-based medicine. *Lancet* 1995; 345: 840-2.
2. Freidson F. profession of medicine: a study of the sociology of applied knowledge. New York: Dodd, Mead and Company. 1970.
3. Atkinson P. Medical talk and medical work: the liturgy of the clinic. London: Sage. 1995.
4. Greer A. The state of the art versus the state of the science. *Int J Technol Assess Health Care* 1988; 4: 5-26.
5. Greer A. Scientific knowledge and social consensus. *Controlled Clin Trials* 1994; 15: 431-6.
6. Burdett-Smith P. A patient who changed my practice: always check the respiratory rate. *BMJ* 1997; 314: 15-49.
7. Unit for Evidence Based Practice and Policy. Fourth UK

workshop on teaching evidence-based practice study pack. London: University College London Medical School, 1997.
8. British Thoracic Society and others. Guidelines for the management of asthma: a summary. *BMJ* 1993; 306: 776-82.
9. Audit Commission. What the doctor ordered: a study of GP fundholders in England and Wales. London: HMSO, 1996.
10. Mays N, Pope C, eds. Qualitative research in health care. London: BMJ Publishing Group, 1996.
11. Hewett G. "Just a part of me": men's reflections on chronic asthma. London: South Bank University, 1994. (Occasional papers in sociology and social policy)
12. Adams S, Pill R, Jones A. Medication, chronic illness and identity: the perspective of people with asthma. *Soc Sci Med* 1997; 45: 189-201.
13. Bury M. Chronic illness as biographical disruption. Sociology of Health and Illness 1982; 4: 167-82.
14. Conrad P. The meaning of medications: another look at compliance. *Soc Sci Med* 1985; 20: 29-37.
15. Katon W, Keiman A. Doctor-patient negotiation and other social science strategies in patient care. In: Eisenberg L, Keinman A, eds. The relevance of social science to medicine. Dordrecht: Reidel 1981.
16. Mishler EG. The discourse of medicine: dialectics of medical interviews. Norwood NJ: Ablex, 1984.
17. Britten N. Patients' ideas about medicine: a qualitative study in a general practice population. *Br J Gen Pract* 1994; 44: 465-8.
18. Hull FM, Marshall T. Sources of information about new drugs and attitudes towards drug prescribing: an international study of differences between primary care physicians. *Fam Pract* 1987; 4: 123-8.
19. Osman LM, Russell IT, Friend JAR, Legge JS, Douglas JG. Predicting patient attitudes to asthma medication. *Thorax* 1993; 48: 827-30.
20. Marinker M. Writing prescription is easy. *BMJ* 1997; 314: 747-8.
21. Tuckett D, Boulton M, Olson C, Williams A. Meeting between experts: an approach to sharing ideas in medical consultations. London: Tavistock, 1985.
22. Fitzpatrick R, Boulton M. Qualitative methods for assessing health care. *Quality in Health Care* 1994; 3: 107-113.
23. Dowell J, Huby C, Smith C, eds. Scottish consensus statement on qualitative research in primary health care. Dundee: Tayside Centre for General Practice, 1995.
24. Boulton M, Fitzpatrick R, Swinburn C. Qualitative research in health care, II. A structured review and evaluation of studies. *J Eval Clin Pract* 1996; 2: 171-9.
25. Blaxter M. Criteria for the evaluation of qualitative research papers. *Med Social News* 1996; 22: 68-71.
26. Oakley A. Who's afraid of the randomized controlled trial? Some dilemmas of the scientific methods and good research practice. In: Women's health counts. London: Routledge, 1990.

매우 드문 사건을 분석하는 논문 (환자-대조군 연구)

10

배경

유해하다고 추정되는 약제의 효과에 대하여 무작위 대조임상시험을 하는 것은 윤리적으로 불가능하다. 그러므로 이미 질병 또는 위해를 당한 사람들을 관찰하고 추정되는 유해물질에 폭로된 과거력을 분석해야만 한다. 이러한 형태의 연구에서 대조군은 위해가 나타나지 않은 개인들로 구성된다. 환자-대조군 연구를 평가할 때는 무작위 대조임상시험에서 설정하였던 질문들과는 다른 질문들이 필요하지만, 표본을 선정하는 원칙, 잠재적인 바이어스와 교란변수들, 그리고 결과의 타당성에 관해서는 동일하다.

이 장의 목적

본 학습의 참가자들은 잠재적 유해 인자의 원인으로 밝혀내는(혹은 원인이 아니라고 배제하는) 연구논문의 결과나 결론에 대하여 그 타당성과 자신의 임상에 적용 가능 여부를 판단할 수 있는 능력을 배양하고, 이를 통해 다른 사람들을 도울 수 있는 능력을 배양한다.

학습목표

본 학습을 통해 참가자들은 다음과 같은 능력을 배양해야 한다.

- 환자-대조군 연구가 중요하고도 적절한 주제를 다루고 있는지 평가한다.
- 체계적인 평가 점검표를 이용하여 연구 방법론의 질적 수준을 평가한다.
- 위해의 크기와 그 평가의 정확성 측면에서 결과의 유의성을 평가한다.
- 결과의 응용과 적용에 대해서 비판적으로 의견을 개진한다.

준비된 문헌

Cesar JA, Victora CG, Barros FC, Santos IS, Floes JA. Impact of breast feeding on admission for pneumonia during postneonatal period in Brazil: nested case control study. BMJ 1999; 318: 1316-20.

임상 시나리오

닥터 아쇽 사워(Dr. Ashok Sawar)는 인도 북부의 멀리 떨어진 농촌 지역인 구예라트(Gujerat)에서 지역사회병원의 소아과 자문의사로 일하고 있다. 그 지역의 관할 인구는 주로 가난한 소작 농민들로, 문맹률이 높고 영아사망률도 인구 천 명당 42명에 달할 정도로 높다. 비록 영아사망률이 점차 떨어지고는 있지만, 닥터 사워는 최근 그 지역에서 12주가 안된 영아가 폐렴으로 사망한 두 명의 사례(이 연령에서는 흔치 않은 일이다)를 보았으며, 그들은 모두 우유만으로 양육되는 영아였다. 그래서 그는 우유로 양육할 경우 영아에게 심각한 호흡기 문제를 일으킬 위험이 있다는 가설을 세우고 이를 탐구하기 위하여 문헌을 검색하여 보았으며 그 결과 여기에 제시된 문헌을 찾았다.

집단실습을 위한 제안

논문을 읽은 후, 다음 중 한 가지 이상을 시도해 본다.

1. 닥터 사워와 조산사 그리고 공중보건요원이 모여서 논문의 결과와 보건교육에의 응용을 토의하는 역할극.
2. 의과대학 혹은 간호대학 졸업반 학생들에게 그 논문을 평가하고 그 결과가 "단지 브라질에 국한된 문제"라는 견해를 표명하도록 요구하는 수업을 진행하는 교육상황.

개인실습을 위한 제안

먼저, 비판적 평가를 위한 점검표를 완성하라. 이 논문에서 잠재적 "위해 사건"은 부정적인 것, 즉 모유수유를 하지 않는 상황이라는 점에 주목하라. 위의 집단실습의 두 번째 상황에서 학생들의 관심을 생각해 보라. 이 논문의 소견을 인도 구에라트 지역으로까지 일반화하는 문제에 대하여 자신의 관점은 무엇인지 결정하라. 잠재적으로 이와 관련한 논문을 추가로 찾을 수 있는지 알기 위하여 문헌탐색전략을 구성하라. 논문의 결과를 일반화하는데 대한 의문이 제기되지 않는다고 가정하고, 농촌 지역 빈곤층을 대상으로 한 정부의 공식규격의 우유수유를 광고하는 정부정책을 검토할 것을 요구하는 편지를 가상의 인도 보건부 장관 앞으로 작성해 본다.

FURTHER READING

Donald A. Greenhalgh T. A hands-on guide to evidence-based health care: practice and implementation. Oxford: Blackwell Science, 1999.

Greenhalgh T. How to read a paper: the basics of evidence based medicine. London: BMJ Books, 1997. See in particular Chapter 4: Assessing methodological quality, page 53-68.

Levine M, Walter S, Lee H, Haines T, Holbrook A, Moyer V. Users' guide to the medical literature. IV. How to use an article about harm. *JAMA* 1994; 271: 1615-19.

환자-대조군 연구를 수행한 논문의 비판적 평가를 위한 점검표 각 평가 항목은 바이어스, 혼란변수, 통계 검정력 및 타당도에 관한 문제들을 찾기위한 것임.	
A. 연구결과가 타당하며 바이어스는 최소화되었는가?	**예/아니오/모름**
1. 연구는 제시하고 있는가(PEO)? • 연구대상인구(Population) • 특정 기간 동안 위험인자에의 폭로(Exposure) • 결과(Outcome)	
2. 저자들은 매우 드물게 나타나는 결과들에 대하여 관심이 있었는가? (드물게 폭로된다는 의미가 아니다; 드문 결과를 연구하는 것이 환자-대조군 연구를 수행하는 주된 이유이다.)	
3. 환자-대조군 연구가 지역사회 인구에 기반하였는가[1](더 강력함), 그렇지 않았는가(더 약함)?	
4. 관심 대상 결과 외에, 두 집단(환자군과 대조군)은 다른 중요한 요소가 연구 시작 단계에서부터 유사하였는가(예, 성별, 연령, 사회계층 등)?	
5. 각 환자마다 짝지어진 대조군 수는 4명 이하였는가?	
B. 결과는 무엇인가?	
6. 폭로의 영향은 어느 정도였는가? • 어떤 결과를 측정하였는가? (위험도의 측정: 교차비[결과가 드물게 나타나는 것일 경우 비교위험도와 비슷하다])[2]	
7. 폭로 영향의 추정치가 얼마나 정밀한가? • 신뢰 한계(혹은 p 값)는 얼마나 되는가?	
C. 결과는 얼마나 적절한가?	
8. 그 연구가 나에게는 전혀 도움이 되지 않을 정도로 그 연구의 대상과 나의 대상사이에 충분한 차이가 있었는가?	

[1] 지역사회인구 기반의 환자-대조군 연구는 선정된, 대개는 어떤 종류의 질병등록으로부터 확인된, 연구대상에서 모든 환자를 고려하고 포함한다. 이것은 대상인구 중심이 아닌 환자-대조군 연구에서 흔히 나타나는 선택 바이어스를 최소화시킨다.

[2] 환자-대조군 연구에서는 연구 저자들이 환자군과 대조군이 설정된 인구대상(비교위험도의 분모)을 알지 못하기 때문에 정확한 비교위험도를 평가할 수 없다. 그러므로 환자-대조군연구에서는 대개 교차비를 언급하는데 이는 관심 결과가 매우 드물 때 비교위험도에 대체로 근접한다. 매우 드문 결과의 교차비(그리고 환자-대조군연구)는 조심스럽게 제시 되어야 한다.

BMJ 1999; **318**: 1316-20

Impact of breast feeding on admission for pneumonia during postneonatal period in Brazil: nested case-control study

Juraci A César, Cesar G Victora, Fernando C Barros, Iná S Santos, José A Flores

Editorial by Latham

Departamento Materno Infantil, Fundação Universidade do Rio Grande, Rio Grande do Sol, Brazil Juraci A César, *assistant professor*

Departamento de Medicina Social, Universidade Federal de Pelotas, Rio Grande do Sol

Cesar G Victora, *professor*

Fernando C Barros, *professor*

Iná S Santos, *associate professor*

continued over

BMJ 1999;318:1316–20

Abstract

Objective To determine whether breast feeding protects infants against pneumonia and whether the protection varies with age.
Design Nested case-control study.
Setting Pelotas, southern Brazil.
Subjects Cases were 152 infants aged 28-364 days who had been admitted to hospital for pneumonia. Controls were 2391 cases in a population based case-control study.
Main outcome measure Odds ratio of admission for pneumonia according to type of milk consumed (breast milk alone, breast and formula milk, or formula milk and other fluids only), use of fluid supplements apart from formula milk, and use of solid supplements.
Results Infants who were not being breast fed were 17 times more likely than those being breast fed without formula milk to be admitted to hospital for pneumonia (95% confidence interval 7.7 to 36.0). This relative risk was 61 (19.0 to 195.5) for children under 3 months old, decreasing to 10 (2.8 to 36.2) thereafter. Supplementation with solids was associated with a relative risk of 13.4 (7.6 to 23.5) for all infants and 175 (21.8 to 1405.1) for those under 3 months old.
Conclusion Breast feeding protects young children against pneumonia, especially in the first months of life. These results may be used for targeting intervention campaigns at the most vulnerable age groups.

Introduction

Pneumonia is the leading cause of death in children under 5 years old worldwide,[1 2] and breast milk is the most important food in the first year of life.[3]

Several studies in less developed countries have assessed the effect of breast feeding on the risk of developing acute lower respiratory infections, particularly pneumonia.[4] Most of these studies show a protective effect of breast milk on pneumonia, but causality has not yet been shown.[4] In addition, whether this protection changes with age, as has been shown for diarrhoea,[5] is not known.

We performed a nested case-control study in southern Brazil to assess whether breast feeding protects young children against pneumonia and whether this protection varies with age.

Participants and methods

Study population

Throughout 1993 all women who lived in urban areas and had their babies in Pelotas, southern Brazil, were interviewed soon after delivery in the city's hospital. Over 99% of all births in this city take place in such hospitals.[6] A systematic sample of 655 newborn infants was selected for home visiting at 1 and 3 months of age according to date and time of birth. In the first month the mothers of 99.1% (5256) of the children were interviewed and in the third month 98.3% (5214). These infants were also visited at the age of 6 months. As additional funds were obtained for data collection, the sampling fraction was increased to 1144, including the 655 visited at 1 and 3 months of age. These samples represent 12.3% (655) of all children from the original cohort in the first and third months and 21.6% (1144) in the sixth.

Defining cases

Cases of pneumonia were identified through daily visits to the city's hospitals. Children who were born in 1993 and had been admitted to a hospital when aged 28-364 days were considered for inclusion in the study. Two independent referees (paediatricians) reviewed all the available information on each child from hospital's records. Pneumonia was diagnosed from the presence of all clinical signs (difficult or rapid breathing, chest indrawing), presence of rales, and—whenever available—results of laboratory and radiological tests. Whenever the two referees disagreed, a third senior referee established the final diagnosis.

Defining controls

The control group was made up of children taking part in the cohort study. For cases aged 28-89 days, controls were infants at the first home visit, who were aged about 30 days. For cases aged 90-179 days, controls were infants at the second home visit, and for cases aged 180-364 days, controls were infants at the third visit.

For each interview all available controls were used. The study was therefore ratified for age but not matched at the individual level. A child who became a case at, say, 9 months old should have been a control at an earlier age. This characterises this study as a case base, or inclusive, design.[7]

Questionnaire

The mothers of cases were interviewed at home soon after the infant had been discharged from hospital using the same questionnaire as was used for the mothers of controls. Information on diet was collected for cases at the age of their corresponding controls at the home visit. For example, for a case aged 45 days dietary information was obtained for the exact age of 30 days. Three variables were studied.

- Type of milk consumed—breast milk alone, breast and formula milk, or other fluids alone (water, teas, juices, formula milk, or any other liquid supplement except breast milk; this group was considered to be completely weaned)
- Use of fluid supplements—whether infants received water, teas, juices, or any other liquid supplements excluding formula milk
- Use of solid and semisolid supplements.

Social class was based on family income, parental schooling, the occupation of the head of household (person with highest salary). This resulted in the following categories: bourgeois and new small bourgeois (professionals and owners of large businesses), small traditional bourgeois (owners of small businesses and shopkeepers), atypical proletariat (non-manual workers in regular employment), typical proletariat (manual workers in regular employment), and subproletariat (unemployed and casual workers).[8] Family income was defined as the total amount received by all people who lived in the one home during the previous month. This total was converted into the number of minimum wages.

Sample size

The sample size studied was sufficient for detecting an odds ratio of 2.0 for exposures present in 25% of the control children, with an α error of 0.05 and a power of 80%.[9] An additional 40% was added to adjust for confounding variables and to compensate for possible refusals.[10] According to this estimate, the final sample size should have at least 143 cases and 572 controls (four controls per case).

Statistical analysis

We measured odds ratios with 95% confidence intervals and used the χ^2 test for contingency tables in analyses.[11] We adjusted analyses using unconditional multiple logistic regression according to a previously determined hierarchical framework (figure). In this model some variables are assumed to mediate their effects through other variables as well as directly. The outcome variable was admission for pneumonia. The significance level for the inclusion of each variable in the model was measured by the likelihood ratio test. The final model included all variables that had a P value up to 0.10 after adjustment for variables in the same and higher levels of the framework. In addition, each ordinal variable—for example, family income

Level	Variable
First	Sex and social class
Second	Family income, maternal schooling, and paternal schooling
Third	Maternal age, parity, and intrapartum interval
Fourth	Weight gained during pregnancy
Fifth	Preterm and intrauterine growth retardation
Sixth	Consumption of milk, other fluids, and solid and semisolid supplements
Outcome	Admission for pneumonia

Hierarchical framework for multiple logistic regression

Hospital Pediátrico Santo Antônio, Porto Alegre, Rio Grande do Sol
José A Flores, *senior radiologist*
Correspondence to: Professor J A César, Maternal and Child Epidemiology Unit, London School of Hygiene and Tropical Medicine, 49-51 Bedford Square, London WC1B 3DP
juraci.cesar@lshtm.ac.uk

Table 1 Unconditional multiple logistic regression model for risk of postneonatal pneumonia

Variable	Odds ratio (95% CI)
Model 1: sex	
Male	1.16 (0.84 to 1.60)
Female	1.00
P value	0.36
Model 2: model 1+social class*	
Bourgeois and new small bourgeois	0.20 (0.27 to 1.44)
Small traditional bourgeois	1.49 (0.89 to 2.47)
Atypical proletariat	1.00
Typical proletariat	1.78 (1.14 to 2.76)
Subproletariat	3.50 (2.15 to 5.70)
P value for linear trend	<0.001
Model 3: model 2+maternal schooling+family income	
Maternal schooling (years):	
0	2.70 (0.98 to 7.45)
1-4	3.24 (1.73 to 6.09)
5-8	1.97 (1.07 to 3.61)
≥9	1.00
P value for linear trend	<0.001
Model 4: model 3+maternal age+parity	
Maternal age (years):	
<20	1.98 (1.12 to 3.51)
20-24	1.32 (0.82 to 2.13)
25-29	1.00
30-34	0.96 (0.56 to 1.63)
≥35	0.75 (0.40 to 1.42)
P value for linear trend	0.08
Parity:	
0	1.00
1	1.05 (0.64 to 1.74)
2	1.53 (0.87 to 2.68)
≥3	2.86 (1.64 to 4.99)
P value for linear trend	<0.01
Model 5: model 4+weight gained during pregnancy	
Weight gained during pregnancy	
<10 kg	1.38 (1.00 to 1.92)
≥10 kg	1.00
P value	0.05

*Bourgeois and new small bourgeois are equivalent to professionals and owners of large businesses, small traditional bourgeois to owners of small businesses and shopkeepers, atypical proletariat to non-manual workers in regular employment, typical proletariat to manual workers in regular employment, and subproletariat to unemployed and casual workers.

Table 2 Numbers (percentages) of cases of pneumonia and controls according to main risk factors

Risk factor	Cases (n=152)	Controls (n=2391)
Sex:		
Male	81 (53)	1197 (50)
Female	71 (47)	1194 (50)
Age (days):		
30-89	47 (31)	649 (27)
90-179	62 (41)	644 (27)
180-364	43 (28)	1098 (46)
Social class*:		
Bourgeois (all categories)	26 (17)	499 (21)
Atypical proletariat	39 (26)	1034 (43)
Typical proletariat	42 (27)	518 (22)
Subproletariat	30 (20)	174 (7)
Family income (No of minimum wages per month†):		
≤1	34 (22)	415 (17)
1.1-3	72 (47)	1103 (46)
>3	46 (30)	873 (36)
Maternal schooling (years):		
0	6 (4)	63 (3)
1-4	67 (44)	557 (23)
5-8	65 (43)	1153 (48)
≥9	14 (9)	618 (26)
Maternal age (years):		
<20	35 (23)	358 (15)
20-24	41 (27)	719 (30)
25-29	35 (23)	633 (26)
30-34	26 (17)	438 (18)
≥35	15 (10)	243 (10)
Parity:		
0	42 (28)	849 (35)
1	30 (20)	663 (28)
2	26 (17)	465 (19)
≥3	54 (35)	414 (17)
Weight gained during pregnancy:		
<10 kg	82 (54)	1584 (66)
≥10 kg	70 (46)	807 (34)

*Bourgeois (all categories) includes professionals, owners of large businesses, owners of small businesses, and shopkeepers; atypical proletariat is equivalent to non-manual workers in regular employment, typical proletariat to manual workers in regular employment, and subproletariat to unemployed and casual workers.
†Around $100 in 1993.

Table 3 Odds ratios for developing pneumonia according to type of food given

Variable	Cases (n=152)	Controls (n=2391)	Odds ratio (95% CI)* Crude	Adjusted†
Type of milk consumed				
Breast milk alone	9	779	1.0	1.0
Breast and formula milk	23	563	4.5 (2.1 to 9.9)	3.8 (1.7 to 8.9)
Other fluids alone (completely weaned)	120	1049	19.0 (9.3 to 38.7)	16.7 (7.7 to 36.0)
P value			<0.001	<0.001
Fluid supplementation				
Fluids given	149	2230	4.5 (1.4 to 14.5)	1.3 (0.3 to 4.9)
Fluids not given	3	161	1.0	1.0
P value			<0.001	0.73
Solid and semisolid supplementation				
Supplements given	97	1226	13.4 (7.6 to 23.5)	8.5 (4.7 to 15.4)
Supplements not given	55	1165	1.0	1.0
P value			<0.001	<0.001

*Stratified by age groups of 1-2.9, 3-5.9, and 6-11.9 months.
†For sex, social class, family income, and maternal schooling, age, parity, and weight gained during pregnancy. In addition, each feeding variable was controlled for the other two.

group—was evaluated for linear tendency. When this association was significant and did not deviate from linearity, the variable was included in the model as a linear component. When missing values were less than 5% of all cases, they were recorded as the mode. Data on social class were missing in 7% of interviews,[12] and we therefore created a separate category for missing values for this variable. All data were analysed with SPSS for Windows[13] and Egret.[14]

Results

Of the 5304 infants in the original cohort, 152 (2.9%) were admitted to a hospital with pneumonia in the postneonatal period.

Among 250 variables tested, only social class, family income, and maternal schooling, age, parity, and weight gained during pregnancy were associated with outcome (table 1).

Table 2 shows the frequency distributions of cases and controls according to these variables. The fact that there were more controls aged 6-11 months was due to the sampling scheme used in the cohort study. This does not affect the analyses since all information on feeding was referred to the exact age at the start of each age range.[7]

Table 3 shows that the relative risk of admission for pneumonia for infants receiving breast and formula milk or other fluids alone was 3.8 and 16.7 respectively in comparison with infants who were exclusively breast fed. When infants who received fluid supplements were compared with those who did not the risk disappeared after adjusted analysis. Infants receiving solid and semisolid supplements had a relative risk of 8.5 of being admitted in comparison with those who did not receive such supplements.

Table 4 shows that after adjustment infants receiving breast and formula milk at the age of 1-2.9 months were 2.9 times more likely to be admitted for pneumonia than were those who received breast milk alone. The relative risk for infants who were completely weaned was 61.1. From age 3-5.9 months these relative risks were 3.4 and to 10.1 respectively. From age 6-11.9 months the odds ratios were 3.7 and 9.2 respectively. The interaction between age and the type of milk consumed was significant ($P<0.001$).

The crude analysis showed that the risk associated with the intake of supplementary foods in the first months was 175 for children aged 1-2.9 months, 9.1 for children aged 3-5.9 months, and 0.7 for children aged 6-11.9 months. The odds ratio of pneumonia admission for all children who received supplementary food was 13.4.

Discussion

Methodological limitations

Case-control studies may be affected by several biases.[4 15-18] Reverse causality bias—that is, repeated respiratory illnesses leading to a change in breastfeeding pattern—was avoided by regarding as still breastfed infants who had stopped breast feeding because of a respiratory infection up to two months before admission. Another possibility is recall bias, since mothers of cases in a given age range (1-2.9, 3-5.9, and 6-11.9 months) were asked to provide retrospective information on feeding patterns at the beginning of that interval, while mothers of control children were interviewed within a few days of that date. To assess how this could affect the estimates of relative risk we analysed the reported feeding patterns of 32 infants who had been both a case and a control. For 26 infants the type of milk consumed was the same in both interviews (three were receiving breast milk alone, five were receiving breast and formula milk, and 18 were completely weaned). The kappa index was 0.81, reflecting good concordance. Of the six mothers whose information was discordant, five overestimated and one underestimated the intake of breast milk. With this adjustment the odds ratio for breast and formula milk increased from 3.5 to 5.6 and that for formula milk decreased from 9.9 to 6.9 (table 5). Therefore, recall bias may have reduced the estimate of risk for children receiving both breast and formula milk and increased the risk for infants who had been completely weaned. However, our main conclusions remain unchanged. Berkson paradox was controlled for during adjusted analysis,[19] and limitation related to diagnostic criteria was reduced by using referees.[12]

Table 4 Odds ratios for developing pneumonia according to type of food given stratified for age

	Cases (n=152)	Controls (n=2391)	Odds ratio (95% CI) Crude	Adjusted*
Age 1-2.9 months				
Type of milk consumed:				
Breast milk alone	5	392	1.0	1.0
Breast and formula milk	7	169	3.2 (1.0 to 10.4)	2.9 (0.8 to 10.5)
Other fluids alone (completely weaned)	35	88	31.2 (11.9 to 81.9)	61.1 (19.0 to 195.5)
P value			<0.001	<0.001
Age 3-5.9 months				
Type of milk consumed:				
Breast milk alone	3	212	1.0	1.0
Breast and formula milk	11	164	4.7 (1.3 to 17.2)	3.4 (0.9 to 13.5)
Other fluids alone (completely weaned)	48	268	12.5 (3.8 to 40.8)	10.1 (2.8 to 36.2)
P value			<0.001	<0.001
Age 6-11.9 months				
Type of milk consumed:				
Breast milk alone	1	175	1.0	1.0
Breast and formula milk	5	230	3.8 (0.4 to 32.9)	3.7 (0.4 to 33.8)
Other fluids alone (completely weaned)	37	693	9.3 (1.3 to 68.6)	9.2 (1.2 to 69.7)
P value			<0.001	<0.01

*For sex, social class, family income, and maternal schooling, age, parity, and weight gained during pregnancy. In addition, each feeding variable was controlled for other two.

Table 5 Simulation to assess effect of misclassification on odds ratios for being admitted for pneumonia for all children

Type of milk consumed	Cases Original (n=152)	Cases Adjusted (n=152)	Controls (n=2391)	Odds ratio Original	Odds ratio Adjusted*
Breast milk alone	9	10.6	779	1.0	1.0
Breast and formula milk	23	43.2	563	3.5	5.6
Other fluids alone (completely weaned)	120	98.2	1049	9.9	6.9

*For sex, social class, family income, and maternal schooling, age, parity, and weight gained during pregnancy.

Previous studies

Recent publications have emphasised the need for using standard definitions of feeding patterns to allow comparison between studies.[20] In our sample few infants were exclusively breast fed—20% in the first month and 1.6% at three months—because formula milk and herbal teas are widely used.[21] The low rate of exclusive breast feeding precludes the use of such infants as the baseline category with the lowest expected risk. We therefore used three different variables (type of milk consumed, intake of fluid supplements, and intake of solid and semisolid supplements) to characterise feeding patterns. With this approach the dose-response effect of the type of milk consumed could be assessed—most studies treat breast feeding as a dichotomous variable[4 18]—and the effects of milk, fluids, and other foods could be separated.

Several studies from less developed countries show that the risk of acquiring an acute lower respiratory infection or pneumonia is 1.5-4 times greater among infants who are not breast fed.[4 18 22-27] In our study the risk of admission for pneumonia was 17 times greater among infants who were not being breast fed. Even for children who received both maternal and formula milk, the risk was about four times greater than that for children who received breast milk alone. This marked dose-response effect, along with the biological plausibility of a link between breast feeding and pneumonia, is strongly supportive of a causal association.[4 18 22]

A Peruvian study investigated whether the protection of breast feeding against respiratory infections changed with age,[24] but it was controlled for few confounding factors. In Brazil the interaction observed was not significant.[22] Further research from Brazil,[23] Argentina,[25] India,[26] and China[27] did not report interactions between age and breast feeding. In our study the protective effect of breast milk was markedly stronger among young infants than at later ages. This finding is biologically plausible since the immature immune system of young infants is likely to render as even more important the protection afforded by breast milk.[3]

Key messages

- Pneumonia is the leading cause of death in children under 5 years old across the world
- In Brazil infants who were not breast fed were 17 times more likely than those receiving breast milk alone to be admitted for pneumonia
- The relative risk of admission was 61 for children under 3 months of age, decreasing to 10 thereafter
- Supplementation with solids was associated with a relative risk of 13.4 for all infants
- Mothers must be encouraged to breast feed very young infants and be advised of the right time to introduce supplementary foods

Conclusions

The relative risks of pneumonia associated with the introduction of supplementary foods also varied markedly with age. To our knowledge, this interaction had not been previously described in the literature.

This study shows that breast feeding protects infants against pneumonia and that this proctection varies considerably according to infant age. These findings reinforce the need for targeting breastfeeding promotion efforts at the mothers of very young infants and for recommending the timely introduction of supplementary foods.

We particularly thank Alexander M Walker, Department of Epidemiology, Harvard School of Public Health, and Saul S Morris, Department of Epidemiology and Population Health, London School of Hygiene and Tropical Medicine for their critical reading of the manuscript and their generous comments. We thank the three independent referees who diagnosed pneumonia from hospital records: Drs Elaine P Albernaz, Luciani M Oliveira, and Ricardo Halpern.

Contributors: All authors participated in the study proposal. JAC collected and analysed the data and wrote the paper. CGV helped in the data analysis and in editing the paper. FCB, ISS, and JAF discussed main ideas and helped to edit the paper. JAC and CGV are guarantors.

Funding: This study was supported by the European Community, World Health Organisation, and Fundação de Amparo a Pesquisa do Rio Grande do Sul (FAPERGS), Brazil.

Competing interests: None declared.

1 Pio A, Leowski J, Dam HG. The magnitude of the problem of acute respiratory infections. In: Douglas RM, Kerby-Eaton E, eds. *Acute respiratory infections in childhood. Proceedings of an international workshop, Sydney, August 1984.* Adelaide: University of Adelaide, 1985:100-3.

2 Schwartz B, Lipman H, Lob-Levyt J, Gove S. *The aetiology of acute lower respiratory infections among young children in developing countries.* Geneva: World Health Organisation, 1994.

3 Jelliffe DB, Jelliffe EPF. *Human milk in the modern world.* Oxford: Oxford University Press, 1978:84-96.

4 Victora CG, Kirkwood B, Ashworth A, Black RE, Rogers S, Sazawal S, et al. Potential interventions for the prevention of childhood pneumonia in developing countries: improving nutrition. *Am J Clin Nutr* (in press).

5 Feachem RG, Koblinski MA. Interventions for the control of diarrhoea diseases among young children: promotion of breast-feeding. *Bull World Health Organ* 1984;62:271-91.

6 Victora CG, Barros FC, Halpern R, Menezes AMB, Horta BL, Tomasi E, et al. Longitudinal study of mother and child population in an urban region of southern Brazil, 1993. Methodological aspects and preliminary results. *Revista de Saúde Pública* 1996;30:34-45.

7 Rodrigues L, Kirkwood BR. Case-control design in the study of common diseases: updates on the demise of the rare disease assumption and the choice of sampling scheme for controls. *Int J Epidemiol* 1990;13:87-93.

8 Bronfman M, Lombardi C, Facchini LA, Victora CG, Barros FC, Beria JU, et al. The operation of the concept of social class in epidemiological studies. *Revista de Saúde Pública* 1988;22:253-65.

9 Dean AG, Dean JA, Coulombier D, Brendel KA, Smith DC, Burton AH, et al. *Epi Info, version 6: a word processing, database, and statistics program for epidemiology on microcomputers.* Atlanta, GA: Centers for Disease Control and Prevention, 1994.

10 Smith PG, Day NE. The design of case-control studies: the influence of confounding and interactions effects. *Int J Epidemiol* 1984;3:356-65.

11 Rossner B. Hypothesis testing: categorical data. In: *Fundamentals of biostatistics.* 4th ed. Boston, MA: Duxbury Press, 1995:345-442.

12 César JA, Victora CG, Santos IS, Barros FC, Albernaz EP, Oliveira LM, et al. Hospitalisation due to pneumonia: the influence of socio-economic and pregnancy factors in a cohort of children in southern Brazil. *Revista de Saúde Pública* 1997;31:53-61.

13 Norussis NJ. *Statistical package for social sciences for Windows.* Chicago, IL: SPSS, 1993.

14 *Epidemiological graphics, estimation and testing package—EGRET.* Washington, DC: Statistics and Research Corporation, 1988.

15 Victora CG. Case-control studies in maternal child health. In: Boerma JT, ed. *Measurement of maternal child mortality, morbidity and health care: interdisciplinay approaches.* Liège: International Union for the Scientific Study of Population, 1992: 85-108.

16 Victora CG. Case-control studies of the influence of breastfeeding on child morbidity and mortality: methodological issues. In: Atkinson SA, Hanson LA, Chandra RK, eds. *Breastfeeding, nutrition, infection and infant growth in developed and emerging countries.* St Johns, Newfoundland: ARTS Biomedical Publishers and Distributors, 1990:405-18.

17 Schlesselmann JJ. *Case-control studies.* New York: Oxford University Press, 1982:27-68.

18 Morris SS. *Risk factors for acute lower respiratory tract infections. Results from five recently completed case-control studies.* London: Maternal and Child Epidemiology Unit, London School of Hygiene Tropical Medicine, 1995: 2-12.

19 Victora CG, Huttly SR, Fuchs SC, Olinto MTA. The role of conceptual frameworks in epidemiological analysis: a hierarchical approach. *Int J Epidemiol* 1997;26:224-7.

20 Labbok M, Krasovec K. Toward consistency in breastfeeding definitions. *Studies in Family Planning* 1990;21:226-30.

21 Barros FC, Victora CG, Vaughan JP. Breastfeeding and socioeconomic status in Southern Brazil. *Acta Paediat Scand* 1986;75:558-62.

22 Victora CG, Smith PG, Vaughan JP, Nobre LC, Lombardi C, Teixeira AMB, et al. Evidence for a strong protective effect of breast-feeding against infant death due to infectious diseases in Brazil. *Lancet* 1987;ii:319-22.

23 Victora CG, Fuchs SC, Flores JA, Fonseca W, Kirkwood B. Risk factors for pneumonia among children in a Brazilian metropolitan area. *Pediatrics* 1994;93:977-85.

24 Brown KH, Black RE, Romana GL, Kanashiro HC. Infant-feeding practices and their relationship with diarrhoea and other diseases in Huascar (Lima), Peru. *Pediatrics* 1989;83:31-40.

25 Cerqueiro MC, Murthag P, Halac A, Avila M, Weissembacher M. Epidemiology of acute respiratory tract infection in children. *Rev Infect Dis* 1990;12:1021-8.

26 Elleasted-Sayed J, Coodin FJ, Dilling LA, Haworth JC. Breastfeeding against infections in Indian Infants. *Can Med Assoc J* 1979;120:295-8.

27 Chen Y, Shunzhang Y, Li W. Artificial feeding and hospitalization in the first 18 months of life. *Pediatrics* 1988;81:58-62.

(Accepted 26 February 1999)

튜터를 위한 조언(Notes for tutors)

1장

튜터가 1주일 정도의 단기 훈련과정이나 세미나를 운영할 경우는 최소한 첫 번째 학습의 반(가능하다면 전부를)을 기본적인 원리들을 이해하고 목표와 과제를 명확히 하는 시간으로 할당하도록 한다. 그러면 이후에 이 시간이 잘 활용된다는 것을 알게 될 것이다.

그룹의 각 구성원들이 성취하고자 하는 목표들이 모두 일치하지는 않는다. 그래서 그룹 내에서 대부분의 구성원들이 공통적으로 성취하고자 하는 목표들을 추출해 내고 소수의 구성원들이 바라는 개별적인 목표들에 대해서는 그에 합당한 비중을 두는 것이 중요하다. 소수의 구성원들에 대해서는 자신의 목표를 수정하거나 아니면 그룹 목표와는 별도로 그들의 목표를 추구할 수 있는 방법을 찾도록 하는 도움이 필요할 수 있다.

그룹들은 종종 비현실적인 과제를 설정하곤 한다. 특히 제한된 시간에 너무 많은 양의 자료들을 다루려고 계획하는 일이 나타난다. 또한 처음의 목표는 교육 과정이 진행됨에 따라 변화될 수 있고 변화되어야 하기도 한다. 처음에 그룹의 구성원들은 특별한 지적 성취라는 측면에서(예를 들어, "우도비에 대한 이해") 목표를 설정하게 된다. 그러나 교육과정이 진행됨에 따라 다른 형태의 목표(대개 심리역학적이거나 감정적인 목표)가 더 중요하게 등장하게 될 수도 있다(예를 들어, "역량이 다른 구성원들로 구성된 그룹을 대상으로 우도비를 교육시키는 능력 배양, 또는 단지 수학적인 계산에 초점을 두는 것이 아니라 다양하게 구성된 팀 구성원들에게 공헌할 수 있는 능력 배양). 튜터는 과정이 끝날 때까지 정기적으로 그룹의 구성원들이 처음의 목표를 잊지 않도록 지도함으로서 교육의 진행을 촉진시켜야 한다.

2장

근거중심 보건의료의 철학적 기초와 그 실제적 적용과 관련된 이념적 문제들에 대한 학습이 흔히 소홀히 취급될 수 있다. 병원의 의사들과 같이 동질적인 구성원들로 구성된 그룹은 공통의 전제들을 많이 가질 수 있고 동시에 그것을 당연하게 생각하지만, 여러 분야에 걸친 이질적 구성원들로 구성된 그룹일 경우는 매우 다른 견해(때로 말로 표현되지 않는 견해차이)를 가진 구성원들을 포함할 것이다.

예를 들어 보건의료서비스의 관리자들의 경우, 근거중심 보건의료가 임상의사들의 행동을 통제하는 기초가 될 수 있다고 생각한다(그리고 이를 이용하여 의료서비스의 비용이나 임상적 표준들의 과도한 차이를 줄일 수 있다고 생각한다). 일부 간호사들은 "근거의 서열화"를 통하여(그리고 무작위 대조 임상시험의 메타분석을 가장 우수한 근거수준으로 생각하며) 질적 연구나 경험적 지식의 가치는 평가절하 하는 수가 있다. 일부 원로의사들의 경우 질적 연구를 무시하기도 하며, 어떤 경우는 조직에서의 변화를 얻기 위한 중요한 단계를 간과하기도 한다. 이 같은 경우는 자신들의 의견이 항상 "옳은 것"으로 통용되는 근무환경에서 비롯된 것일 수도 있다.

이러한 문제들은 잠재적으로 학습을 감정적이고 비생산적으로 이끌 수 있다. 각 그룹이 학습의 구체적인 목표들을 정하고 의견의 다양성을 허용하도록 유도하는 것은 중요하다. 예를 들어, "근거중심 보건의료의 다양한 정의 및 서로 다른 전문가 집단들이 취하는 입장들을 탐구하는 것"을 목표로 설정할 경우, 서로 다른 견해들이 수용되고 구성원들이 자신과 다른 입장에 서서 주제를 바라볼 수 있게 된다. 이와 반대로 "구성원 모두가 근거중심 보건의료의 정의에 동의하는 것"을 목표로 할 경우 소모적인 논쟁만 양산할 것이다. 이 학습에 전재된 논문들이 근거중심의료의 철학이나 이념에 대한 결정판은 아니다! 각 그룹의 구성원들에게 그들 자신이 직접 논문을 선택하는 능력을 기르도록 하고, 어떤 논문이 옳고 그름을 판단하려고 노력하기보다는 각 논문들로부터 중요한 주제를 찾아내고 여러 범주들로 분류하도록 하여야 한다.

3장

이 학습에서는 컴퓨터 작업을 직접 해보는 것 이상으로 좋은 것이 없다. 만일 이런 내용이 교육 코스의 한 부분으로 제공되었다면 다행이다. 하지만 그렇지 않다면 그룹의 각 구성원들은 도서관을 이용하거나 인터넷 검색을 통하여 그들의 문헌검색 전략을 시험하여야 한다. 정보공학자인 레인하드 웬즈(Reinhard Wenz)는 전산 데이터베이스 검색을 나비를 잡는 것에 비유한 바 있다-즉 매우 섬세한 과정이며 처음에 완벽하게 잡을 수 없다. 튜터들은 그룹의 구성원들에게 시행착오를 통하여 검색하는 경험을 하도록 시간과 지적 환경을 조성하여 주어야 한다.

4장

각 그룹의 구성원들 모두가 무작위 대조 임상시험이 무엇이고 또 그것이 가지는 의미에 대해서 알고 있다고 가정해서는 안 된다. 그래서 외부에서 강사를 초빙하여 "무작위 할당"의 원리를 학생들에게 가르치듯이 설명함으로써 경험이 적은 그룹 구성원들이 첫 번째 관문을 통과할 수 있도록 하는 방법도 고려할 수 있을 것이다.

여기에 실린 논문은 이 실습책에서 비판적 평가 점검표가 첨부되어 있는 첫 번째 논문이다. 피교육자에게 다른 사람들의 연구에서 결함을 찾아내는 것이 매우 쉬운 일이고 또 발표된 모든 논문들에 대해서 어떤 비판을 할 수 있다는 사실을 인지시킬 필요가 있다. 그러나 동시에 피교육자는 연구의 실제적인 면(대상모집의 어려움, 연구예산의 제한점 등)에 대해서 인식하여야 하고, 단지 완벽하지 못하다는 이유로 어떤 연구를 전부 평가절하해서는 안 된다. 더욱 생산적인 교육 학습이 되기 위해서는 "이 연구가 비록 한계를 가지고 있지만 그 논문으로부터 무엇을 얻어내었고, 그 연구의 결과를 지금 어떻게 해석할 것인가, 그리고 그 연구 결과를 어떻게 활용할 것인가?" 라는 점이 중심이 되어야 한다.

5장

통계학(더 정확하게 말해서 기초수학)은 매우 예민한 문제의 하나이다. 본 실습책의 각 단원들 대부분이 다양한 능력과 여러 분야의 구성원을 대상으로 구성되어 있지만, 이 단원은 그룹 구성원들을 통계학적 능력에 따라 분류하여 학습하는 편이 가장 좋은 효과가 있을 것이다(각 그룹은 대개 서로간의 친밀도에 따라서 분류된다). 통계학적 개념을 충분히 알고 있는 사람들은 별 문제가 없지만, 기초적인 '치료평가 필요수' 연습을 단기간에 끝내고 나서 자신들이 '교차비'와 같은 상급 개념을 정확하게 알게 되었다고 생각하는 그룹의 중간층의 사람들은 문제를 일으킬 수 있다. 그들이 하는 질문은 열심히 해서 더 많이 이해하게 된 다른 피교육자들을 당혹스럽게 만들 수가 있다. 그러므로 이 장에서는 집단 전체를 대상으로 하기보다는 개별적으로 또는 (필요하다면) 2명씩 짝을 이루어 지도하는 것이 더 좋을 것이다. 통계학적 능력이 우수한 사람들과 그렇지 않은 구성원이 같이 학습하도록 유도하는 것도 좋은 방법이 될 수 있다. 때로는 이들이 본 과정 외의 다른 시간에 만나 추가로 학습하도록 유도하는 것이 필요할 것이다.

6장

무작위 대조 임상시험과는 달리, 코호트 연구는 보통의 임상의들에게는 생소한 용어일 것이다. 코호트 연구에는 연구 대상자의 수가 많으며, 치료적 중재(많은 임상의들은 임상시험이 치료적 중재에 대한 것이라고 생각한다)가 없기 때문에 역학에 관한 정규 교육을 받지 않은 사람들은 이러한 형태의 연구에 주눅이 들 수도 있다. 튜터는 치료적 중재의 연구에서 '대상인구-중재-비교-결과'라는 4가지 문제가 비교 코호트 연구에서는 각각 '대상인구-노출-대조-결과'로 된다는 사실을 언급하여야 한다. 또한 대조군과 노출군의 조건이 꼭 같지 않다는 이유로 피교육자들이 코호트 연구의 의미를 평가절하하지 않도록 지도해야 한다. 무작위 연구로 설계되지 않은 경우에는 항상 표본집단들 간에 계통적인 차이가 존재하게 된다. 튜터는 피교육자들이 코호트 연구에서 연구자가 이러한 차이를 어떻게 다루었으며, 그 차이가 어느 정도로 결과에 영향을 끼쳤는지를 알아내도록 지도하여야 한다.

7장

이 장에서 학생들이 혼란에 빠지는 경우가 있는데, 이는 검사 결과가 양성이라고 해서 질병이 있다는 것을 의미하는 것이 아니라는 개념을 이해하지 못하기 때문이다. 저자는 이에 대해 '의학논문 제대로 읽기'라는 책의 7장에서 이 문제를 배심원들의 판결문을 예로 들어 설명하였다(이 책은 본 워크북의 저자가 쓴 EBM 이론서로 위의 제목으로 번역되어 나와 있다 — 역자 주). 누구나 알듯이 피고가 범죄를 저지르지 않았음에도 배심원들이 유죄라고 판정할 수 있으며, 범죄를 저질렀음에도 무죄라고 판정할 수가 있다. 그러므로 "절대적 표준 검사"는 실제로 피고의 범죄 사실 여부이지만, "검사 결과"는 배심원들의 판정과 같은 것이다. 학생들이 이러한 개념을 이해하게 되면 타당도에 관련된 학습을 수행할 수 있다.

이 장에서 문제가 될 수 있는 다른 하나는 우도비(그리고 수신기작동자특성 곡선)이다. 이 개념들은 명확하고 유용한데 이 개념들을 이해하면 피교육자들은 종종 근거중심보건의료 개념 파악에 대하여 비약적인 전진을 했다고 느끼게 된다. 그러나 이는 기본개념을 넘어서는 단계임을 명심하여야 하며, 과정에 참가한 사람들이 초보자여서 민감도, 특이도, 예측치 등과 같은 개념에 생소할 경우에 같은 수업시간에 우도비에 관한 토론을 진행한다면 교육진행에 어려움을 겪을 수 있다. 그러므로 이 단계에서는 참가자들을 나누는 것도 고려해 볼 수 있다 — 예를 든다면, 본인의 능력이상으로 충분히 배웠다고 느끼는 사람들에게는 이 때 휴식시간을 갖게 하여 내용이해에 혼란스러움을 느끼지 않게 하는 것을 권장한다. 이들에게는 좀 더 어려운 개념을 나중에 학습하도록 할 수 있으며, 구성원 중 더 경험이 많은 사람들이 그렇지 못한 동료들에게 개별적으로 설명해 주도록 유도하는 것도 좋은 방법이 될 수 있다.

8장

이 장은 체계적 종설에 관한 것인데 학생들은 이를 복잡한 수학적 문제에 관한 것으로 오해하고 두려움을 느끼는 경우가 있다. 그러므로 튜터들은 피교육자들이 체계적 종설이 무엇인가에 대한 탐구로 학습을 시작하는지 확인하여야 한다.-즉, 체계적 종설은 특별한 방법으로 많은 연구의 결과들을 합치는 것만이 아니다. 체계적 종설의 분명한 특징은 '방법들' 부분이며 이를 통하여 독자들이 '연구에서 질문의 적정성', '검색의 철저함', '부적절하거나 연구수준이 낮은 논문이라고 평가하는 기준' 등에 관하여 스스로 평가할 수 있게 된다. 튜터들은 피교육자들에게 처음에는 논문의 저자들이 연구에서 발견하고 언급한 본질적인 내용보다는 그들이 무엇을 하였는가에 관하여 집중하도록 유도하는 것이 필요하다.

9장

이 학습은 질적 연구에 관한 것으로 어떤 사람들은 이런 연구를 반기는 반면 다른 이들은 무의미하게 주제에서 벗어난 것으로 취급하거나, 또 일부 근거중심의학에 충실한 사람들은 "순수한" 근거중심의학을 근저에서 위협하는 것으로 볼 것이다. 질적 연구를 임상역학으로 볼 것인가에 대해 토의하는 것도 매우 유용한 일이지만, 그룹 내에서는 목표를 그러한 철학적인 문제에 대한 탐구로 할 것인지 아니면 논문의 내용에 중점을 두어 점검표에 따른 검토를 할 것인지를 결정해야 한다. 튜터들은 그룹의 구성원들이 이러한 결정을 내리고 그들이 목적을 달성하도록 도와야 하고 "질적 연구와 양적 연구의 논쟁"과 같은 불필요한 방향으로 빠지지 않도록 하여야 한다! 튜터들은 아마도 이 장에서 피교육자를 도울 수 있는 많은 기술이 필요할 것이며, 우리의 경험으로는 이 학습을 통하여 그룹의 구성원들 중 몇몇은 완전히 새로운 패러다임에 대한 개념을 파악하게 되는 경우도 있으므로 특히 중요한 과정일 수 있다.

10장

튜터는 피교육자 모두가 환자-대조군 연구(질환이 이미 발현된 환자들에서 추정되는 유해인자를 후향적으로 찾아낸다)와 코호트 연구(추정되는 원인인자에 폭로된 사람들을 전향적으로 추적조사 하여 어느 정도로 질병이 발현되는 지를 관찰하는 것 — 6장 참고) 사이의 차이를 분명히 알고 있는지 확인하여야 한다. 이 두 가지 연구방법 모두 "위해 인자"를 평가하기 위해 사용된다. 환자-대조군 연구는 환자군과 대조군에 대한 비교성에 따라 승패가 결정되므로, 잠재되어 있는 계통적 바이어스의 개입 여부를 탐색하는 것이 중요하다. 그러나 위의 6장에 관한 조언에서 설명한 바와 같이, 무작위 연구가 아닌 경우는 바이어스나 교란변수로부터 자유로울 수 없으므로 독자들은 이러한 판단에 대하여 연습할 필요가 있다.

점검표 모범답안 예시

4장: 약물시험에 관한 논문들(치료에 관한 무작위 대조 임상시험)

1. 임상시험은 분명한 질문에 초점을 맞추고 있다. 즉, "새로이 비케톤성 제2형 당뇨로 진단되고 혈압이 높아 2차 병원으로 전원된 환자들을 대상으로 혈압을 150/85 이하로 철저히 조절하게 되면 180/105 이하로 덜 철저히 조절한 환자에 비해 사망률, 대혈관질환 혹은 소혈관질환을 감소시킬 수 있는가?"이다.

2. 임상시험 참가자들은 무작위로 선택되지 않았다. 대신 대상군(고혈압이 있는 비케톤성 제2형 당뇨로 새로이 진단되어 2차 병원으로 전원된 환자군)의 환자 중 포함기준에 적합한 환자들은 모두 참가할 기회를 제공받았다.

3. 환자 할당은 밀봉한 불투명 봉투를 이용하여 무작위로 이루어졌다.

4. 참가자도 관찰자도 맹검화하지 않았다. 각 군 마다 다른 목표혈압을 갖고 이에 따라 처치가 달라지기 때문에 의사를 맹검화한다는 것이 가능하지 않았을 것이다. 그러나 각기 다른 관찰자가 부작용을 평가하는 것은 이론적으로 맹검화가 가능하였을 것이다. 참가자들을 위약을 이용하여 맹검화할 수도 있었다.

5. 두 군은 같은 치료를 받았고 따라서 외래방문 횟수나 평가기준에 차이가 없었다.

6. 검정력 계산결과는 주어지지 않았다. 영국 전향적 당뇨연구 그룹의 고혈압 연구는 가장 중요한 가설 — 즉, 제2형 당뇨에서 혈압을 철저히 혹은 덜 철저히 조절하는 것이 모든 원인의 사망률을 유의하게 낮춘다는 — 을 검증하기에 검정력이 약하다는 비판을 받아왔다.

7. 치료종결시 참가자의 96%가 고려대상이었다. 결과분석은 intention-to-treat 분석에 기초하여(즉, 참가자들이 무작위화된 군안에서) 이루어졌다.

8. 기결정된 일차종결목표가 70쪽의 상단에 표시되어 있다. 그림 4에 도식화되어 제시된 주 결과를 정리하면 다음과 같다.

종결목표 (혹은 결과)	상대위험도 (95% 신뢰구간)	상대위험도감소 (=1-상대위험도)	절대위험도감소 (=대조군사건발생률-실험군사건발생률)	치료평가필요수 (=1/절대위험도감소)
모든 당뇨와 연관된 결과	0.76 (0.62-0.92)	0.24	9.4% (즉 0.094)	11
모든 원인의 사망률	0.82 (0.63-1.08)	0.18	3.6% (즉 0.036)	28
심근경색	0.79 (0.59-1.07)	0.21	3.6% (즉 0.036)	28

9. 치료효과의 평가는 많은 경우에 있어 부정확한데, 그 이유는 그림 4에서와 같이 신뢰구간이 넓기 때문이다. 이 구간이 효과가 없음을 알리는 선 (즉 상대위험도 1.0)에 걸쳐 있는 경우, 우리는 이 결과가 제 2형 (베타) 오류때문인지 혹은 각 치료 군간의 효과에 있어 진정한 차이가 없기 때문인지를 확신할 수 없다.

10. 임상시험 참가자들은 모두 새로이 비케톤성 당뇨로 진단되어 영국의 이차병원으로 전원된 환자들이며, 많은 참가기준 및 배제기준에 근거하여 선택되었다(68쪽). 주목할 만한 배제기준들로는 당뇨병력이 오래된 경우, 일차의료기관에서만 치료한 경우, 65세 이상인 경우 그리고 고혈당이 식이조절만으로 가능한 경우 등이었다.

5장: 치료평가필요수, 교차비, 신뢰구간

실험군에서 사망사건발생률 (EER)
EER= a/a+b =4/55 =0.07

대조군에서 사망사건발생률 (CER)
CER = c/c+d = 14/52 = 0.27

사망에 대한 절대위험도 감소 (ARR)
ARR = CER-EER = 0.27-0.07 = 0.20 = 20%

사망에 대한 상대위험도 감소 (RRR)
RRR = (CER-EER)/CER
= (0.27-0.07)/0.27 = 0.2/0.27 + 0.74 = 74%

사망 한 건을 예방하기위해 필요한 치료평가 필요수
NNT = 1/ARR = 1/0.20 = 5

즉, 한 건의 추가사망을 예방하기 위해서는 5명의 환자가 스트렙토마이신을 투여받아야 한다.

실험군과 대조군의 사망위험도는 사건발생률과 같아서, 실험군에서 0.07, 대조군에서 0.27이다.

실험군과 대조군의 사망대응비는 각각 다음과 같다.

사망대응비 = 사망환자수/사망하지 않은 환자수
= a/b = 4/51 = 0.078 (실험군)
= c/d = 14/38 = 0.37 (대조군)

대조군과 비교한 실험군에서 사망의 상대위험도

위험도비 = 실험군의 위험도/대조군의 위험도
= 0.07/0.27
= 0.26

대조군과 비교하여 실험군에서의 사망의 상대대응비 (교차비)

교차비 = 실험군의 대응비/대조군의 대응비
= 0.07/0.37
= 0.21

8번 뇌신경 손상을 초래하는 유해평가 필요수

	8번 신경손상		총합
	예	아니오	
실험군 (스트렙토마이신)	36 a	19 b	55
대조군 (휴식만)	c 0	d 52	52

8번뇌신경 손상의 대조군사건발생률 = 0
8번뇌신경 손상의 실험군사건발생률 = 36/55 = 0.65

유해평가 필요수 = 1/(대조군사건발생률-실험군사건발생률)
= 1/(0-0.65) = -1/0.65 = -1.5

즉, 매 1.5명의 환자가 치료받을 때마다 한 명이 청력장애가 된다(혹은 매 3명 치료시마다 두명에서 청력장애가 발생). 유해평가 필요수가 음수가 되는 이유는 이 결과에서는 실험군이 대조군에 비해 더 나쁜 결과가 초래되기 때문이다.

치료평가 필요수의 95% 신뢰구간은 2.98-17.31로 매우 넓은데, 이는 대상수가 작은 것에 기인한다.

6장: 예후나 부작용에 관계된 논문(코호트 연구)

1. 임상시험은 분명한 질문에 초점을 맞추고 있다. 즉 "일반의에 의해 복합 경구피임약을 처방받은 적이 있는 여성에서 피임약을 한 번도 복용하지 않은 여성에 비해 25년 후의 사망위험률에 어떤 차이가 있는가?"이다.
2. 본 연구는 전향적 연구이다. 일반의들이 매 6달 간격으로 피임약처방에 대해 전향적으로 기록하도록 요청받은 사실을 주목하라.
3. 각 군은 동일한 일반의에 의해 등록되었다. 주된 혼란변수로 작용할 가능성이 있는 변수들 — 나이, 사회적 지위, 출산력 그리고 등록당시의 흡연력 — 은 시작당시부터 평가하였고, 다음 분석시 대조하였다. 따라서 원칙에 맞는 질문은 다음과 같을 것이다: "경구피임약을 복용하는 여자들은 그렇지 않은 여자들에 비해 성생활(이것이 위험인자이기 때문에)에 있어 체계적인 차이가 있어 위험도가 감소하는가?" 본 연구는 성생활에 대해서는 통제하지 않았다. 이 질문에 대해 중요한 자료를 제공할 수 있는 책이 인용되어 있다(참고문헌 1).
4. 추적관찰은 75%에서 이루어졌다. 왜냐하면 최초 1,968명의 코호트 중 25%가 연구가 종결된 1976-7년 이전에 장기간에 걸친 추적관찰에서 탈락했기 때문이다. 이 25% 중의 일부(어느 정도인지 우리는 알지 못한다)는 그들의 의사가 연구를 철회했기 때문에 탈락했고, 또 일부는 아마도 각기 고유한 이유로 탈락했을 것이다. 우리가 듣기로는 조기탈락된 여성들과 끝까지 추적관찰되었던 여성들의 사망유형이 비슷했다고 한다. 그

러나 이러한 소견이 어떤 자료로부터 나왔는지에 대한 정보는 없다. 추적관찰된 모든 참가자들은 처음 치료군 할당기준(intention-to-treat)으로 분석되었다.

5. 결과는 95% 신뢰구간과 함께 상대위험도로 제시되었다. 전체 사망률과 각각의 원인별 사망률이 제시되었고, 이는 총 사망률과 최초 노출이후 각 연도에 따른 사망률로 나누어 제시되었다. 25년에 걸쳐 경구 피임약을 사용한 군과 전혀 사용하지 않은 군을 비교했을 때 모든 원인에 의한 사망의 상대위험도는 1.0이었다. 즉 이는 경구피임약 사용과 연관되어 장기적인 피해가 더 나타나지는 않았다는 의미이다. 반면에 "모든 순환계 질병" (예를 들면, 당신의 환자가 관심을 갖고 있는 폐색전증 등)으로 인한 사망의 상대위험도는 1.7 (95% 신뢰구간 1.2-2.4) (표 1)이었다. 그러나 첫 10년 이내에는 다른 상태에 대한 상대위험도는 더 높았다(표 2).

6. 46,000명의 환자를 대상으로 한 모든 원인의 사망률에 관한 자료가 매우 정확하다는 것은 놀랄 일이 아니다. 25년째 모든 원인의 사망률의 95%신뢰구간은 0.9-1.1이었다. 그러나 예를 들어 덜 흔한 원인에 의한 사망률 자료는 다소 덜 정확하여, 간암으로 인한 사망의 상대위험도는 5.0이었고, 95%신뢰구간은 0.6-43.2나 되었다!. "다른 순환계 질환"에 대한 상대위험도의 95%신뢰구간은 0.8-2.5였는데, 이는 이 연구에서 초과사망률이 약간 높게 나온 것은 우연에 기인했을 확률이 높다는 것을 보여준다.

7. 이는 당신의 환경에 따라 달라진다. 이 논문이 장기간에 걸친 사망률에 초점을 맞추고 있다는 점에 주목할 필요가 있다. 이 논문은 단기간의 치명적이지 않은 질병, 예를 들어 정맥혈전증이나 경미한 폐색전증에 대해서는 자료를 제시하고 있지 않다. 둘째로, 예시에 제시된 환자는 아마도 백인이 아니거나 혼혈인종일 것이지만, 본 연구에 참여한 사람은 거의 백인이었다. 셋째, 이 환자들이 복용하기로 계획된 경구 피임약의 용량이 1960년대나 70년대에 복용한 사람들에 비해 용량이 작았을 것이다. 넷째, 본 연구의 여성들은 기혼자로 안정적이었고, 당신 환자는 안정된 인간관계에 있거나 혹은 그렇지 못할 것이다. 마지막으로 질병의 유형이 1970년대부터 상당히 변화되었다. 특히 후천성 면역결핍증과 연관된 질병이 젊은 여성 사망의 상당부분을 차지하게 되었다. 따라서 경구피임약 대신 혹은 경구피임약과 함께 콘돔을 사용하는 것이 연구참가자들에 비해 이 환자들의 결과에 더 큰 영향을 미쳤을 것이다.

7장: 진단과 선별검사에 관한 연구논문

1. 본 논문은 다음과 같은 사실을 내포하고는 있지만 명쾌하게 언급하고 있지는 않다. 즉 알코올사용에 관한 진단적 표준 인터뷰를 사용한 연구자들이 스스로 보고하는 선별설문조사의 결과에 대해 맹검화되었는지, 그리고 선별설문조사의 점수를 계산한 조사자들이 진단적 인터뷰의 결과에 대해 맹검화되었는지를 언급하고 있지 않다.

2. 본 검사는 인터뷰 당일 다른 무관한 문제로 그들의 일반의를 찾아간 일차진료 환자들의 일부에서 평가되었다. 이점에서 참가자들은 증례병력의 환자와 유사하다고 할 수 있다.

3. 대상인구에서 알코올과 연관된 문제를 갖고 있는 환자의 유병률이 낮다는 점(대부분의 인터뷰 받는 사람들이 양 검사에 대해 부정적인 점수를 주었고, 알코올과다섭취를 할 위험이 있는 환자들로부터 표본수를 더 뽑는 등의 노력이 없었다)이 우리가 알코올을 남용하고 있다고 의심하는 환자들을 각각의 하부 집단으로 나누어 평가하는 것의 유용성에 대해 의구심을 던져준다. 이상적으로는 새로운 검사법은 검사결과를 알기 전에 진단적 불확실성이 높은 환자군을 대상으로 한 확진 검사와 비교해야만 하며, 특히 질환이 경한 환자와 흔히 혼동되는 조건을 가진 환자들을 대상으로 한 연구결과와 비교해야 한다. 본 논문에는 검정력에 대한 계산이 포함되어 있지 않았다.

4. 양 검사가 모든 참가자들을 대상으로 이용되었다.

5. 한계점 5를 사용한 10가지 항목의 설문조사는 84%의 민감도와 90%의 특이도, 그리고 60%의 양성예측값을 갖는다. 5항목의 설문조사는 이 수치가 각각 79%, 95% 그리고 73%이다. 이 결과가 "충분히 좋은" 결과인가에 대한 질문에 대한 명확한 대답은 없다. 일반적으로 선별검사는 매우 민감해야 하는데 (반드시 특이적일 필요는 없다), 왜냐하면 위 양성의 경우는 좀더 확진할 수 있는 검사를 통해 배제할 수 있기 때문이다. 민감도를 나타낸 도표를 보면 10가지 항목의 검사는 6명의 심각한 알코올 문제를 갖는 사람 중 1명을, 5가지 항목의 검사는 5명 중 1명을 놓치는 것을 알 수 있다. 양성예측값을 나타낸 도표를 보면, 10가지 항목에 대해 양성 판정을 받은 사람은 심각한 알코올 문제를 갖을 가능성이 60%이고, 5가지 항목에 대해 양성 판정을 받은 사람은 73%의 가능성을 갖고 있음을 알 수 있다.

6. 본 논문에서 인용한 국제연구에 의하면, 전 세계적으로 일차의료기관을 찾는 환자의 6%가 심각한 알코올문제를 갖고 있다. 어떤 특정한 경우에서의 유병률은 이것과 다를 수 있고, 만약 그렇다면 검사결과(양성 및 음성예측값)는 변할 것이다. ("질병있음"과 "질병없음" 칸 아래의 총합칸에 있는 유병률(다음 장의 표에서 73명, 409명의 숫자)을 당신 스스로 바꾸어보면 이를 시험해 볼 수 있다.)

7. 본 연구의 대상인구는 16% (73/482)의 유병률을 갖고 있다. 이를 이용하면, 검사결과가 음성으로 나올 경우 실제로 병이 없을 가능성이 크다는 것을 알 수 있다(음성예측도 97% = 368/380). 만약 당신의 대상인구가 이보다 (즉, 6%) 낮은 유병률을 갖는다면, 음성예측도는 좀 더 상승할 것이고, 따라서 검사는 알코올중독자가 아닌 사람을 배제하는데 더 유용할 것이다. 반면에, 유병률 16%에서는 이 검사는 낮은 양성예측도(60% [61/102])를 갖게 되며, 이는 알코올중독이 아닌 사람의 40%에서도 양성결과가 나올 가능성이 있다는 것을 뜻한다. 만약 유병률이 낮다면, 양성예측도는 좀 더 하락하여 양성결과를 매우 유용하지 않게 만들 것이다(예를 들어, 동전을 던져 결정하는 것보다 나을 것이 없다.)

8. 7장에서 기술된 증례에서 보면, 음성결과는 매우 고무적일 수 있는데, 왜냐하면 당신은 환자가 자신의 알코올문제를 주장하기 위해 장시간 대면하여 면담할 이유가 없다고 느낄 수 있기 때문이다. 양성결과라면 아마도 적어도 좀 더 확실한 검사를 하도록 당신은 처방을 변경할 것이다. 당신의 환자가 과연 기꺼이 치료를 받을 것인가는 중요하지만 말하기 어려운 질문이다(그러나 이 논문에서는 언급되지 않았다.). 일차선별검사에서 알코올남용으로 발견된 환자들이 얼마나 치료를 잘 받아들이고 반응하는지에 대해 평가하는데 도움이 되는 다른 연구논문들이 있을 수 있다.

9. 이 논문에 의하면, 검사는 단순하고, 비용이 저렴하고, 받아들일 만하지만 당신 자신의 진료에서, 특히 바람직하게는 실행 가능성 검사(feasibility study)를 통해 확인할 필요가 있다.

주: 저자들은 논문에 원자료를 제시하지 않았다. 그러나 만약 당신이 흥미가 있고 2×2 표에서 결과가 어떻게 보이는지 보기를 원한다면, 아래의 표를 보라. 이는 논문에 제시된 10항목의 설문조사의 결과와 일치한다(우리는 이 그림을 논문에 제공된 자료로부터 유추하였다).

		질환		총합
		있다	없다	
진단검사결과	양성	61	41	102
	음성	12	368	380
	총합	73	409	482

민감도 = 61/73 = 84%
특이도 = 368/409 = 90%
연구의 유병률 = 73/482 = 15%
양성예측도 = 61/102 = 60%
음성예측도 = 368/380 = 97%
양성결과의 우도비 = 민감도/1-특이도 = 8.34

8장: 기존 논문들을 요약한 논문(체계적 종설과 메타분석)

1. 그렇다. "집먼지 진드기에 민감한 천식환자에게 있어 진드기를 구제하기 위한 물리적, 화학적 방법이 천식이나 알러지의 증상 그리고/혹은 최대호기속도에 미치는 영향은 무엇인가?"이다.

2. 그렇다. 문헌고찰로 찾은 229건의 연구 중 18건은 관계가 없거나 논문의 질이 떨어져 제외하였다. 다른 4건의 연구는 저자중의 한 사람의 연구로 밝혀졌다. 이 연구들은 모두 무작위연구로 기술되어져 있다; 11건은 이중맹검된 논문이었다. 그러나 단 한 연구만이 무작위추출이 적적하게 이루어졌다는 것을 확인할 만한 정보를 갖고 있었다. 모든 연구가 위에 언급한 질문들을 제시하고 있다. 모든 연구의 대상환자는 상대적으로 적은 편이었다.

3. 중요한 연관연구가 빠졌을 가능성은 거의 없다. 몇 가지 데이터베이스에 대해 민감한 검색전략이 적용되었다. 총 233개 연구의 참고문헌들의 참고문헌까지를 탐색하였으나 분석에 포함된 연구는 없었다.
4. 연구의 타당성조사는 재현법(reproducible method; 웹에 올라있는 논문에 대해 가능했다)으로 평가하였다. 한사람 이상의 평가자가 원 논문의 등급을 독립적으로 평가했는지는 불분명하다.
5. 넓은 의미에서 결과는 각 연구마다 유사하였다. 그러나 화학적 방법과 물리적 방법간의 유효크기에는 차이가 있는 것으로 보인다. 즉 화학적 방법은 증상에 대해 영향이 없거나 혹은 음의 효과를 보이는데 반해, 물리적 방법은 좀 더 양의 효과를 보인다(그림 2). 일부 하부집단의 수가 작은 것을 고려하면, 이 각기 다른 방법의 효과는 분명히 이질적일 수 있으며, 만약 그렇다면 이 메타분석의 결과를 하나의 "대표 평균(grand mean)"으로 표현하는 것은 적절하지 않을 수 있다.
6. 전체 유효크기의 점추정은 영에 가깝다(그러나 위의 5번 항을 보라).
7. 모인 자료의 신뢰구간은 좁다.
8. 본 연구의 모든 참가자들은 집먼지 진드기 알러지가 증명된 경우이다. 치료법에 대한 순응도는 한 연구에서만 평가되었고, 몇몇 측정법의 효과가 없음은 순응도의 부족으로 일부 설명할 수 있을 것이다. 그러므로 치료법을 철저하게 따르는 동기유발이 잘된 사람이 이론적으로는 좀 더 큰 효과를 볼 것으로 생각되나, 이 가설은 다른 별개의 연구에서 평가될 필요가 있다.
9. 결과는 증상(천식과 알러지)과 최대호기속도를 포함한다. 각기 다른 연구들이 각기 다른 결과를 보이고 있다. 이 연구들에서 측정되지 않은 다른 결과들(예를 들면, 학교를 결석한 날수 혹은 직장을 결근한 날수 등)이 있을 수 있다.

9장: 계량적 측정을 사용하지 않은 논문(질적 연구)

1. 그렇다. 연구목적은 심장발작이 나타난 환자가 왜 적절한 대응을 했는지 혹은 하지 않았는지 그 이유를 규명하는 것이다.
2. 그렇다. 저자들은 심장발작이 일어났을 때, 이에 대한 반응의 차이를 설명하고 조절 가

능한 요소를 규명하고자 했다.

3. 그렇다. 대상환자는 심장발작에서 살아나 지역병원에 입원했던 모든 환자들을 포함한다.
4. 흉통이 있었지만 심장이외의 원인으로 밝혀졌던 환자와 심장발작이 있었지만 입원하지 않았던 환자들을 연구하는 것이 도움이 되었을 것이다.
5. 그렇다. 대상환자는 모두 급성 심근경색으로 확진되었다.
6. 그렇지 않다. 연구자의 배경에 대해 자세한 정보는 제공되지 않았다. 연구자들은 그들의 배경 혹은 견해가 결과에 어떤 영향을 줄 지에 대해서는 언급하지 않았다.
7. 그렇다. 자료원은 환자와 친척 혹은 목격자를 대상으로 시행한 반구조화 면담(semi-structed interview)이었다. 이 방법은 적절했다. 주목할 대상군을 선정하는 것은 추가 자료를 제공할 수 있는 또 다른 유용한 방법일 수 있었다.
8. 부분적으로 옳다. 면담시간, 질문의 내용과 주제가 모두 제시되었다. 면담의 배경과 형식, 연구자가 정보를 찾는 이유, 그리고 질문이 주어지는 방식에 대한 추가정보도 제공될 수 있을 것이다. 환자와 그 가족 혹은 목격자 모두를 면담하였다. 면담은 녹음되었고 따라서 각기 독립적으로 확인할 수 있다. 관찰은 각기 다른 시간에 이루어지지 않았다. 접근방식은 고도로 표준화되어, 환자는 발병후 3일 혹은 4일째 면담하였다: 정보제공자는 그들이 환자를 보기 전에 같은 날 오후 병원 안에서 면담하였다. 이는 분명한 실제적인 이유 때문에 이루어진 것이지만, 면담의 배경과 시간이 좀 더 다양화되었다면 추가적인 자료가 나왔을 가능성도 있다.
9. 그렇다. "자료는 기왕에 규명되었거나 새롭게 확인되는 주제들을 모두 다루기 위해서 항상비교법(constant comparative method)을 사용하여 분석되었다." — 이 표준방법에 대한 참고문헌이 제시되었고, 그것의 이론적 배경에 대한 부연설명이 있었다. 세 경우를 제외하고는 일치가 되었다. — 우리는 이것들이 어떻게 해결되었는지 모른다. 저자들이 음성 혹은 불일치 결과를 어떻게 처리했는지는 분명하지 않다.
10. 결과에서 환자는 "지연되지 않은 사람", "지연된 사람", 그리고 "매우 지연된 사람"으로 분류될 수 있으며, 각 분류에 속한 각자마다 각기 다른 인식과 행동을 보인다. 예를 들면, 매우 지연된 사람들은 자신의 심장발작 위험도에 대한 인식도가 낮았고, 증상이 비전형적이었고(덜 극적이고), 증상이 이어서 나타났으며, 자가치료를 수회 시도하였고, 상담가와 건강 전문가로부터 부적절한 조언을 받은 특징이 있다. 결과는 일관성이 있고 연구의 질문에 대한 답을 제시하고 있다.

11. 그렇다; 자료와 일치한다. 독립적인 평가를 위해 모든 정보가 가용하다.

12. 그렇다.

13. 심장발작의 양상과 이와 연관된 증상에 대한 대중의 인식이 변할 필요가 있다. 특히 갑작스럽게 극적으로 나타나고, '모 아니면 도'란 식의 전형적인 인식은 반드시 바뀌어야 한다. 실제 많은 경우에서는 덜 극적이고 이어서 증상이 나타나는 점을 감안해야 한다.

14. 의존한다.

15. 당신의 진료상황이 영국에서 흉부증상을 호소하는 환자를 급히 처치해야 하는 경우라면 그렇다.

10장: 매우 드문 사건을 분석하는 논문(환자-대조군 연구)

1. 그렇다. "브라질의 페토라스에서 태어나고 도시에 사는 유아중 모유만을 섭취한 유아는 수액보충을 받고, 인공수유와 모유를 병행하고, 그리고 고형식을 먹은 유아에 비하여 생후 1개월에서 12개월 사이의 폐렴 발생률이 낮아지는가?"이다.

2. 매우 드물다. 이런 유아들에서 신생아후기에 폐렴이 발병할 발생률은 2.9%이다.

3. 본 연구는 지역사회인구를 기반으로 한 연구이다.

4. 대조군의 나이가 약간 더 많고, 사회적 지위도 약간 더 우월하며, 엄마들의 교육정도도 조금 높았지만, 아이 수는 더 적었다. 이 모든 요소가 폐렴이 덜 발생하는 것과 독립적인 연관이 있었다. 이 변수들을 모두 보정한 이후 (표 3과 4의 최우측칸), 각 하부집단에서의 폐렴 발생의 교차비는 감소되었지만, 여전히 유의성을 갖고 있었다.

5. 본 연구는 각 개인수준에서 짝을 이루지는 않았다. 이 연구는 코호트에서 나온 소수의 환자(폐렴에 걸린 유아)를 코호트의 다른 유아를 대조군으로 하여 비교한 네스티드 환자-대조군 연구이다.

6. 결과는 각기 다른 두 명의 소아과 의사가 기록을 검토한 후 독립적으로 진단한 폐렴으로 인해 병원에 입원한 것이다. 모유단독에 비하여 모유와 인공수유 모두에 노출된 효과의 보정교차비는 모든 연령군을 통털어서 3.8이었다. 수분공급을 (즉, 물 혹은 차) 한 경우 공급하지 않은 경우에 비하여 보정교차비는 1.3이었고, 고형식을 공급한 경우는 공급하지 않은 경우와 비교하여 보정교차비가 8.5였다.

7. 위에 제시된 세 가지 그림에 대한 95%신뢰구간은 각기 1.7-8.9, 0.3-4.9, 그리고 4.7-15.4이다.

8. 사와(Sawar) 박사의 연구는 도시가 아니라 농촌을 대상으로 하였고, 브라질사람이 아니라 인도사람이었고, 아마도 사회경제적 지위와 교육수준이 더 낮다는 점이 다르다. 유아에서 보충식이를 하는 경우 "용량반응"효과가 존재하는 이유는 병리학적으로 매우 그럴듯하게 설명할 수 있지만, 연구 대상인구와 이 박사가 돌본 환자들 사이에는 큰 차이가 존재한다. 그는 문헌고찰을 통해 추가적인 증거를 찾아야 하지만, 만약 이를 찾지 못한다면, 그는 이 소견들을 자신의 진료에 일반화시킬 수 있는지에 대해 개인적인 판단을 해야만 한다.

찾아보기